疑难杂病一病一议

余孟学　编　著

金盾出版社

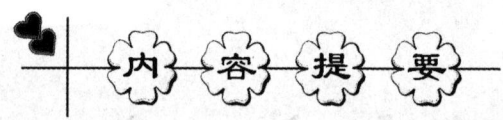

内 容 提 要

本书由名老中医余孟学老先生积 50 余年临床工作经验编写而成。书中共剖析了典型疑难杂病 250 余例，并按医学系统及临床各科进行分类，包括呼吸系统、消化系统、泌尿系统、循环系统、内分泌系统、神经系统的疾病，以及妇产科疾病、儿科疾病、男科疾病、外科疾病、五官科疾病及癌症等。每个病例有主诉、主症、检查诊断、辨证施治、临床治疗、处方组成、用法用量及注意事项等。其内容科学实用，有很高的临床参考价值，适用于各级中医师、基层医师参考，也可供初出校门的医学生阅读。

为保留组方原意，本书收录药材可能涉及野生动物及制品，请在遵守国家相关法律法规前提下鉴别使用。

图书在版编目(CIP)数据

疑难杂病一病一议/余孟学编著．—北京：金盾出版社，
2016.8(2025.6 重印)
ISBN 978-7-5186-0821-8

Ⅰ.①疑… Ⅱ.①余… Ⅲ.①疑难病—中医学—临床医学—经验—中国—现代 Ⅳ.①R249.7

中国版本图书馆 CIP 数据核字(2016)第 053167 号

金盾出版社出版、总发行
北京市丰台区晓月中路 29 号
邮政编码：100165 电话：(010)68276683 (010)68214059
河北文盛印刷有限公司印刷、装订
各地新华书店经销
开本：850×1168 1/32 印张：11 字数：390 千字
2025 年 6 月第 1 版第 9 次印刷
印数：32 501～35 500 册 定价：30.00 元

(凡购买金盾出版社的图书，如有缺页、
倒页、脱页者，本社发行部负责调换)

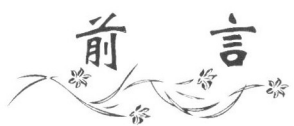

前言

本书是《疑难杂病临证效验方》的对应篇,主要论述疑难杂病的典型病例。

疑难杂病是中医临床中的重要课题,历代医家都在寻求最佳治疗方案,并为疑难病的治疗做出了重要贡献。

为了继承和发扬中医学,使中医学更好地为广大人民群众防病治病服务,笔者在总结毕生的中医临床经验中,特别对疑难杂病作了二十余年的专题研究。笔者在50岁以前,临床以治疗一般疾病为主,对疑难杂病涉及较少,如脑萎缩、肌萎缩、运动神经元病、病窦综合征、椎间盘突出等,更是不敢问津。

50岁以后,因为有了三十余年的临床经验和对中医基础理论的深入了解,有了一定的悟性,认为有些疑难杂病应用中医学辨证施治方法是有效的,并探索研究二十余年,总结出一套丰富的治疗疑难杂病的经验,并将典型病例进行了整理,编写了《疑难杂病一病一议》一书。

1. 本书以病案的形式编写,体现了现代医学的检查和诊断,充实了中医学对辨病的科学性、实用性,为中医学对辨病的微观认识有了更进一步的提高。

2. 全书编写以现代医学的病名为纲,作为病的题目,以传统医学的辨证为目,进行论述。对现代医学的"病",按照传统医学"辨证"分型,使"病"在"证"之中,让传统医学更加科学化、规范化。

3. 书中所收载的二百五十多个病例,所使用的治疗方,都是笔者数十年所搜集整理的方剂,经过临床应用,疗效观察,基本上都是疗效较好的方剂,多数属于"大病用大方""复病用复方"的范畴。在配伍上,基本上是按传统医学的"君臣佐使"配方,方虽庞杂,但不零乱。此外,将笔者父亲余道成十四则医案整理作为附录。

《疑难杂病一病一议》有一定的实用性,提供一个治疗思路,参阅的临床医师可大胆地在此基础上探索出更好的治疗方案。

由于本人水平有限,书中不足之处在所难免,还可能有不少的错误,望广大读者及同仁批评指正。

编者

目 录

第一章 呼吸系统疾病 ……………………………………………… (1)
一、支气管哮喘 ………………………………………………… (1)
  病例一：肺肾亏虚 痰阻肺络 ………………………………… (1)
  病例二：肺肾亏虚 痰浊阻肺 ………………………………… (2)
  病例三：肺肾气虚 湿痰聚肺 ………………………………… (3)
  病例四：肺肾阴虚 阴不敛阳 ………………………………… (4)
二、支气管扩张症 ……………………………………………… (6)
  病例一：热伤肺络 迫血上逆 ………………………………… (6)
  病例二：肝肾阴亏 虚火上扰 ………………………………… (7)
  病例三：阴虚火旺 灼伤肺络 …………………………………
三、慢性支气管炎 ……………………………………………… (10)
  病例一：痰浊阻肺 肺失肃降 ………………………………… (10)
  病例二：肺肾两虚 风热犯肺 ………………………………… (11)
四、阻塞性肺气肿 ……………………………………………… (13)
  病例一：肺脾气虚 痰涎壅盛 ………………………………… (13)
  病例二：痰热壅肺 风寒湿痹 ………………………………… (14)
  病例三：肺脾肾虚 肺失肃降 ………………………………… (15)
  病例四：肺失肃降 肾不纳气 ………………………………… (17)
五、慢性肺源性心脏病 ………………………………………… (18)
  病例一：肺脾肾虚 痰湿壅肺 ………………………………… (18)
  病例二：脾肾阳虚 水湿浸渍 ………………………………… (19)
  病例三：心阳不振 痰浊壅肺 ………………………………… (21)

第二章 消化系统疾病 ……………………………………………… (23)
一、慢性胃炎 …………………………………………………… (23)

· 1 ·

病例一:肝郁气滞　寒邪犯胃 ……………………………… (23)
　　病例二:湿浊中阻　肝胃郁热 ……………………………… (24)
　　病例三:肝郁阴虚　气滞血瘀 ……………………………… (25)
二、反流性食管炎 …………………………………………………… (27)
　　病例一:湿热中阻　脾胃虚损 ……………………………… (27)
　　病例二:肝郁气滞　湿热蕴胃 ……………………………… (28)
　　病例三:湿热中阻　气滞虚寒 ……………………………… (29)
三、胃下垂 …………………………………………………………… (30)
　　病例一:寒搏热结　气机不畅 ……………………………… (30)
　　病例二:脾胃虚弱　肾阳虚衰 ……………………………… (31)
四、消化性溃疡 ……………………………………………………… (33)
　　病例一:中气不足　脾不统血 ……………………………… (33)
　　病例二:肝脾失调　胃络瘀结 ……………………………… (35)
五、肠梗阻 …………………………………………………………… (36)
　　病例一:食滞肠结　土实于中 ……………………………… (36)
　　病例二:气滞血瘀　凝结不通 ……………………………… (37)
六、胆石症 …………………………………………………………… (38)
　　病例一:肝胆气郁　湿热血瘀 ……………………………… (38)
　　病例二:肝胆气滞　湿热痰瘀 ……………………………… (39)
七、肠易激综合征 …………………………………………………… (41)
　　病例一:寒湿侵肠　伤及中阳 ……………………………… (41)
　　病例二:脾胃阳虚　阴寒凝滞 ……………………………… (42)
八、直肠病(直肠炎、息肉、溃疡、黏膜脱垂) ………………… (43)
　　病例一:肝郁脾虚　热滞大肠 ……………………………… (43)
　　病例二:肝郁气滞　脾虚湿盛 ……………………………… (45)
九、阑尾炎 …………………………………………………………… (46)
　　病例一:湿热积滞　蕴结于肠 ……………………………… (46)
　　病例二:湿热蕴结　气滞血凝 ……………………………… (47)
　　病例三:湿蕴热郁　气血瘀滞 ……………………………… (48)
十、呕吐 ……………………………………………………………… (49)

病例一:肝逆犯胃 气郁化火 …………………………………… (49)
　　病例二:寒邪犯胃 痰饮内阻 …………………………………… (50)
　十一、腹泻脱水 ………………………………………………………… (52)
　　病例:脾失升运 肾阳不足 ……………………………………… (52)
第三章　泌尿系统疾病 ……………………………………………………… (54)
　一、急性肾小球肾炎 …………………………………………………… (54)
　　病例一:风水相搏 肺失宣降 …………………………………… (54)
　　病例二:外邪袭肺 肺气壅郁 …………………………………… (55)
　　病例三:风邪袭表 肺气失宣 …………………………………… (56)
　　病例四:湿邪壅滞 水湿困脾 …………………………………… (56)
　二、慢性肾小球肾炎 …………………………………………………… (58)
　　病例一:脾肾阳虚 水湿内停 …………………………………… (58)
　　病例二:脾肾阳虚 水湿浸渍 …………………………………… (60)
　　病例三:脾肾阳虚 水湿不化 …………………………………… (61)
　三、肾病综合征 ………………………………………………………… (63)
　　病例一:脾肾阳虚 水湿浸渍 …………………………………… (63)
　　病例二:肾阳虚衰 水湿内侵 …………………………………… (64)
　　病例三:脾肾两虚 湿热内蕴 …………………………………… (66)
　　病例四:气阴两虚 肾气不足 …………………………………… (67)
　四、糖尿病肾病 ………………………………………………………… (69)
　　病例一:燥热伤阴 脾肾两虚 …………………………………… (69)
　　病例二:肾虚水泛 气阴两虚 …………………………………… (70)
　五、膀胱炎 ……………………………………………………………… (72)
　　病例一:湿热下注 蕴结膀胱 …………………………………… (72)
　　病例二:湿热蕴结 热盛伤络 …………………………………… (73)
　六、泌尿系结石 ………………………………………………………… (74)
　　病例一:湿热蕴结 砂石结聚 …………………………………… (74)
　　病例二:湿热蕴结 砂石阻滞 …………………………………… (75)
　　病例三:下焦湿热 蕴结成石 …………………………………… (76)
第四章　循环系统疾病 ……………………………………………………… (79)

· 3 ·

一、扩张型心肌病 …………………………………………（79）
　病例一：心气不足　阳虚水泛 ……………………………（79）
　病例二：心脾虚衰　阳虚水泛 ……………………………（80）
二、病态窦房结综合征 ………………………………………（82）
　病例一：气阴不足　心阴亏损 ……………………………（82）
　病例二：心气不足　心阳虚衰 ……………………………（83）
　病例三：心气衰弱　心阳不振 ……………………………（85）
三、病毒性心肌炎 ……………………………………………（87）
　病例一：湿热内蕴　心阴不足 ……………………………（87）
　病例二：气阴两虚　心脉瘀阻 ……………………………（88）
　病例三：热毒内蕴　湿犯心脾 ……………………………（90）
　病例四：心气不足　心阴亏虚 ……………………………（91）
四、慢性风湿性心脏病 ………………………………………（92）
　病例一：心气不足　心神不安 ……………………………（92）
　病例二：气血两亏　阳气不足 ……………………………（94）
　病例三：脾肾阳虚　水饮凌心 ……………………………（95）
五、血栓闭塞性脉管炎 ………………………………………（97）
　病例一：肾阴不足　热毒内攻 ……………………………（97）
　病例二：寒凝血瘀　湿热伤络 ……………………………（99）
六、血友病 ……………………………………………………（100）
　病例：气血虚弱　寒凝血瘀 ………………………………（100）

第五章　内分泌系统疾病 ……………………………………（102）
一、糖尿病 ……………………………………………………（102）
　病例一：肺胃燥热　伤津耗液 ……………………………（102）
　病例二：肝肾阴虚　脾气不足 ……………………………（103）
　病例三：燥热伤阴　湿毒侵肝 ……………………………（104）
　病例四：气阴两虚　肝肾瘀滞 ……………………………（105）
二、甲状腺功能亢进症 ………………………………………（107）
　病例一：肝郁气滞　阴虚火旺 ……………………………（107）
　病例二：肝郁气滞　心肝阴虚 ……………………………（108）

  病例三:肝郁火旺 阳亢风动 ……………………(109)
 三、甲状腺功能减退症 ……………………………(111)
  病例一:脾肾阳虚 气血不足 ……………………(111)
  病例二:脾肾虚弱 阳气不足 ……………………(112)
 四、垂体微腺瘤 ……………………………………(113)
  病例:肝郁化火 痰瘀内阻 ………………………(113)

第六章　神经系统疾病 ……………………………(116)
 一、脑动脉硬化症 …………………………………(116)
  病例一:气虚痰瘀 阳亢风生 ……………………(116)
  病例二:肝阳上亢 气虚痰瘀 ……………………(117)
 二、小脑萎缩 ………………………………………(119)
  病例一:髓精亏损 脾肾不足 ……………………(119)
  病例二:肝肾亏损 湿热浸淫 ……………………(120)
 三、帕金森病 ………………………………………(121)
  病例一:肝郁气滞 风痰阻络 ……………………(121)
  病例二:肾阴不足 肝风内动 ……………………(122)
 四、运动神经元病 …………………………………(123)
  病例一:气血虚弱 瘀阻络脉 ……………………(123)
  病例二:肝肾亏损 痰瘀阻络 ……………………(124)
 五、出血性中风后遗症 ……………………………(125)
  病例一:风痰瘀血 痹阻脉络 ……………………(125)
  病例二:气虚血瘀 阴虚风动 ……………………(127)
  病例三:胃气上逆 痰湿内生 ……………………(128)
 六、缺血性中风后遗症 ……………………………(130)
  病例一:气虚痰瘀 痹阻脉络 ……………………(130)
  病例二:阳亢于上 痰热壅滞 ……………………(132)
  病例三:气虚血滞 痰瘀阻络 ……………………(133)
 七、重症肌无力 ……………………………………(135)
  病例:气血不足 肝肾亏损 ………………………(135)
 八、肌萎缩症 ………………………………………(137)

· 5 ·

病例:气血虚弱 肝肾亏损 …… (137)
九、癫痫 …… (138)
 病例一:痰瘀交阻 肝风内动 …… (138)
 病例二:瘀血夹痰 上犯神明 …… (139)
 病例三:痰浊肝风 蒙蔽清窍 …… (140)
十、头痛 …… (142)
 病例一:风邪入络 湿痰内生 …… (142)
 病例二:气血虚弱 脾阳不足 …… (143)
 病例三:肾气亏损 血瘀脑脉 …… (144)
 病例四:气虚血瘀 风热上攻 …… (145)
十一、面神经炎 …… (147)
 病例一:风寒湿痹 热灼经脉 …… (147)
 病例二:气虚寒滞 经脉痹阻 …… (148)
 病例三:风痰阻络 阳亢风动 …… (149)
十二、三叉神经痛 …… (151)
 病例一:痰瘀互结 邪气壅阻 …… (151)
 病例二:气虚血瘀 风痰阻络 …… (152)
十三、坐骨神经痛 …… (154)
 病例一:风寒湿痹 阻滞经络 …… (154)
 病例二:肝肾两虚 风寒湿痹 …… (155)
 病例三:风寒湿痹 瘀滞经络 …… (156)
十四、雷诺综合征 …… (157)
 病例:寒湿阻络 阳衰血瘀 …… (157)
十五、抑郁症 …… (159)
 病例一:痰气郁结 蒙蔽清窍 …… (159)
 病例二:肝郁气滞 忧郁伤神 …… (160)
 病例三:肝郁气滞 忧思伤神 …… (161)
十六、精神分裂症 …… (163)
 病例一:痰气郁结 蒙蔽心窍 …… (163)
 病例二:肝气郁结 痰蒙心窍 …… (164)

病例三：痰瘀蒙心　热扰神明 …………………………………（165）
十七、神经衰弱 ………………………………………………………（167）
　病例一：心脾两虚　肾阴亏耗 …………………………………（167）
　病例二：心脾两虚　神不安舍 …………………………………（168）
　病例三：肝郁脾虚　心神失养 …………………………………（170）
十八、脑鸣 ……………………………………………………………（171）
　病例一：肾精不足　痰瘀内阻 …………………………………（171）
　病例二：肝热气郁　虚阳外越 …………………………………（172）
十九、手足麻木 ………………………………………………………（174）
　病例一：气虚不运　寒滞经脉 …………………………………（174）
　病例二：寒湿侵络　阻滞经脉 …………………………………（174）
　病例三：阴虚于下　阳亢于上 …………………………………（175）
　病例四：气血虚弱　风寒湿侵 …………………………………（176）
二十、龂齿（磨牙）……………………………………………………（177）
　病例一：痰瘀凝滞　神不守舍 …………………………………（177）
　病例二：禀赋不足　痰瘀阻滞 …………………………………（178）

第七章　妇产科疾病 ……………………………………………………（180）
　一、女子不孕症 ……………………………………………………（180）
　　病例一：肾气不足　痰瘀内结 ………………………………（180）
　　病例二：肝郁脾虚　冲任失调 ………………………………（181）
　　病例三：瘀滞胞宫　冲任失调 ………………………………（181）
　　病例四：寒湿阻滞　冲任失调 ………………………………（182）
　二、功能失调性子宫出血 …………………………………………（184）
　　病例一：脾气虚弱　气不摄血 ………………………………（184）
　　病例二：瘀血内阻　冲任失调 ………………………………（185）
　　病例三：阴虚血热　冲任不固 ………………………………（185）
　　病例四：心脾血虚　气不摄血 ………………………………（186）
　三、习惯性流产 ……………………………………………………（188）
　　病例一：肾脾两虚　胎元不固 ………………………………（188）
　　病例二：禀赋素弱　胎不成实 ………………………………（189）

四、子宫脱垂 ································· (190)
　病例一:脾气虚弱　清阳下陷 ················· (190)
　病例二:胞络虚损　中气下陷 ················· (191)
五、子宫肌瘤 ································· (193)
　病例一:肝郁气滞　痰瘀凝结 ················· (193)
　病例二:气滞湿盛　痰瘀互结 ················· (194)
六、更年期综合征 ····························· (196)
　病例一:肝失疏泄　心虚胆怯 ················· (196)
　病例二:气血失调　心肾阴虚 ················· (197)
七、卵巢囊肿 ································· (199)
　病例一:气虚湿盛　痰瘀凝结 ················· (199)
　病例二:肝郁气滞　痰瘀互结 ················· (200)
八、多囊卵巢综合征 ··························· (201)
　病例一:脾肾虚弱　湿痰血瘀 ················· (201)
　病例二:肾虚血瘀　痰热阻滞 ················· (202)
　病例三:肾虚血瘀　气不摄血 ················· (202)
九、乳腺增生病 ······························· (204)
　病例一:脾虚肝郁　痰瘀凝结 ················· (204)
　病例二:肝郁气滞　痰瘀凝结 ················· (205)
　病例三:肝气郁结　气血失调 ················· (206)

第八章　儿科疾病 ······························· (208)
一、儿童多动综合征 ··························· (208)
　病例一:肾阴不足　肝阳偏亢 ················· (208)
　病例二:心脾气虚　神失所养 ················· (209)
二、儿童孤独症(自闭症) ······················· (210)
　病例一:髓海不足　痰浊阻窍 ················· (210)
　病例二:髓海不足　风痰闭阻 ················· (211)
三、小儿脑积水 ······························· (213)
　病例:肾气亏损　脾虚水泛 ··················· (213)
四、小儿疝气 ································· (215)

病例一：脾气虚弱　气机不畅 ………………………………（215）
　　病例二：脾胃气虚　中气下陷 ………………………………（216）
　五、隐睾症 ……………………………………………………（218）
　　病例：禀赋不足　气虚气滞 …………………………………（218）
　六、婴儿急性肝炎 ……………………………………………（219）
　　病例：阳黄 ……………………………………………………（219）

第九章　男科疾病 …………………………………………………（221）
　一、男性不育症 ………………………………………………（221）
　　病例一：命门火衰　心脾虚损 ………………………………（221）
　　病例二：肾精不足　湿热下注 ………………………………（222）
　　病例三：肾精亏损　气血虚弱 ………………………………（222）
　二、阳痿 ………………………………………………………（224）
　　病例一：肾气亏损　湿热下注 ………………………………（224）
　　病例二：肾精亏损　命门火衰 ………………………………（224）
　　病例三：湿热下注　心脾虚损 ………………………………（225）
　三、遗精 ………………………………………………………（227）
　　病例一：心肾不交　湿热下注 ………………………………（227）
　　病例二：肾气不固　劳伤心脾 ………………………………（228）
　四、睾丸炎 ……………………………………………………（230）
　　病例一：湿热下注　气郁化火 ………………………………（230）
　　病例二：感受寒湿　阻滞肝脉 ………………………………（230）
　五、遗尿 ………………………………………………………（231）
　　病例一：肾阳不足　气虚不摄 ………………………………（231）
　　病例二：脾气虚弱　肾气不固 ………………………………（233）
　　病例三：肾气不足　脾气失摄 ………………………………（233）
　六、慢性前列腺炎 ……………………………………………（235）
　　病例一：下焦湿热　蕴结膀胱 ………………………………（235）
　　病例二：肝经湿热　下注膀胱 ………………………………（236）
　　病例三：脾肾亏虚　湿热蕴结 ………………………………（237）
　七、前列腺增生 ………………………………………………（239）

・9・

病例一:膀胱湿热　蕴结不解 …………………………………… (239)
　　病例二:中气不足　肾气不固 …………………………………… (240)
第十章　外科疾病 ……………………………………………………… (243)
　一、扁平疣 ……………………………………………………………… (243)
　　病例一:湿毒侵肤　痰瘀凝结 …………………………………… (243)
　　病例二:风热袭表　湿郁肌肤 …………………………………… (244)
　二、黄褐斑 ……………………………………………………………… (245)
　　病例一:肝郁气滞　肾虚血瘀 …………………………………… (245)
　　病例二:肝郁肾虚　血虚风燥 …………………………………… (245)
　三、白癜风 ……………………………………………………………… (247)
　　病例一:肝肾不足　血瘀风燥 …………………………………… (247)
　　病例二:肝肾亏损　血瘀风燥 …………………………………… (247)
　四、银屑病 ……………………………………………………………… (249)
　　病例一:风燥血热　湿毒瘀血 …………………………………… (249)
　　病例二:风毒蕴血　毒瘀内侵 …………………………………… (250)
　五、脱发 ………………………………………………………………… (252)
　　病例一:精血不足　血虚风燥 …………………………………… (252)
　　病例二:肝肾不足　湿盛血燥 …………………………………… (253)
　六、斑秃 ………………………………………………………………… (254)
　　病例一:肝肾不足　血虚风燥 …………………………………… (254)
　　病例二:肝肾阴虚　血热风燥 …………………………………… (255)
　七、痛风性关节炎 ……………………………………………………… (256)
　　病例一:风寒湿滞　湿热痹阻 …………………………………… (256)
　　病例二:风寒痹阻　湿热内蕴 …………………………………… (257)
　八、类风湿关节炎 ……………………………………………………… (259)
　　病例一:风寒湿痹　本虚标实 …………………………………… (259)
　　病例二:心气不足　水气凌心 …………………………………… (261)
　九、强直性脊柱炎 ……………………………………………………… (262)
　　病例一:气虚血瘀　阳虚寒凝 …………………………………… (262)
　　病例二:风寒湿热　著为骨痹 …………………………………… (264)

十、腰臀部筋膜炎 (266)
　病例一：风寒湿痹 阻滞经脉 (266)
　病例二：风寒湿邪 瘀血痹阻 (267)
十一、皮肌炎 (269)
　病例一：气虚血滞 湿郁不化 (269)
　病例二：湿热蕴蒸 邪毒内侵 (270)
十二、皮下脂肪瘤及肌纤维瘤 (272)
　病例一：湿痰内生 气血凝结 (272)
　病例二：气滞血瘀 痰凝胶结 (273)
十三、大头瘟（颜面丹毒） (274)
　病例一：风火邪毒 上扰头络 (274)
　病例二：热结三阳 火毒上攻 (275)

第十一章　五官科疾病 (277)
一、耳鸣、耳聋 (277)
　病例一：脾胃虚弱 肾精亏损 (277)
　病例二：脾肾不足 肝火上扰 (278)
二、急性视神经炎 (279)
　病例：肝火亢盛 浊邪上犯 (279)
三、右上睑下垂 (280)
　病例：风热客肝 脾气不足 (280)
四、口中寒冷 (282)
　病例：寒痰内伏 肺气失宣 (282)

第十二章　癌症 (284)
一、肝癌 (284)
　病例一：肝郁气滞 血瘀毒结 (284)
　病例二：肝肾阴亏 热毒瘀滞 (285)
　病例三：肝郁瘀滞 肺脾气虚 (287)
二、胃癌 (289)
　病例一：脾虚湿盛 气滞痰瘀 (289)
　病例二：肝气犯胃 脾气虚弱 (291)

病例三：肝气犯胃 中气虚弱 …………… (292)
三、食管癌 ……………………………… (294)
　病例一：肝郁气滞 湿痰蕴结 …………… (294)
　病例二：肝气郁结 湿痰阻滞 …………… (295)
　病例三：痰气阻膈 津亏热结 …………… (296)
四、大肠癌 ……………………………… (298)
　病例一：脾气亏虚 肠道湿热 …………… (298)
　病例二：气机郁滞 毒瘀内阻 …………… (299)
　病例三：热毒内结 瘀血阻络 …………… (300)
五、肺癌 ………………………………… (302)
　病例一：气阴两虚 痰瘀蕴结 …………… (302)
　病例二：肺肾阴虚 内火上炎 …………… (303)
　病例三：肺脾气虚 湿痰阻滞 …………… (304)
六、乳腺癌 ……………………………… (306)
　病例一：肝郁脾虚 痰瘀凝结 …………… (306)
　病例二：冲任失调 肝郁痰瘀 …………… (307)
　病例三：肝郁气滞 痰瘀凝结 …………… (308)
七、鼻咽癌 ……………………………… (310)
　病例一：肝郁气滞 肺胃蕴热 …………… (310)
　病例二：肺胃热盛 阴血亏损 …………… (311)
　病例三：肺热邪毒 痰瘀蕴结 …………… (312)
八、宫颈癌 ……………………………… (314)
　病例一：肝郁气滞 湿热蕴结 …………… (314)
　病例二：肝气郁结 气虚血瘀 …………… (315)
九、慢性白血病 ………………………… (317)
　病例一：气血亏虚 肾精不足 …………… (317)
　病例二：脾气虚损 肾气不足 …………… (318)
附录 余道成老人医案十四则 ………… (321)
一、太阳病(柔痉) ……………………… (321)
二、麻疹后厥阴证 ……………………… (321)

三、厥阴证 …………………………………………………… (322)
四、历节风 …………………………………………………… (323)
五、少阳阳明头痛 …………………………………………… (323)
六、外感咳喘 ………………………………………………… (324)
七、水肿 ……………………………………………………… (325)
八、音哑 ……………………………………………………… (325)
九、寒湿腰痛 ………………………………………………… (326)
十、血臌 ……………………………………………………… (327)
十一、双上肢手指蠕动 ……………………………………… (327)
十二、噎膈 …………………………………………………… (328)
十三、崩漏、腹痛 …………………………………………… (328)
十四、三焦湿热蕴结证 ……………………………………… (329)

第一章 呼吸系统疾病

一、支气管哮喘

病例一：肺肾亏虚 痰阻肺络

涂某,男,18岁,农民。1992年12月18日诊。

1. 主诉 哮喘、咳嗽已10年左右。

2. 主症 患者从8岁起,每年冬季发作哮喘,并且逐年加重,经治疗只能季节性控制,进入冬季每年必发,已成宿疾。体形较瘦,面色淡白无华,咳声阵作,呼吸气促,喉间有水鸣声,痰少色白,神疲乏力,食纳不佳,动则多汗,舌淡白,脉细弱。

3. 临床检查与诊断

(1)听诊:双肺哮鸣音伴少量湿啰音。

(2)实验室检查:白细胞计数正常。

(3)X线摄片检查:双肺纹理增粗。

(4)临床诊断:吸入型支气管哮喘。

4. 辨证施治 证属肺肾亏虚,痰阻肺络。肺为气之主,肾为气之根,肺主呼气,肾主纳气,素体禀弱,肺肾亏虚,则易感六淫之邪,特别是湿邪最易凝聚为痰,痰气搏击于气道,感受风寒暑热之邪,使肺之气机逆乱,肺气不得肃降,撞击内伏之痰,则哮喘成也。

5. 临床治疗 哮喘发作时,急则治其标,用麻杏二陈汤加减(经验方)。哮喘缓解后,缓则治其本,用金水固本丸加减(经验方)治之。

处方:麻黄、杏仁、陈皮、桔梗、紫菀、款冬花、京半夏各10克,紫苏子、白芥子、葶苈子、前胡、大枣各15克,茯苓、桑白皮、生姜各20克。

服法:水煎服,3剂,每剂服2天,第一天,煎1次,服3次,第二天,煎2次,混合服3次。

上方服后,咳喘已平,巩固疗效服下方。

处方:黄芪150克,红参60克,蛤蚧2对,紫河车、百合、茯苓、白术、胡核仁各100克,补骨脂、陈皮、防风、京半夏各50克,鹿茸20克。

服法:炼蜜为丸,每丸重30克,日服2丸。忌食辛辣鱼腥食物,终身戒烟,控制饮酒。连续服3年,每年冬季服1剂,随访至今未再发。

病例二:肺肾亏虚 痰浊阻肺

周某,女,37岁,农民。2007年10月8日诊。

1. 主诉 哮喘,咳嗽,气促10余年。

2. 主症 患者幼年时有哮喘病史,呈季节性发作,并有家族发病倾向,其母、妹均有哮喘病史,且反复发作。

近几年哮喘反复发作,有逐渐加重的趋势,进入冬季更为严重,发作时昼轻夜重,经用西药输液治疗,起初可缓解一段时间,后来完全无效。

体形偏胖,颈项短,面色晦滞,呈慢性病面容,近因受凉,哮喘反复发作,呼吸困难,呼气延长,伴有哮鸣声,严重时,气喘胸高,张口抬肩,不得平卧,咳痰不多,痰黏稠,鼻痒鼻塞,喷嚏咳嗽,食纳不佳,腰酸背胀,月经紊乱,舌质红,苔白微腻,脉细数。

3. 临床检查与诊断

(1)实验室检查:白细胞(WBC)11.3×10^9/L,嗜酸性粒细胞(EO)0.84×10^9/L(增高)。

(2)听诊:双肺湿啰音伴哮鸣音,心音减弱,无杂音。血压正常。

(3)X线摄片检查:双肺纹理增粗,心影正常。

(4)诊断:吸入型支气管哮喘。

4. 辨证施治 证属肺肾气虚,痰浊阻肺。其人虚胖颈短,素体阳虚,湿痰内盛,肺肾之气不足,偶感风寒或恣食酸甘咸腥,皆可使气之升降发生逆乱,触动肺中伏痰,则痰升气发而为哮喘之证。

5. 临床治疗 急则治其标,缓则治其本。

(1)治标:用麻杏黄芩汤加减治之(经验方)。

处方:麻黄(捣绒)、杏仁、京半夏、桔梗、款冬花、川贝母、前胡各10克,龙胆草、黄芩、知母、麦冬、桑白皮各20克,北沙参、鱼腥草各30克,甘草5克。

服法:水煎服,3剂,每剂服2天,第一天,煎1次,服3次,第二天,煎2次,混合服3次。3剂服完后,哮喘、咳嗽渐平,各种病状缓解,自感周身轻松,续用下方。

(2)治本:用定喘固本散加减治之(经验方)。

处方:黄芪 150 克,太子参、党参各 100 克,紫河车、熟地黄、枸杞子各 80 克,蛤蚧 2 对,茯苓、白术各 60 克,北五味、海龙、百合、黄芩、黄柏、知母、大枣、白芍、桑白皮、建曲、广藿香、山茱萸各 50 克,麦冬、防风、三七、川贝母、细辛、补骨脂、菟丝子、紫菀、款冬花、前胡、砂仁、麻黄、杏仁、陈皮、当归、桔梗、莪术各 40 克,紫苏子、白芥子、葶苈子、京半夏、干姜、云木香各 30 克,沉香 20 克。

服法:上药制成水丸,每次服 12 克。每日 3 次,饭后服。服药期间忌食辛辣腥味食物,戒烟、控酒。

上方药服完后,哮喘基本治愈,第二年进入冬季有复发趋势,又继续服 1 剂,第三年又服 1 剂,以后未再发。其妹 33 岁,患同样哮喘病,三年服 3 剂,也同样有效。

病例三:肺肾气虚 湿痰聚肺

汤某,男,52 岁,干部。2004 年 10 月 7 日诊。

1. 主诉 支气管哮喘间断发作 10 余年,加重 2 年。

2. 主症 患者从 35 岁起,感冒后常咳嗽、哮喘,经抗感染、激素治疗后,临床症状得以缓解,每次发作要治疗 1 个月左右才能康复。近两年来,复发次数频繁,治疗效果也较以前差,故来我处要求用中医药治疗。

形胖而无神,颈项较短,面色晦滞少华,每次感冒后,喉间哮鸣有声,如拽锯响声,呼吸困难,严重时张口抬肩,不能平卧,咳嗽痰多清稀,自觉胸闷不舒,痰气阻于喉间,周身乏力,饮食无味,尿黄便溏,舌质红,苔微腻,脉沉细而数。

3. 临床检查与诊断
(1)听诊:两肺闻及哮鸣音及湿啰音。
(2)X 线摄片检查:双肺纹理增多、增粗,心影正常。
(3)诊断:感染型支气管哮喘。

4. 辨证施治 证属肺肾气虚,湿痰聚肺。素体肺肾气虚,酸咸肥甘太过,蕴湿生痰,风寒寒饮伤肺,湿痰聚于肺中,使肺之气机逆乱,引动湿痰,由寒痰至热痰,敛聚不散,往往随感冒而发为哮喘之证。

5. 临床治疗 分两步治疗,急性发作期,控制哮喘发作,缓解期补肺益肾、健脾祛痰,防止哮喘复发。
(1)急性发作期:用麻杏二陈汤加减治之(经验方)。
处方:麻黄(捣绒)、杏仁、京半夏、桔梗、陈皮、紫菀、款冬花、前胡各 10

克,紫苏子、白芥子、葶苈子、生姜、大枣各15克,桑白皮、茯苓各20克。

服法:水煎服,3剂,每剂服2天,第一天,煎1次,服3次,第二天,煎2次,混合服3次。3剂服完后,哮喘、咳嗽已平,各种临床症状缓解,自我感觉良好,接着服下方。

(2)缓解期:用金水固本丸加减治之(经验方)。

处方:黄芪150克,人参、紫河车、枸杞子、熟地黄各100克,白术、茯苓、灵芝菌各60克,当归、玉竹各50克,蛤蚧2对,防风、五味子、麦冬、泽泻、山药、补骨脂、菟丝子、覆盆子、车前子、淫羊藿各40克,山萸黄、白前、白芥子、胆南星、川贝母、陈皮、京半夏、紫菀、款冬花、杏仁、桔梗、肉苁蓉、巴戟天、仙茅、锁阳各30克,黑芝麻、核桃仁各100克,蜂蜜适量。

服法:炼蜜为丸,每丸重30克,每日服3丸,服药期间,忌食辛辣腥味食物,终身戒烟,控制饮酒。

每年进入冬季服1剂,连续服3个冬季。

其余期间,哮喘发作时,以麻杏二陈汤加减治疗,经上述方法治疗3年后,哮喘咳嗽基本得到控制,未再复发,以后数年,患者唯恐老顽疾复发,间断服过三四次,随访至今,患者一直未复发。

病例四:肺肾阴虚 阴不敛阳

陈某,男,37岁,农民。2006年7月4日诊。

1. 主诉 每年夏季哮喘发作10余年。

2. 主症 患者自幼起,有哮喘宿疾,于每年夏季发作,症状比较轻微,经简单治疗,症状能够缓解。从结婚后开始,近十余年每年夏季发作后,症状逐年加重,必须住院用大剂量抗生素、激素、平喘之药方能缓解。今年夏季,患者估计宿疾将发作,提前用过中西药物作预防性用药,但至6月29日病仍发作,除用西药治疗外,患者要求加用中药治疗,以提高疗效。

体形瘦长,面色青而晦滞,气喘吁吁,喉间有哮鸣声,呼多吸少,张口抬肩吹气,欲以呼出为快,语声低微,自汗淋漓,不能平卧,胸中闷窒,咳痰无力,食少溲短,舌质淡红少苔,间有花剥苔,脉弦细而数。

3. 临床检查与诊断

(1)实验室检查:白细胞(WBC)10.5×10^9/L,嗜酸性粒细胞(EO)0.78×10^9/L,均增高。

(2)听诊:双肺可闻及哮鸣音,伴有湿啰音。

(3)X线摄片检查:双肺透光度增强肺门影增深。

(4)诊断:混合型支气管哮喘。

4. 辨证施治 证属肺肾阴虚,阴不敛阳。"肺为气之主",肺虚则气失所主,故气短而喘;"肾为气之根",肾气虚则气不纳于肾,故呼多吸少,张口抬肩,阴不敛阳,阳无所附则自汗。

5. 临床治疗 治宜补肺益肾,纳气定喘。用哮喘散加减治之(经验方)。

处方:北沙参、党参、麦冬、天冬、熟地黄、百合、玉竹、石斛、白芍、枸杞子、地骨皮、煅龙骨、煅牡蛎各20克,山茱萸、五味子、当归各10克,甘草3克。

服法:水煎服,3剂,每剂服2天,第一天,煎1次,服3次,第二天,煎2次,混合服3次。西药仍按医嘱服用。

未服此中药前,每日需服氨茶碱4～6次,每次0.2克,外加气喘喷雾剂,每日十数次。

7月12日诊:上药服3剂后,西药用量减少为每日2次,仍遵前法加减用药。处方:西洋参、党参、熟地黄、枸杞子、山药、百合、白术、茯苓、煅龙骨、煅牡蛎、麦冬各20克,五味子、山茱萸、陈皮各10克,甘草3克。

服法:同前方5剂,服10天。

8月1日诊:上方服5剂后,哮喘基本控制,但仍在用西药,每日1～2次。为了巩固疗效,拟补肺益肾,纳气定喘之金水固本丸治之(经验方)。

处方:黄芪150克,西洋参、紫河车、熟地黄、枸杞子、灵芝菌、核桃仁、黑芝麻、山药各100克,蛤蚧2对,五味子、百合、白芍、白术、茯苓各60克,防风、陈皮、麦冬、杏仁、桔梗、当归、山茱萸、川贝母、玉竹、石斛、补骨脂、菟丝子、京半夏、大枣各30克。

服法:炼蜜为丸,每丸重30克。每日服3丸,服药期间,忌食辛辣腥味食物,终身戒烟。

上药服完后,西药已停,哮喘基本控制未复发,夏病冬治,连续3年的冬季服上药1剂。

释义:支气管哮喘是一种常见病,多发病,各种年龄均可发病,一般分为过敏性、感染性、运动性、混合性等5个类型。

中医学称为"哮证""喘证""痰饮"等,认为本病有"凤根",在发病过程中,以痰、瘀、虚为主要病机,每因外邪、饮食、情志等因素而诱发本病,发作期以邪实为主,缓解期以正虚为主。中医治疗此病的原则,发作时治肺,缓解期治肾。

根治此病与年龄有一定的关系,20岁以前发病,经积极治疗,比较容易根治,随着年龄的增长,根治率也随之降低,一般60岁以后,根治比较困难,这时大多数已成为肺气肿或肺心病了。治疗时间的长短也与根治率有一定的关系,原则上治疗3个冬季或夏季,每次治疗1~2个月,对顽固复发者,也可延长5个季节,除用内服药外,也可辅用割治、埋线、偏验方治疗,只要方法对证,基本上是能够治愈的。

二、支气管扩张症

病例一:热伤肺络 迫血上逆

马某,女,35岁,农民。2003年6月21日诊。

1. 主诉 咳嗽、咯血、吐脓痰5天。

2. 主症 患者3年前曾有类似咯血病史,经治疗后病已愈。近5天以来,因感冒后,头身疼痛,发热恶寒,咳嗽,吐脓痰,继而痰中带血,最后咯出大量血色鲜红、紫暗相间的血液500毫升左右,经用输液止血好转后,患者及家属要求加用中医药治疗。

体形略瘦,面色青而晦滞,神疲乏力,头晕心悸,口渴心烦,饮食减少,发热汗出,慢性咳嗽,咳吐大量脓痰,痰液呈黄绿色脓性,有臭味,痰中仍有血丝,有时为全痰是血块,大便秘结,小便色黄,舌质淡略紫苔白,脉沉细而数。

3. 临床检查与诊断

(1)实验室检查:白细胞(WBC)$11.2×10^9$/L增多,红细胞(RBC)$3.1×10^{12}$/L,血红蛋白(HGB)100g/L(轻度贫血),痰结核菌检查阴性。

(2)X线摄片检查:双肺纹理增粗,排列紊乱,右肺叶下段不张。

(3)诊断:支气管扩张症。

4. 辨证施治 证属热伤肺络,迫血上逆。外感风热燥邪,属阳热为患,阳邪易伤阴分,阴伤迫血上逆,血随热升,而致咳嗽、咯血。

5. 临床治疗 治宜清热泻肺,凉血止血。用凉血止血方加减治之(经验方)。

处方:黄芩、黄连各15克,制大黄、栀子各10克,生地黄、水牛角、牡丹皮、桑白皮、白芍、茜草、侧柏叶、仙鹤草、白茅根各20克。

服法:水煎服,3剂,每日1剂,忌辛辣燥热食物。

6月25日诊:上方服3剂后,痰中带一小点血丝,咳痰渐少,手足心热,舌质红,苔较少,此乃燥邪犯肺,用润燥止血方加减治之(经验方)。

处方:北沙参、太子参、霜桑叶各20克,天冬、麦冬、知母、百合、青蒿、炒鳖甲、生地黄、秦艽各15克,浙贝母、款冬花、桑白皮各10克。

服法:水煎服,5剂,每剂服2天,第一天,煎1次,服3次,第二天,煎2次,混合服3次。忌辛辣燥热食物。

7月10日诊:上方服5剂后,各种临床症状消失,为了防止复发,宜养阴清热、润肺生血,用滋阴润肺膏加减治之(经验方)。

处方:百合、生地黄、阿胶、北沙参、蛤壳粉各60克,青黛、水牛角丝、仙鹤草、侧柏叶、薏苡仁、败酱草各50克,白芍、桑白皮、三七、玄参、牡丹皮各40克,白及、百部、茜草、川贝母、紫菀、款冬花、杏仁、桔梗、天竺黄、天冬、麦冬、地骨皮各30克。

服法:上药水煎3次,过滤去渣取汁后,再加热浓缩,然后加入蜂蜜和白砂糖各50%,熬成膏备用。每日服3次,每次取1汤匙用白开水冲服。

上方服完以后,各种情况较好,随访3年未复发,一直至今都未复发过,身体比较健康。

病例二:肝肾阴亏 虚火上扰

程某,男,28岁,农民。2003年11月2日诊。

1. 主诉 慢性咳嗽,少痰,反复咯血半个月。

2. 主症 患者10年前有患过支气管肺炎,痰中带血的病史,以后曾反复发作过。近来进入冬季,因感冒后,反复咳嗽,痰中带血,经输液治疗后,时好时差,缠绵不愈,故来我处要求用中医药治疗。

体形瘦长,面色淡白少华,头晕耳鸣,腰膝酸软,手足心热,潮热盗汗,胸胁刺痛,口干咽燥,食纳不佳,咳嗽少痰,呈泡沫状,痰中带血,有时满口皆血,血色鲜红,舌质红苔少,脉细略数。

3. 临床检查与诊断

(1)实验室检查:红细胞(RBC)2.8×10^{12}/L,血红蛋白(HGB)98g/L(轻度贫血),痰结核菌检查阴性。

(2)CT检查:双下肺斑片状影,支气管呈囊状扩张改变,右肺中叶中段肺不张。

(3)诊断:支气管扩张症。

4. 辨证施治 证属肝肾阴亏,虚火上扰。血与气相互为用,"气有余便是火,气不足易生寒"。肝肾阴亏之人,阴为血,阴亏则火旺,阳为气,气有余则易化火,火热迫血上逆,上扰于肺,则易生咳嗽、咯血、吐血之证。

5. 临床治疗 治宜养阴清热,降气止血。用养阴降气止血方加减治之(经验方)。

处方:北沙参 30 克,生地黄、麦冬、水牛角丝、白芍、茜草、玄参、百合、桑白皮、侧柏叶、仙鹤草、百部、青蒿、黄芩各 20 克,阿胶 30 克(烊化冲中药汁服),银柴胡、白及、瓜蒌壳各 15 克,当归、胡黄连、郁金、丹参、降香、浙贝母、杏仁、桔梗各 10 克,甘草 5 克,白茅根(鲜)50 克。

服法:水煎服,3 剂,每剂服 2 天,第一天,煎 1 次,服 3 次,第二天,煎 2 次,混合服 3 次。忌辛辣燥热食物。

11 月 10 日诊:上方服 3 剂后,各种临床症状减轻,仍遵前法治之。

处方:柴胡、青蒿、黄芩、白术、茜草、牡丹皮、水牛角丝、生地黄、桑白皮、侧柏叶、仙鹤草、百合、广藿香各 20 克,银柴胡、瓜蒌壳、白及、百部、茯苓、白芍各 15 克,杏仁、桔梗、胡黄连、郁金、当归各 10 克,降香、厚朴、甘草各 5 克,白茅根(鲜)50 克。

服法:水煎服,5 剂,每剂服 2 天,服法同前。

12 月 2 日诊:上方服 5 剂后,病已基本治愈,为防止复发,用滋阴润肺膏加减治之(经验方)。

处方:太子参 100 克,生地黄、熟地黄、枸杞子各 80 克,百合、白芍、丹参、白术、茯苓、阿胶各 60 克,白及、百部、三七、麦冬、天冬、川贝母、知母、黄芩、陈皮、大枣、桑白皮各 50 克,杏仁、桔梗、紫菀、款冬花、地骨皮、当归、砂仁各 40 克。

服法:上药制成水丸,每次服 12 克,每日 3 次,饭后服。

上药服完以后,身体状况良好,随访 3 年未复发。

病例三:阴虚火旺 损伤肺络

潘某,女,62 岁,教师。1995 年 7 月 25 日诊。

1. 主诉 咳嗽、咯血 10 余天。

2. 主症 患者平素咳嗽,气促,20 余年前曾患过肺结核,现已钙化。10 天前因患感冒后,咳嗽,气促加剧,经用中西药物治疗后,效果不十分显著。7 天前还出现咯血,有时痰中带血,有时满口皆血,经用中药清热止血法,凉血止血法,都未见效,故来我院求余诊治。

体形虚胖,面色虚浮无华,头晕耳鸣,周身乏力,食纳不佳,发热,盗汗,干咳少痰,咳时痰中多数皆是鲜血,有时喉头一痒即咯出鲜血,有泡沫,颜色鲜红,咽干喉痛,口舌干燥,大便干,小溲黄,舌尖红,苔薄微干,脉细数无力。

3. 临床检查与诊断
(1)X线透视检查:右上肺陈旧性结核钙化灶,双肺气肿,支气管扩张。
(2)诊断:支气管扩张症伴双肺气肿。

4. 辨证施治 证属阴虚火旺,损伤肺络。久病之后,肝肾阴虚,阴虚则火旺,偶感外邪而发热,火热妄动,迫血妄行,上扰于肺,则损伤肺络,而有咯血之证。

5. 临床治疗 治宜养阴清肺,润燥止血。用润燥止血方加减治之(经验方)。

处方:百合、阿胶(烊化冲服)各30克,北沙参、生地黄、熟地黄、麦冬、天冬、白芍各20克,牡丹皮、玄参各15克,桔梗、当归、茜草、怀牛膝各10克,甘草5克。

服法:水煎服,3剂,每剂服2天,第一天,煎1次,服3次,第二天,煎2次,混合服3次。忌食辛辣燥热食物。

8月3日诊:上方服1剂后,咯血渐少,3剂服完,咯血完全停止。现口干咽燥,微热,盗汗,仍遵前法加减治之。

处方:太子参、百合各30克,生地黄、熟地黄、麦冬、天冬、白芍各20克,玄参、牡丹皮、枸杞子、知母、墨旱莲各15克,女贞子、玉竹、石斛、地骨皮各10克,甘草5克。

服法:水煎服,3剂,每剂服2天,服法同前。

11月12日诊:前药服完后,支气管扩张症咯血基本上临床治愈,但肺气肿的咳嗽、咳痰、气急的临床症状还存在,现为了巩固咯血的疗效和治疗肺气肿,用补肾润肺化痰方加减治之(经验方)。

处方:西洋参、人参、黄芪各150克,生地黄、熟地黄、枸杞子、百合、紫河车、白术、茯苓各100克,山药、牡丹皮、川贝母、地骨皮、墨旱莲、白芍、丹参、五味子各60克,麦冬、天冬、泽泻、山茱萸、百部、白及、砂仁、紫菀、款冬花、杏仁、桔梗、女贞子、当归、陈皮、紫苏子、葶苈子、白芥子、白前、诃子、玉竹、石斛、大枣各50克。

服法:炼蜜为丸,每丸重30克,每日服3丸。忌食辛辣燥热食物。

上方服完后,精神状况、食欲及各种临床症状都有好转,嘱其以后每年冬季服1料蜜丸药,连续服5个冬季,以后未再复发。

释义:支气管扩张症,指支气管及其周围肺组织的慢性炎症损坏管壁,以致支气管变形和管腔扩张。

支气管扩张症的发病因素为支气管炎、肺感染的支气管阻塞,两者互为因果,导致支气管扩张。

支气管扩张症,大多继发于其他肺部疾病而来,如感染、结核、肿瘤、异物、阻塞等,常反复发作。

中医学属"血证"的范畴,一般称"咳血""吐血"。

中医治疗此证的常用治法:有热者,清泄肺热,凉血止血;阴虚者,养阴滋肾,润肺止血;气虚者,健脾益气,补气摄血;阳虚者,温补肾阳,温经止血。

为了防止此症的复发,咯血期止血以后,要固本治疗,据临床疗效观察,凡是做过固本治疗的患者,很少复发。

三、慢性支气管炎

病例一:痰浊阻肺 肺失肃降

冷某,女,33岁,城镇居民。2002年12月25日诊。

1. 主诉 咳嗽、咳痰、喘息4年余。

2. 主症 患者自4年前起,每于冬季气候变冷后,咳嗽不止,咳痰较多,并有气喘的临床表现,每次发作2~3个月,经用抗感染、祛痰平喘治疗后好转,立春气候暖和后,基本病愈。翌年进入冬季旧病又复发,现已有4年多都如此,而且咳喘、痰多有逐年加重的趋势,为了根治,故来我处要求用中医药治疗。

体形消瘦,面色晦滞,近因受寒后,头痛怕冷,恶风无汗,咳嗽不止,气息喘促,偶有痰鸣音,尤以晨起为著,痰多色白黏腻,咳出痰后稍舒畅,胸脘闷胀,食纳不佳,小便淡黄,大便不爽,舌质红,苔白腻,脉浮弦而滑。

3. 临床检查与诊断

(1)听诊:双肺呼吸音增粗,伴有哮鸣音伴湿性啰音。

(2)X线摄片检查:双肺纹理增多,增粗,扭曲变形。

(3)诊断:慢性支气管炎。

4. 辨证施治 证属痰浊阻肺,肺失肃降。其人稍瘦,脾气虚弱,外邪犯肺,脾虚生痰,湿痰阻塞肺之通道,使肺失肃降,肺气之升降发生逆乱,触动肺中伏痰,则痰升气阻而发为咳嗽、多痰、气喘之证。

5. 临床治疗 分两步治疗,急性发作时,重点治标,症状缓解后重点治本。

(1)治标:用化痰降浊汤治之(经验方)。

处方:柴胡、苍术、茯苓、黄芩、青蒿、佩兰各20克,麻黄(捣绒)、陈皮、京半夏、防风、生姜各10克,广藿香、厚朴、紫苏子、白芥子、桑白皮、枇杷叶、浙贝母各15克。

服法:水煎服,3剂,每剂服两天。

上方3剂后,咳嗽、痰多、气喘基本稳定,精神好转,饮食增加,面色红润,继续服用上方3剂,以清除外邪,祛湿化痰。

(2)治本:用金水滋生丸加减治之(经验方)。

处方:黄芪150克,高丽参、枸杞子、熟地黄、紫河车各100克,太子参、灵芝菌、鹿角胶、龟甲胶、百合、白术各60克,蛤蚧2对,当归、茯苓、山茱萸、补骨脂、菟丝子、川贝母、五味子各40克,肉苁蓉、锁阳、巴戟天、仙茅、杏仁、桔梗、紫菀、款冬花、白前、陈皮、大枣、炙麻黄、麦冬、地龙、百部、京半夏、防风、桑白皮、大枣、山药各30克,甘草10克,核桃仁、黑芝麻各80克。

服法:炼蜜为丸,每丸重30克,每日服3丸。服药期间忌食辛辣燥热食物,严禁烟,控饮酒。

上药服完后,咳嗽、痰多、气喘已不存在,患者面色红润,食欲正常,病已痊愈。为了防止进入冬季旧病复发,用上方去麻黄、桑白皮,加淫羊藿、沙苑子各40克,制成蜜丸服,方法同上,第三年仍按第二次处方服1剂,自此以后,慢性支气管炎一直未复发。

病例二:肺肾两虚 风热犯肺

李某,女,44岁,农民。2008年11月6日诊。

1. 主诉 咳嗽、痰黄稠、喘息4年多。

2. 主症 患者于4年前冬季,因受寒感冒后,咳嗽、痰多、喘息不止,经治疗历时3个多月,咳嗽、痰多、喘息才有好转,进入春暖季节后,病已基本治愈。至第二年冬季开始,又旧病复发,以后每年必发,且逐年加重,经用抗感染、止咳、平喘药物治疗,以前有效,现疗效不十分明显,故来我处要求用中医药治疗。

体形偏胖,面色淡白少华,头痛身痛,发热汗出恶风,咳嗽、痰黄稠、胸闷气促,口渴喜凉饮,溲黄便干,舌质红,苔薄黄,脉弦数。病已3个月左右,用过西药输液治疗,病情时好时差,缠绵难愈。

3. 临床检查与诊断

(1)听诊:双肺湿性啰音伴哮鸣音,心音正常。

(2)X线摄片检查:双肺纹理粗乱,呈网状紊乱模糊,心影正常。

(3)诊断:慢性支气管炎(急性发作)。

4. 辨证施治 证属肺肾两虚,风热犯肺。肺肾不足易感外邪,先受风寒,郁久化热,而成为风热犯肺之证,故咳嗽不止,痰色黄稠;风热使肺气闭塞,肺失肃降,使气之升降发生逆乱,而成为喘息之证。

5. 临床治疗

(1)慢性支气管炎的治疗,急性发作期,应治其标,根据目前的辨证为风热犯肺,用麻杏银翘汤加减治之(经验方)。

处方:炙麻黄、杏仁、前胡、蝉蜕各10克,金银花、大青叶各30克,连翘20克,石膏50克,龙胆草、知母、黄芩、牛蒡子各15克,甘草5克。

服法:水煎服,3剂,每剂服两天。第一天,煎1次,服3次;第二天,煎2次,混合后服3次。

上方服3剂后,各种临床症状减轻,病情有所好转,仍在原方基础上加北沙参20克,麦冬、浙贝母各15克,3剂,服法同前。

(2)急性期过后,咳嗽、痰黄稠、喘息基本稳定,后期主要表现为肺肾两虚之证,应治其本,用金水滋生丸加减治之(经验方)。

处方:黄芪150克,红参、枸杞子、熟地黄、紫河车各100克,太子参、五味子各80克,茯苓、白术、百合、广藿香、灵芝菌、核桃仁、黑芝麻、阿胶各60克,蛤蚧2对,三七、海马、麦冬各50克,当归、细辛、川贝母、前胡、京半夏、胆南星、紫菀、款冬花、杏仁、桔梗、建曲、砂仁、莪术、大枣、防风、车前子、菟丝子、覆盆子、肉苁蓉、锁阳、补骨脂、仙茅、山茱萸、陈皮、虎杖、山药各40克,甘草、炙麻黄各20克,干姜30克。

服法:上药制成水丸,每次服12克,每日3次,饭后服。服药期间忌食辛辣腥味食物,戒烟控酒。

上药服完后,病已痊愈,第二年为了防止进入冬季旧病复发,用上方去麻黄、干姜、辽细辛加沙苑子、泽泻、牡丹皮各40克,制成水丸服,方法同上,第三年仍按第二年处方服1剂,自此以后,一直未复发。

释义:慢性支气管炎,简称"慢支炎",因支气管受到细菌、病毒的感染或物理、化学因素的刺激及过敏等而发生的炎症,病程不超过1个月的,称为急性支气管炎,凡病程超过2个月并连续两年以上发病,或1年发病连续3个月以上,引起气管黏膜及其周围组织炎症者,称为慢性支气管炎。如果治疗不及时,可并发"肺气肿""肺源性心脏病",严重影响劳动力,甚至危及生命。

我国慢性支气管炎发病率甚高,50岁以上的患病率为10%~24%,寒冷地区尤为突出。

中医学中的"咳嗽""痰饮""喘证"可以作为辨证施治的依据。

中医学治疗此病,一般分两段治疗,急性发作时,以治标为主,即抗感染祛痰、止咳平喘;病情缓解后,以治本为主,即提高免疫力,按一般的说法,即发作时治肺,缓解后治肾。

四、阻塞性肺气肿

病例一:肺脾气虚 痰涎壅盛

吴某,女,61岁,农民。2012年11月30日诊。

1. 主诉 咳嗽、咳痰、气急常年存在,加重1个多月。

2. 主症 患者有慢生支气管炎病因,多年的咳嗽、咳痰、气急的病史,近1个多月以来,因天气寒冷,临床症状逐渐加重,经住院检查治疗,诊断为阻塞性肺气肿,治疗后病情有所好转,但时好时坏,近期又头痛、咳嗽,痰多,气急,故患者要求用中医药治疗。

体形偏胖,面色晦滞少华,最近因感冒后,头晕头痛,四肢乏力,饮食无味,平时常年咳嗽,痰多,痰呈黏液痰,气急喘促,动则尤甚,身体日渐消瘦,这次感冒后,各种症状加重,舌质红,苔微腻,脉弦数。

3. 临床检查与诊断

(1)听诊:呼吸音及语音均减弱,呼气延长,双肺湿啰音,心音低远。

(2)X线摄片检查:双肺透光度增强,肺纹理稀疏,肋间隙增宽,心影扩大。

(3)诊断:阻塞性肺气肿伴三高症。

4. 辨证施治 证属肺脾气虚,痰涎壅盛。"脾为生痰之源,肺为贮痰之器",肺脾气虚,外邪相干,病变日久,迁延难愈,则咳嗽、咳痰日趋严重;病久及肾,使肾不纳气,则气急喘促越加严重。

5. 临床治疗 分两段治疗。

(1)由于有外邪,先用汤剂以治标。用沙麦银翘汤加减治之(经验方)。

处方:北沙参、金银花各30克,连翘、麦冬、青蒿、广藿香、桑白皮、石膏各20克,知母、黄芩、百部、葶苈子、大枣各15克,杏仁、桔梗、荆芥、防风各10克,甘草5克。

服法:水煎服,3剂,每剂服两天。第一天,煎1次;第二天,煎2次,混合服3次。

上方服3剂后,外邪已解,感冒之临床症状已减轻。患者除有阻塞性肺气肿的宿疾外,尚有血脂、血糖、血压偏高,故在治疗阻塞性肺气肿的同时须兼治三高症。

(2)继用丸药以治本,用益气健脾补肺丸加减治之(经验方)。

处方:黄芪、西洋参各150克,天麻100克,生地黄、熟地黄、白芍、百合、茯苓、龟甲、酸枣仁、生龙骨、枸杞子各80克,夜交藤、白术、桑白皮各60克,白及、百部、浙贝母、杏仁、知母、黄芩、黄柏、黄连、陈皮、泽泻、胆南星、紫苏子、葶苈子、白芥子、山茱萸、山药、防风、砂仁、建曲、莪术、广藿香、大枣、五味子、菟丝子、车前子、覆盆子各50克,当归、天冬、麦冬、桔梗、前胡、京半夏、紫菀、款冬花、石菖蒲、牡丹皮各40克,云木香30克,沉香、甘草各15克。

服法:上药制成水丸,每次服12克,每日3次,饭后服。忌食辛辣腥味食物,戒烟控酒。

上药服用后,阻塞性肺气肿及三高症均有好转。在服丸药过程中,如遇感冒急性发作时,停用丸药,又再服汤剂,缓解后,继续服丸药,服完后,继续服第二个疗程,现临床疗效随访,一切情况较好。

病例二:痰热壅肺 风寒湿痹

蒋某,男,49岁,农民。2010年11月17日诊。

1. 主诉　咳嗽、咳痰,气急伴头、颈、腰痛1年多。

2. 主症　患者有多年的咳嗽、咳痰病史,有近30年的烟龄,咳嗽、咳痰冬季加重,翌年气候转暖时逐渐减轻。近1年来,咳嗽、咳痰常年不减,并有气急喘促的症状,还出现头晕头痛,颈腰部疼痛,用过中西药物治疗,但因疗效不显,故来我处求用中医药治疗。

体形消瘦,面色青而晦滞,周身乏力,食纳不佳,体重减轻,咳嗽、咳痰、气急气喘常年存在,晨起后咳多量黏液痰,气急气喘,稍微活动则加剧,近1年多以来,伴有头晕头痛,颈痛、腰痛,下肢麻木胀痛,口干口苦,小便黄,大便不爽,舌质淡,苔白厚腻,脉弦细而数。

3. 临床检查与诊断

(1)听诊:双肺湿啰音,呼吸音语音减弱,呼气延长,心音低远。血压、血脂、血糖正常。

(2)X线摄片检查:双肺透光度增强,肺纹理稀疏,肋间隙增宽,横膈平而下降,主动脉迂曲,心影呈滴状,颈、腰椎骨质增生。

(3)诊断:阻塞性肺气肿伴颈腰椎骨质增生。

4. 辨证施治 证属痰热壅肺,风寒湿痹。外感六淫,使肺气被束,则肺失肃降,长期嗜烟酒,灼津生痰,阻塞肺之气道,使肺气上逆,而生咳嗽、咳痰之证;痰浊郁肺日久,则郁而化生热痰,更加重咳嗽、咳痰、气急气喘之证;由于肾气渐衰,受风寒湿之侵,而有腰痹之证。

5. 临床治疗 治宜清降痰热,活络通痹。用解毒化痰汤合通痹止痛方加减治之(经验方)。

处方:龙胆草、广藿香、佩兰、青蒿、茯苓、白术、灵芝菌、葛根各80克,蒲公英、败酱草、天麻、生牡蛎、杜仲各100克,柴胡、黄芩、黄柏、瓜蒌仁、玄参、虎杖、骨碎补、狗脊、赤芍、生地黄、枸杞子各60克,黄连、陈皮、杏仁、桔梗、浙贝母、建曲、桑白皮、砂仁、三七各50克,当归、京半夏、白芥子、紫菀、款冬花、羌活、独活、防风、续断、白芷、厚朴、郁金、白及、百部、蝉蜕、白僵蚕、川牛膝、桑寄生、大枣、丹参各40克,川芎、辽细辛各30克,甘草20克。

服法:上药制成水丸,每次服12克,每日3次,饭后服。服药期间,忌食辛辣腥味食物,终生戒烟控酒。

上药服完后,咳嗽、咳痰,气急喘促,头晕头痛,颈、腰痛均已减轻,翌年夏季与往年对比,自我感觉良好。为了巩固疗效,遵照"冬病夏治"的治疗原则,从3伏天第一天起服用下方益气健脾补肺。

处方:黄芪、党参各30克,茯苓、白术、桑白皮各20克,紫菀、款冬花、陈皮、砂仁、五味子、法半夏、广藿香、葛根、独活、防风、生姜、大枣各10克,甘草5克。

服法:水煎服,10剂。每剂服两天,第一天,煎1次,服3次,第二天,煎两次,混合服3次。停一天不服,服至3伏天结束为止。按以上方法连续治疗3个冬夏,患者病情恢复良好,随访至今,未再复发。

病例三:肺脾肾虚 肺失肃降

卢某,女,68岁,城镇居民。2009年12月20日诊。

1. 主诉 咳嗽、咳痰、哮喘气急10余年,加重3年。

2. 主症 患者自50岁以后,有咳嗽、咳痰、哮喘气急病史,进入冬季时节加重,翌年气候转暖时好转,病情发作时,用消炎、止咳、平喘药能够缓解。近3年以来,病情逐渐加重,按以前服药方法,基本没有疗效,做过埋线、穴位疗法,效果也不好,经人介绍故来我处求用中医药治疗。

体形稍胖,面色淡白少华,头晕、耳鸣,周身乏力,胃纳不佳,上腹饱胀,胸胁不舒,咳嗽,咳黏液痰,心悸自汗,气急气促,稍微活动则加重,喉间有哮鸣喘息声,如拽锯样,晨起咳痰较多,每日哮喘大发作数次,需用氨茶碱及哮喘喷雾剂,方能缓解。但近来疗效也很差,大便溏,小溲黄,舌质红苔腻,脉弦数,无烟酒嗜好。

3. 临床检查与诊断

(1)实验室检查:白细胞(WBC)$10.5×10^9$/L,嗜酸性粒细胞(EO)$7.5×10^9$/L,血清三酰甘油(TG)2.6mmol/L(偏高)。

(2)听诊:呼吸音及语音减弱,呼气延长,双肺哮鸣音,心音低远。血压正常。

(3)X线摄片检查:双肺透明度增高,肺纹理纤细稀疏,横膈变平而下降,心脏扩大。

(4)诊断:支气管哮喘伴肺气肿。

4. 辨证施治 证属肺脾肾虚,肺失肃降。其人年龄渐长,素体肺脾气虚,肾气不足,脾失健运,易聚湿生痰,偶感六淫,致痰气搏击,阻塞肺之气道,肺气不得肃降,搏触内伏之痰而发病。

5. 临床治疗 治宜健脾益肾,理气定喘。用补肾益肺定喘丸加减治之(经验方)。

处方:黄芪150克,红参、北沙参各100克,茯苓、五味子、紫河车、熟地黄、桑白皮各60克,灵芝菌80克,陈皮、广藿香、建曲、砂仁、莪术、百合、知母、黄芩各50克,麦冬、防风、前胡、白及、百部、补骨脂、大枣各40克,炙麻黄、杏仁、桔梗、浙贝母、法半夏、细辛、紫菀、款冬花、干姜、云木香、当归各30克,檀香、甘草各15克,核桃、黑芝麻各100克。

服法:上药制成水丸,每次服12克,每日3次,饭后服。服药期间,忌食辛辣腥味食物,终身戒烟控酒。

2010年3月4日诊:上药服完后,有奇迹般的疗效,已停用西药,再按前法用药。

处方:黄芪80克,红参、北沙参各50克,灵芝菌、白术各40克,茯苓、陈皮、麦冬、五味子、诃子、知母、黄芩、桑白皮各30克,防风、杏仁、桔梗、炙麻黄、云木香、前胡、百部、浙贝母、当归、细辛、莪术、大枣、法半夏、紫菀、款冬花、干姜、补骨脂、紫苏子、白芥子、葶苈子各20克,檀香、甘草各10克,核桃仁、黑芝麻各50克。

服法:同上方。

上药服完后,各种临床症状好转,面色红色,食欲正常,基本治愈,随访未复发。

病例四：肺失肃降 肾不纳气

左某,男,68岁,城镇居民。2008年12月10日诊。

1. 主诉 咳嗽,咳痰,气急气促,动则尤甚5年多。

2. 主症 患者年轻时开始吸烟(土烟),40岁以后,有慢性支气管炎病史,常年咳嗽,咳痰,哮喘气促,进入冬季则更为严重,至翌年气候暖和时则逐渐好转,经治疗后,哮喘未发作,但咳嗽,气急气促则比较严重,稍一活动,则气喘吁吁,静则缓解,已用过中西药物、穴位埋线、注射等方法,几乎没有效果,故来我处求用中医药治疗。

体形匀称,面色青而晦滞,头晕无力,畏寒肢冷,胸满闷痛,心烦惊悸,口干渴不多饮,胃口不佳,咳嗽,痰黏而少,气急气喘,呼吸困难,走平路稍快亦感气喘,说话、穿衣、洗脸、上楼梯都感喘促。每天需服氨茶碱3～4次,喷气喘喷雾剂5～6次,也很难奏效,用过多种中成药,效果也不佳。现戒烟禁酒已3年,血压正常,舌质红,苔微腻,脉弦数。

3. 临床检查与诊断

(1)实验室检查:白细胞(WBC)10.2×10^9/L,嗜酸性粒细胞(EO)0.65×10^9/L,血清三酰甘油(TG)2.1mmol/L(稍偏高)。

(2)听诊:呼吸音及语音减弱,呼吸延长,双肺闻及湿啰音,心音低远。

(3)X线摄片检查:双肺透明度增高,肺纹理稀疏,桶状胸,肋间隙增宽,横膈变平而下降,心影呈滴状。

(4)诊断:阻塞性肺气肿。

4. 辨证施治 证属肺失肃降,肾不纳气。其人肺脾肾虚,易生痰饮之证,痰饮留伏,潜于肺内,加之恣嗜烟酒,外感六淫之邪,七情饮食之伤,则哮喘成也。哮生于肺,喘纳于肾,肺肾俱伤,至年老体衰时,肾气衰于下,肺气败于上,虽无哮鸣声,但呼多吸少,元气即将竭也。

5. 临床治疗 治宜温补肾阳,驱邪敛肺,涤痰祛瘀,纳气定喘。用补肾定喘丸合解毒化痰汤加减治之(经验方)。

处方:黄芪、党参各100克,柴胡、葛根、黄芩、龙胆草、茯苓、熟地黄、锁阳各80克,西洋参、红参、鹿角霜、苍术、秦艽、陈皮、薏苡仁、威灵仙、木瓜、麦冬、牡丹皮、栀子、泽泻、山药、山茱萸、知母、黄柏、龟甲、淫羊藿、巴戟天、诃子、羌活、独活各60克,海龙、熟附片、白芍、五味子、葶苈子、浙贝母、大枣各50克,三七、防风、法半夏各40克,肉桂、辽细辛各30克。

服法:上药制成水丸,每次服12克,每日3次,饭后服。服药期间忌食辛辣腥味食物,终身戒烟控酒。

2009年2月16日诊:上药服完后,患者感觉周身舒适,气急气促减轻,精神饱满,面色红润,要求继续服用前方治疗。

处方:按前方加重黄芪、西洋参为150克,服法同前。

此后,每年冬季服1剂。现随访:虽不如年轻人健康,但基本情况还可以。

释义:阻塞性肺气肿是终末细支气管远端部分膨胀,并伴有气腔壁的破坏,使肺组织的弹性减弱,肺容积增大,肺功能减低的慢性肺部疾病,临床较为常见。

本病为慢性不可逆性病变,病程长,致残率高,给社会生产和经济带来巨大损失。

中医学属"肺胀""痰饮""咳喘"等范畴。

中医学治疗此病有较好的经验总结,明代医家张景岳云:"见痰休治痰,见咳休治咳,无汗莫发汗,有热莫攻热,喘生休耗气,遗精莫塞泄,识得个中趣,方是医中杰。"

"虚、痰、瘀"为本病的主要病机,用"补肺润肺,健脾益气,补肾填精,活血化瘀"等综合性方法治疗,临床症状有很大的好转,由于病情复杂,使用药味较多,所以只能用水丸缓图,像以上介绍的几则病例,经多年的临床疗效观察,确实能起到"急则治其标,缓则治其本,或标本兼治"的目的。

五、慢性肺源性心脏病

病例一:肺脾肾虚 痰湿壅肺

贺某,女,38岁,农民。2003年12月13日诊。

1. 主诉 咳嗽、咳痰、哮喘30余年,加重5年。

2. 主症 患者从幼年开始,有间断支气管哮喘病史,每年冬季都容易发作,经治疗后有所好转。自从22岁结婚生小孩后,每年哮喘发作较为频繁,30岁时,生第三个小孩后,哮喘发作更为频繁,症状更为严重,常年处于咳嗽、咳痰、哮喘之中,且呈持续状态,经服氨茶碱类药物及克仑特罗等,开始有效,以后逐渐无效,近年临床症状更为严重,故求用中医药治疗。

体形偏瘦,面色青紫晦滞发绀,头昏目眩,肢体倦怠,平素怕冷,易感冒,胸闷、心悸、气短自汗、咳逆喘促、呼吸困难、动则气喘、喉间有哮鸣声、咳痰黄黏、食少便溏、下肢轻度水肿、经久不消、时重时轻。舌质淡胖、苔滑腻、脉沉细滑数。

3. **临床检查与诊断**
(1)实验室检查：白细胞增多(WBC)11.2×10⁹/L。
(2)听诊：心率增快，呼吸音减弱，湿性啰音，心音远，三尖瓣区收缩期吹风样杂音。血压正常(体征桶状胸)。
(3)X线摄片检查：肺气肿征，右下肺动脉干扩张，右心房扩大。
(4)心电图检查：右心室肥厚，肺型P波。
(5)诊断：慢性肺源性心脏病。

4. **辨证施治**　证属肺脾肾虚，痰湿壅肺。其人禀赋不足，肺脾肾虚，自幼感受六淫之邪，使肺失宣降，肺气上逆则为哮喘；脾虚不能运化湿痰，上犯于心则心悸气短，肾虚气化减弱；水湿痰饮流注肌肤而为下肢水肿。

5. **临床治疗**　目前证候复杂，应分两段治疗。
(1)先治标：用清热化痰煎加减治之(经验方)。
处方：炙麻黄、杏仁、浙贝母、陈皮、法半夏、黄连各10克，全瓜蒌、白术、茯苓各20克，黄芩、知母、紫苏子、白果仁各15克，石膏50克，甘草5克。
服法：水煎服，3剂，每剂服1天。
上方服3剂后，各种症状已减轻，再服3剂以清除外邪。
2004年1月3日诊：病有好转再固本。
(2)后治本：用补肺健脾滋肾丸加减治之(经验方)。
处方：黄芪120克，熟地黄、枸杞子各100克，红参、百合各80克，蛤蚧2对，白术、茯苓、紫河车、鹿角胶、龟甲胶、太子参、灵芝菌各60克，当归、麦冬、五味子、墨旱莲各50克，补骨脂、菟丝子、砂仁、女贞子各40克，陈皮、山茱萸、防风、川贝母、肉苁蓉、锁阳、仙茅、巴戟天、沙苑子、紫菀、款冬花、白前、杏仁、桔梗、京半夏、淫羊藿各30克，沉香、细辛、甘草各20克，核桃仁、黑芝麻各100克。
服法：炼蜜为丸，每丸重30克，每日服3丸。每年冬季服1剂，连续服5年，平常发作时服汤剂，随访至现在，病情基本稳定。

病例二：脾肾阳虚　水湿浸渍

程某，女，46岁，农民。2003年2月7日诊。
1. **主诉**　咳嗽、痰多、哮喘气促、双下肢水肿10余天。

2. 主症 患者自幼时起有哮喘病史,自结婚生小孩后,每遇冬季哮喘加重,翌年气候暖和后,哮喘稍微好转,曾间断治疗过,病情时好时差,近几年常年咳嗽,痰多,哮喘气促,无有宁时,10余天因感冒后,病情加重,经用输液治疗,疗效也不十分满意,故来我处要求用中医药治疗。

体形瘦弱,面色灰暗浊滞,头晕胀痛,腰酸腿软,胸脘闷胀,饮食无味,恶风自汗,畏寒肢冷,咳嗽,痰多清稀,心悸气喘,不得平卧,动则气喘加重,双下肢水肿,足胫及足背按之凹陷不起,小便短少,大便稀溏,舌质淡,苔白腻,脉沉细而滑。

3. 临床检查与诊断

(1)实验室检查:白细胞(WBC)10.4×10^9/L,嗜酸性粒细胞(EO)0.74×10^9/L(偏高)。

(2)听诊:心率增快,呼吸音及语音减弱,湿性啰音,心音低远,剑突下可闻及收缩期吹风样杂音。血压正常。

(3)X线摄片检查:肺气肿征,中心肺动脉扩张,圆锥部显著突出,右心室扩大。

(4)心电图检查:右心室肥厚,肺型P波。

(5)诊断:慢性肺源性心脏病。

4. 辨证施治 证属脾肾阳虚,水湿浸渍。其人素体虚弱,肺脾肾虚,幼时起,饮食所伤;外邪侵袭,首先犯肺,使肺失宣降,则诱发咳嗽哮喘;咳喘久病不愈,必传脾肾,脾失健运,则生湿痰;肾虚不能制水,则生水肿;水气凌心则心悸喘加重。

5. 临床治疗 治宜调转大气,温阳利水。用调气利水汤加减治之(经验方)。

处方:熟附片12克,茯苓20克,白术15克,麻黄8克,辽细辛6克,桂枝、法半夏、干姜、知母、陈皮、莱菔子各10克。

服法:水煎服,3剂,每日1剂。忌盐类食物。

2月12日诊:上方服3剂后,水肿全消,咳喘已平,用健脾益肺滋肾固本法治之。

处方:黄芪30克,党参、白术、茯苓、熟地黄、山药、枸杞子、桑白皮各20克,山茱萸、怀牛膝各15克,陈皮、京半夏、五味子、大枣、紫菀、砂仁各10克。

服法:水煎服,15剂,每剂服2天,第一天,煎1次,服3次,第二天,煎2次,混合服3次。

上方服1个月后,健康恢复良好,并能参加一般轻体力劳动。

2006年1月1日诊:由于以前治疗时间短,旧病复发,面色黧黑,口唇青紫,头晕,咳喘痰多,气短自汗,全身水肿,腹胀便溏。

处方:党参30克,茯苓、白术、白芍、麦冬各20克,熟附片、枳壳各15克,干姜、肉桂、云木香、陈皮、五味子、大枣各10克,甘草3克。

服法:水煎服,15剂,每剂服2天,服法同上。

上方服5剂后,水肿全消,咳喘已平,再用健脾益肺滋肾固本法,制成蜜丸服半年。以后随访,病情稳定。

病例三:心阳不振 痰浊壅肺

王某,女,70岁,农民。2011年3月2日诊。

1. 主诉 咳喘气促,全身水肿1个多月,加重10余天。

2. 主症 患者40岁以后,常年咳嗽,哮喘气急,咳痰清稀,进入冬季则病状加重,翌年气候暖和时,病情缓解,近几年有逐渐加重的趋势,每年冬季都要住院治疗半个月左右,经检查诊断为:老年性阻塞性肺气肿并慢性肺源性心脏病。住院后,水肿已消,咳喘已平,出院后才10天左右,全身水肿,咳喘气急又恢复原状,故患者及家属要求用中医药治疗。

体形较瘦,面色青而晦滞,头身疼痛,胸胁刺痛,脘腹胀满,头面全身水肿,下肢胫骨处按之凹陷不起,呼吸急促,口唇青紫,咳嗽痰多,痰呈白色黏液,不易咳出,食纳不佳,便秘尿少,舌质淡,苔白腻,两侧及舌下呈紫蓝色,脉弦细略数。

3. 临床检查与诊断 慢性老年性阻塞性肺气肿并慢性肺源性心脏病(右心扩张)。

4. 辨证施治 证属心阳不振,痰浊壅肺。脾肾阳虚,致水湿停聚,化生为痰饮,痰饮伏肺,遇外感内伤触动肺中伏痰,而有咳嗽哮喘,痰多气急之证;肺失肃降,气道壅塞,上犯于心,则有口唇青紫发绀;肺不能通调水道,则有水肿;在有外感情况下,则加重肺气壅塞,水肿更为严重。

5. 临床治疗 治宜温阳利水,调转大气。大气一转,则水肿自消,然后缓药图之,用调气利水汤加减治之(经验方)。

处方:炙麻黄、桂枝各12克,茯苓25克,白术、葶苈子、生姜各20克,熟附片、知母、白芥子、紫苏子各15克,猪苓、泽泻、陈皮、大枣、细辛各10克,莱菔子30克。

服法:水煎服,4剂,每剂服1天。忌盐类。

3月10日诊:上药服4剂后,水肿已消退,咳喘渐平,能外出户外活动,精神及食欲好转,拟健脾温阳法治之。

处方:黄芪、党参各30克,白术、茯苓、薏苡仁、山药、芡实各20克,猪苓、泽泻、肉桂、砂仁、陈皮各10克,熟附片、干姜、大枣、京半夏各12克。

服法:水煎服,5剂,每剂服2天,第一天,煎1次,服3次,第二天,煎2次,混合服3次。应低盐。

3月25日诊:至今水肿已消尽,咳喘也渐平,拟补肺健脾滋肾丸治之(经验方)。

处方:黄芪80克,熟地黄、枸杞子、西洋参、人参、五味子、淫羊藿各50克,白术、山药、菟丝子、赤芍、三七、川贝母、核桃仁、麦冬、巴戟天各40克,丹参、防风、紫菀、补骨脂、紫苏子、葶苈子、白芥子、款冬花、法半夏、陈皮、当归、川芎、桃仁、红花、桔梗、海马各30克,蛤蚧2对,沉香20克。

服法:炼蜜为丸,每丸重20克,每日3丸。嘱每年冬夏各服1剂,至今此患者还在,只不过带病生存。

释义:慢性支气管炎(或哮喘)、阻塞性肺气肿和肺源性心脏病是病理演变的3个阶段。由于肺动脉高压,产生右心室的肥大,最后产生呼吸性酸中毒,呼吸衰竭,出现肺性脑病。这时治疗相当棘手。

中医学认为,本病属于"心悸、喘证、咳嗽、痰证、饮证、水肿"等范畴。本病主要病变部位在肺,但与脾肾关系密切,进而影响于心,病情复杂,变化多端。

病久正气渐衰,容易被外邪侵袭,外邪引动伏痰,反复发病,使疾病缠绵难愈。

由于本病是本虚标实证,因此治疗本病的关键,本虚者以治本虚为主,兼治标实,标实者以祛邪为主,兼治本虚。

大多数患者通过连续3~5年或更长时间的冬季或夏季用药,病情大有好转,为延续患者生存寿命起到了积极的作用。

第二章 消化系统疾病

一、慢性胃炎

病例一：肝郁气滞 寒邪犯胃

闵某,女,39岁,农民。2005年12月22日诊。

1. 主诉 上腹部疼痛及消化不良等半年多,加重1月余。

2. 主症 患者于半年前因饮食不节,经常吃生冷、辛辣食物后,感觉上腹部疼痛,经用中西药物治疗,无明显好转,故来我处求用中医药治疗。

体形偏瘦、面色淡白、头晕、左耳蝉鸣、听力下降、上腹部胀痛、饱闷不适,食后尤甚,痛无定处,攻撑连胁,情志不遂时则疼痛加重,喜温喜按,有时放射至背部胀痛,日轻夜重,嗳气频作,矢气较舒,嘈杂吐酸,恶心欲吐,胸中烦闷,月经后期,量少色淡,舌质淡,苔薄白,脉沉细而弱。

3. 临床检查与诊断

(1)幽门螺杆菌检查:阳性。

(2)胃镜检查:黏膜充血,少许糜烂和出血点,黏膜表面有大量黏液红白相间,以红为主。

(3)诊断:浅表性胃炎。

4. 辨证施治 证属肝郁气滞,寒邪犯胃。过食生冷,嗜食辛辣,则损伤脾胃,脾胃失和,胃气不降,而致胃脘胀痛;气郁伤肝,肝失疏泄,横逆犯胃,气机阻滞,胃失和降,成为虚寒之证;木郁克土,致嘈杂吐酸,恶心欲吐。

5. 临床治疗 治宜疏肝理气,温中散寒。用疏肝顺气汤合益胃散寒汤加减治之(经验方)。

处方:柴胡、白芍、瓜蒌仁各20克,枳实、法半夏、香附子各15克,高良姜、川芎、黄连、佛手、陈皮、云木香、九节菖蒲各10克,丁香、吴茱萸、甘草各5克。

服法:水煎服,5剂,每剂服1天。忌烟酒、酸、甜、冷、硬、麻、辣、烫。

2006年1月15日诊:上方服5剂后,上腹部疼痛缓解,左耳气已通,蝉

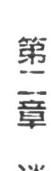

鸣消失,听力恢复,仍照前法加减治之。

处方:柴胡、白芍、党参、白术、茯苓各20克,枳壳、瓜蒌仁、法半夏各15克,黄连、砂仁、广藿香、云木香、建曲、莪术、陈皮、香附子各10克,甘草3克。

服法:同前方3剂。

1月26日诊:上方服完后,自我感觉良好,为防止复发,患者要求用丸药巩固疗效,拟用疏肝健脾养胃丸治之(经验方)。

处方:柴胡、枳壳、当归、陈皮、法半夏、云木香、乌药、砂仁、黄连、建曲、郁金、延胡索、三七、香附子、大枣各30克,丹参、麦冬、瓜蒌仁、芡实、莪术各40克,黄芪、党参、北沙参各100克,白芍、白术、茯苓、广藿香、百合、莲米、山药、鸡内金各50克,生地黄、枸杞子各60克,白豆蔻、沉香各20克,甘草10克。

服法:上药制成浓缩丸,每次服6克,每日3次,饭后服。月经期停服,忌烟酒、辛辣、冷、硬食物,少食酸、甜食物。

上药服完,慢性胃炎基本治愈,以前的慢性妇科病也同时治愈,后随访3年胃病未复发。

病例二:湿浊中阻 肝胃郁热

岳某,男,30岁,农民。2005年5月5日诊。

1. 主诉 上腹部疼痛,左上腹压痛1年多,加重2月余。

2. 主症 患者自3年前有胃痛病史,以往为间断发作,病情时好时差,曾间断服西药治疗。近两个月来逐渐加重,服用西药治疗的疗效不十分明显,故来我处求用中医药治疗。

体形矮胖,面色青而晦滞,头重如裹,肢软乏力,胸脘痞闷,两胁胀痛,嗳气呃逆,上腹部疼痛,左上腹压痛,疼痛无节律性,食碱性食物或药物可使疼痛缓解,嘈杂吐酸,恶心欲呕,饥饿及食酸甜食物可使疼痛加剧,口黏口腻,口渴不欲饮,大便不爽,小便色黄,舌质红,苔白腻,脉浮细而柔软。

3. 临床检查与诊断

(1)幽门螺杆菌检查:阳性。

(2)胃镜检查:黏膜皱襞粗大,肥厚而不规则,黏膜上可见多个隆起的小结节,黏膜轻度糜烂,反流性食管炎。

(3)彩超检查:胆囊息肉。

(4)诊断:肥厚性胃炎、反流性食管炎、胆囊息肉。

4. 辨证施治 证属湿浊中阻,肝胃郁热。其人体丰而湿盛,湿浊阻滞中焦,外感寒邪,过食生冷,寒邪积于胃中而致胃寒疼痛;饮食不节,过食肥甘,湿浊不化,寒邪湿浊损伤脾胃,肝木失于疏泄,横逆犯胃,气机阻塞,故而发生胃脘疼痛。

5. 临床治疗 治宜祛痰和胃,疏肝清热。用祛痰调气汤合疏肝顺气汤加减治之(经验方)。

处方:广藿香、白术、茯苓、蒲公英各60克,连翘50克,佩兰、青蒿、苍术、黄芩、黄连、瓜蒌仁、金钱草、柴胡、枳实、龙胆草、猪苓、泽泻、建曲、莪术各40克,法半夏、厚朴、白豆蔻、砂仁、云木香、陈皮、香附子、莱菔子、石菖蒲、紫苏叶、赤芍各30克,沉香、白通草各15克。

服法:上药研为极细末,每次服10克,每日3次,温开水或米汤调匀后服。

7月10日诊:上药服完后,各种临床症状减轻,仍需继续治疗,为了方便,患者要求用丸药治疗,拟用疏肝健脾养胃丸加减治之(经验方)。

处方:柴胡、枳实、赤芍、陈皮、砂仁、法半夏、云木香、黄连、建曲、丹参、郁金、延胡索、香附子、莪术、瓜蒌仁、苍术、三七各40克,茯苓、白术、广藿香、青蒿、佩兰、黄芪、党参、蒲公英各80克,当归、白豆蔻、厚朴、海螵蛸、浙贝母、云木香、石菖蒲、乌药各30克,檀香、沉香、甘草各20克。

服法:上药制成浓缩丸,每次服6克,每日3次,饭后服。忌烟酒、辛辣、冷硬食物,少食酸、甜食物。

上药服完后,患者自觉胃病已基本治愈,为了巩固疗效,防止复发,要求再用1剂,每日服2次,后随访3年未复发。

病例三:肝郁阴虚 气滞血瘀

夏某,女,44岁,农民。2012年1月6日诊。

1. 主诉 食欲减退,饭后饱胀,上腹部疼痛5年多,加重1年多。

2. 主症 患者有慢性胃病史5年多,间断用中西药治疗,病情曾一度好转。近1年多来病情有加重的趋势,用西药西咪替丁、克拉霉素、奥美拉唑治疗,开始有效,后来基本无效,故患者要求用中医药治疗。

体形瘦长,面色淡白少华,头晕耳鸣,腰痛酸胀,四肢乏力,脘腹闷胀,乳房胀痛,嗳气频作,矢气稍舒,食欲减退,饭后饱胀,上腹部胀痛不适,面时烘热,心烦易怒,月经紊乱,经量时少时多,带下清稀,大便不调,尿多色黄,舌质红,苔微白腻,脉沉细而弦。

3. 临床检查与诊断

(1)实验室检查:红细胞(RBC)$3.1×10^{12}$/L,血红蛋白(HGB)101g/L,白细胞(WBC)$3.8×10^{9}$/L(轻度贫血)。

(2)幽门螺杆菌检查:阳性。

(3)胃镜检查:胃黏膜色淡,黏膜下血管透见。

(4)诊断:慢性萎缩性胃炎,更年期综合征。

4. 辨证施治　证属肝郁阴虚,气滞血瘀。情志不舒,肝气郁结,不得疏泄,致脘腹闷胀,乳房胀痛;横逆犯胃而致胃脘痛;胃痛日久,郁热伤阴,致胃络失养;气滞日久则瘀血凝滞,而致月经紊乱;气血失调而有面时烘热,心烦易怒之证。

5. 临床治疗　治宜疏肝顺气,健脾和胃。用疏肝顺气汤合健脾和胃汤加减治之(经验方)。

处方:柴胡、当归、麦冬、瓜蒌仁、法半夏、陈皮、桃仁、红花、莪术、延胡索、补骨脂、菟丝子、肉苁蓉、锁阳、王不留行、五灵脂、香附子、仙茅、巴戟天、续断、防风、山茱萸各40克,西洋参120克,枸杞子、紫河车各100克,杜仲80克,白芍、赤芍、茯苓、白术、生地黄、熟地黄、橘核、广藿香、益母草各60克,黄连、丹参、建曲、砂仁、泽兰各50克,川芎、云木香、三棱、小茴香各30克,沉香、甘草各15克。

服法:上药制成浓缩丸,每次8克,每日3次,饭后服。月经期停服,忌烟酒及辛辣、冷硬食物,少食酸、甜食物。

3月8日诊:上1剂药服完后,各种临床症状好转,仍照前方加减治之。

处方:龙胆草、柴胡、当归、丹参、知母、黄柏、黄连、瓜蒌仁、桃仁、红花、建曲各60克,枸杞子150克,紫河车、杜仲各100克,白芍、赤芍、茯苓、生地黄、熟地黄、橘核、广藿香、益母草各80克,青皮、五灵脂、补骨脂、菟丝子、小茴香、泽兰、莪术、砂仁、山茱萸、续断、巴戟天、延胡索、郁金、枳壳各50克,川芎、法半夏、仙茅、防风、沙苑子、香附子、云木香各40克,沉香、甘香各20克。

服法:同前方。

上1剂药服完后,临床症状基本消失,经复查,胃病已治愈,后随访3年未复发,嘱其好好保养胃体。

释义:慢性胃炎是临床最常见的疾病,是以胃黏膜的非特异性慢性炎症为病理变化的慢性胃病。根据组织病理学,慢性胃炎分为慢性浅表性胃炎、慢性萎缩性胃炎、慢性糜烂性胃炎、慢性肥厚性胃炎4种。现代医学认为慢性胃炎与幽门螺杆菌有因果关系。

中医学属"胃脘痛""痞满""纳呆""吞酸"的范畴。

根据临床资料显示,慢性胃炎除胃的本身病变外,尚有其他疾病引起的胃病,比如肝脏疾病常可引起胃的功能障碍,如"肝胃不和""肝气犯胃"有部分与此有关。胃病久治不愈,有时候与颈椎病有关,治愈颈椎病,胃病也治愈了。

慢性胃炎的治疗,"七分保养,三分治疗",是有一定道理的,"烟酒酸甜冷硬麻辣烫"这些饮食太过对胃有一定的伤害,除用药治疗胃病外,保养好胃体,才能根治慢性胃炎。

二、反流性食管炎

病例一：湿热中阻 脾胃虚损

夏某,女,37岁,居民。2013年4月16日诊。

1. 主诉 上腹饱胀,疼痛,胃烧灼感,反胃吐酸1年多,加重1个月。

2. 主症 患者一年前,出现上腹部疼痛,饱胀,反胃呃逆,嗳气,经检查诊断为"慢性胃炎",经用中西药物治疗后,病情好转。近半年来,旧病复发,而且比原来更严重,经治疗后,疗效不佳,故来我处求用中医药治疗。

体形匀称,面色青赤而晦滞,头晕目眩,神疲乏力,胸闷胸痛,上腹饱胀,疼痛,胃烧灼感,吞咽不畅,反胃吐酸水,口涎多,口苦咽干,食纳不佳,大便不爽,经常嗳气,舌质淡,苔薄白,脉沉细而弦。

3. 临床检查与诊断

(1)胃镜检查提示:反流性食管炎,萎缩性胃炎伴糜烂,胆汁反流。

(2)诊断:反流性食管炎伴慢性胃炎。

4. 辨证施治 证属湿热中阻,脾胃虚损。饮食不节,损伤脾胃,运化失常,湿热内生,蕴结于胃,阻滞气机则上腹饱胀,疼痛,胃烧灼感,反胃吐酸水;脾胃虚损,则中气不足,故头晕目眩,神疲乏力,食纳不佳。

5. 临床治疗 治宜清利湿热,健脾益损。用健脾益损丸加减治之(经验方)。

处方:黄芪、党参各150克,龙胆草、蒲公英各100克,白芍、白术、伏苓、广藿香、煅牡蛎、代赭石各80克,柴胡、栀子、黄芩、黄柏、黄连、百合、建曲、砂仁、莪术、大枣、丹参、紫苏梗各60克,瓜蒌仁、法半夏、当归、浙贝母、乌药、陈皮、延胡索、枳壳、旋覆花、海螵蛸、香附子各50克,白豆蔻、高良姜、檀香、木香各40克,吴茱萸、甘草各20克,丁香15克。

服法:上药粉碎为粗末,每日用120克装入棉布袋中,水煎两次后,混合分3次服。

上方服1剂后病减,续服两剂基本病愈。后用参苓白术散合香砂养胃丸巩固疗效。

病例二:肝郁气滞 湿热蕴胃

杨某 女,39岁,农民。2011年10月17日诊。

1. 主诉 上腹部疼痛,饱胀不适,反胃吐酸水1年多。

2. 主症 患者一年前出现上腹部疼痛,饱胀不适,经检查诊断为"慢性胃窦炎",经用中西药物治疗后,曾一度好转。近半年以来,病情逐渐加重,伴有胃烧灼感、胸痛,反胃吐酸水,故来我处求用中医药治疗。

体形偏瘦,面色青而晦滞,头晕乏力,胸胁苦满,嗳气呃逆,上腹疼痛,饱胀不适,胃烧灼感,反胃吐酸水,口苦咽干,饮食无味,舌质淡,苔薄腻,脉沉细而弦。

3. 临床检查与诊断

(1)胃镜检查提示:反流性食管炎伴慢性胃窦炎。

(2)诊断:反流性食管炎伴慢性胃窦炎。

4. 辨证施治 证属肝郁气滞,湿热蕴胃。肝主疏泄,以条达为顺,胃主受纳,以通降为和。情志抑郁,则疏泄失职,横逆犯胃,故胸胁苦满,嗳气呃逆,疼痛饱胀;湿热蕴胃,熏蒸于胃脘,则胃烧灼感,反胃吐酸水。

5. 临床治疗 治宜理气解郁,清胃泄热。用解郁降逆汤合清胃泄热汤加减治之(经验方)。

处方:龙胆草、柴胡、枳壳、白芍、白术、茯苓、瓜蒌仁各15克,太子参、代赭石、广藿香各20克,木香、砂仁、建曲、法半夏、莪术、黄连、香附子、旋覆花、大枣、高良姜各10克,吴茱萸、丁香、荜茇各3克,甘草5克。

服法:水煎服,5剂,每剂服两天。第一天,煎1次,服3次,第二天,煎两次,混合服3次。

11月5日诊:上方服后,临床症状消除,用补中调气汤加减以巩固疗效。

处方:黄芪、党参各30克,白术、建曲各20克,柴胡、当归、升麻、陈皮、香附子、砂仁、莪术、高良姜、大枣、木香各10克,甘草5克。

服法:水煎服,5剂,服法同上方。

上方服 5 剂后,病已基本治愈,去高良姜、莪术再服 5 剂,以巩固疗效,后未复发。

病例三:湿热中阻 气滞虚寒

吴某,男,32 岁,干部。2011 年 5 月 3 日诊。

1. 主诉 胸闷胸痛,上腹部饱胀,吞咽胸骨后隐痛感,反胃吐酸水 1 年多。

2. 主症 患者平素喜好酗白酒,几乎天天如此,自一年前开始,感觉胸骨后吞咽隐痛感,逐渐至上腹部饱胀,反胃吐酸水,经治疗,病情有改善,但还是间断饮酒。近两个月以来,病情加重,遂来我处求用中医药治疗。

体形偏胖,面色青赤而晦滞,头晕乏力,胸闷胸痛,上腹部饱胀,呃逆嗳气,吞咽时胸骨后有时有隐痛感,反胃吐酸水,口涎多,胃纳不佳,大便不爽,舌质淡,苔白微腻,脉沉细而弦。

3. 临床检查与诊断

(1)胃镜检查提示:反流性食管炎,胆汁反流。

(2)诊断:反流性食管炎。

4. 辨证施治 证属湿热中阻,气滞虚寒。饮食不节,损伤脾胃,致运化失常,湿热内生,蕴结于胃,气机阻滞则上腹饱胀,嗳气呃逆;气滞虚寒凝聚于胃,阳气被遏,不得舒展,胃脘气机阻滞,不通则痛,故胸闷胸痛,吞咽时胸骨后隐痛。

5. 临床治疗 治宜清泄胃热,理气养胃。用清泄胃热汤合理气养胃汤加减治之(经验方)。

处方:龙胆草、柴胡、枳壳、法半夏、黄芩、黄柏、黄连、广藿香、浙贝母、牡丹皮、栀子、建曲、砂仁、制乳香、丹参、大枣、百合各 80 克,白芍、白术、茯苓各 120 克,葛根 80 克,蒲公英 150 克,瓜蒌仁、莪术、海螵蛸、香附子、乌药、紫苏梗各 60 克,高良姜、木香各 50 克,白豆蔻、延胡索、檀香、当归各 40 克,沉香 30 克,吴茱萸、甘草各 20 克,公丁香 10 克。

服法:上药粉碎为粗末,每日用 120 克,装入棉布袋中,水煎两次后,混合分 3 次服。

上方服 1 剂后病减,续服两剂基本治愈,严禁饮酒,后服香砂养胃丸巩固疗效。

释义:反流性食管炎是一种胃食管反流病,由胃和十二指肠内容物,主要是酸性胃液或酸性胃液加胆汁反流至食管所引起的食管黏膜的炎症,糜烂、溃疡和纤维化等病变。

反流性食管炎是由于急性或慢性食管炎时,食管黏膜糜烂、溃疡和纤维化反复形成,则可发生食管瘢痕性狭窄。本病多发部位在食管中下段,以下段为最多见,发病年龄常见于40～60岁,占接受胃镜检查的病人5.8%左右。

本病除可致食管狭窄、出血、溃疡等并发症外,反流的胃液尚可侵蚀咽部、声带和气管而引起慢性咽炎,慢性声带炎和气管炎。同时,胃食管反流还是支气管哮喘发病的重要原因之一,用药控制反流可减少哮喘的发作。

中医学属"胸痛""噎膈""胃脘痛""反酸""嘈杂"等范畴。

治疗此病以通降和胃为大法,实者以祛邪为主,虚者以补虚调养脏腑为主,佐以苦辛通降,虚实夹杂者,以清胃泄热,益气健脾为主。

三、胃下垂

病例一:寒搏热结 气机不畅

谭某,男,51岁,农民。2005年1月4日诊。

1. 主诉 上腹部疼痛3年多,加重半年多。

2. 主症 患者有饮酒嗜好,3年前开始出现上腹部疼痛,经治疗后时好时犯。近半年来,上腹部疼痛加重,经用中西药物治疗,未见明显好转,遂到某大医院门诊检查,诊断为胃下垂伴肝下垂,建议用中医药治疗,故来我处求用中医药治疗。

体形瘦长,面色青而晦滞,精神萎靡,头昏沉,恶心,嗳气,上腹部有时胀痛,有时隐痛,有时剧痛,疼痛与进食无关,心悸胸闷,食欲减退,肢冷不温,口苦咽干,渴不欲饮,大便不爽,小便淡黄,舌质淡,苔微黄腻,脉沉弦。

3. 临床检查与诊断

(1) X线钡剂摄片检查:胃下垂8cm。

(2) 彩超检查:肝下垂4cm。

(3) 诊断:胃下垂伴肝下垂。

4. 辨证施治 证属寒搏热结,气机不畅。饮食不节,嗜酒伤胃肠,致湿热内生,蕴结于胃肠,复受饮冷寒邪侵袭,寒邪直中胃肠,寒搏热结,致使胃肠气机不畅,壅滞于中,致胃肠壅而下坠而成"胃缓"之证。

5. 临床治疗 治宜平调寒热,疏导气机。用寒温平调汤加减治之(经验方)。

处方:黄芪30克,桂枝、干姜、云木香、黄芩、黄连、法半夏、厚朴、香附子、青皮、陈皮各1克,吴茱萸、甘草各5克。

服法:水煎服,2剂,每剂服1天。

1月12日诊:上方服两剂后,上腹部疼痛及头晕等有所减轻,仍照前方加减治之。

处方:黄芪、党参各30克,桂枝、干姜、云木香、砂仁、白豆蔻、升麻、黄芩、黄连、陈皮、法半夏各10克,苍术、广藿香各20克,甘草3克。

服法:水煎服,3剂,每剂服1天。

1月23日诊:上方服完后,病情有好转,现胸闷气短,口苦便秘,拟补中益气合调和肝脾法治之。

处方:黄芪150克,人参120克,白术、茯苓、葛根各80克,升麻、白芍、广藿香各60克,陈皮、枳壳、黄芩、黄连、砂仁、白豆蔻、浙贝母、海螵蛸、郁金、延胡索各50克,柴胡、当归、法半夏各40克,甘草15克。

服法:上药研为极细末,每次10克,每日3次,用温开水或温米汤调匀后服。

3月10日诊:患者面色红润,体重增加2千克,经复查:胃、肝已恢复原位。再用药巩固一段时间。

处方:黄芪150克,人参120克,白术、茯苓、山药各80克,陈皮、防风、砂仁、白豆蔻、鸡内金各60克,柴胡、当归、白芍、升麻、大枣各50克,甘草10克。

服法:同上方。

后随访3年未复发。

病例二:脾胃虚弱 肾阳虚衰

邓某,女,42岁,城镇居民。2010年3月3日诊。

1. 主诉 上腹部疼痛胀满,冬季双手指发白、发绀2年多。

2. 主症 患者有慢性胃炎,胃下垂病史已两年多,近1年以来又出现双手指发白、发绀,热天及受温后稍好一点,冬天及受寒冷后,双手指发白、发绀加重。由于两种病混合在一起,治疗相当困难,经用中西药物治疗,几乎没有疗效,经人介绍来我处求用中医药治疗。

体形偏瘦,面色晦滞少华,精神萎靡不振,上腹胀闷不适,嗳气呃逆,腹部下坠感,食欲减退,便秘,腹泻伴随眩晕,乏力,心悸,直立性低血压,甚至昏厥。双手指尖冰凉，发白发绀，冬季多发，发作时手指肤色变白，继而发绀，常先从指尖开始，以后波及整个手指，甚至手掌，伴有局部冷、麻、针刺样疼痛，经常用棉絮包裹，发作持续3～10小时后自行缓解，局部加温，可使发作停止，舌质淡，苔白微腻，脉沉细而弱。

3. 临床检查与诊断
(1)X线钡剂摄片检查：慢性胃炎，胃下垂（髂嵴连线以下4cm处）。
(2)冷水试验：将双指浸于4℃左右的冷水中1分钟，诱发上述典型发作。
(3)诊断：胃下垂伴雷诺综合征。

4. 辨证施治 证属脾胃虚弱，肾阳虚衰。禀赋不足，久患胃疾不愈，致脾气虚弱，不能化生气血，脾失运化，胃纳失司，纳运失常，致升降失司，胃肠下坠；由于气血不足，肾阳虚衰，寒邪客于手指，寒滞血脉，而成发白发绀之证。

5. 临床治疗 治宜益气脾，温经通脉。用益气举陷丸合温经通络汤加减治之（经验方）。

处方：黄芪200克、党参、熟附片各150克，白术、广藿香各100克，青蒿、佩兰、白芍、茯苓各80克，砂仁、莪术、大血藤（血通）、丹参各60克，柴胡、陈皮、升麻、黄连、瓜蒌仁、大枣、车前子各50克，当归、桂枝、辽细辛、延胡索、桃仁、干姜、红花、制乳香、制没药、法半夏各40克，云木香、川芎各30克，甘草20克。

服法：上药粉碎为粗末，每天用150克装入棉布袋中，水煎2次后，混合分3次温服。按以上处方连用6剂（服法相同）。

9月28日诊：病证虽复杂，病情有改善，守法制方，穷追猛进。

处方：黄芪400克、红参150克，鹿角胶、龟甲胶、白术各100克，熟附片200克，细辛、水蛭、白芍各80克，茯苓、桂枝、葛根、丹参、黄连、广藿香、建曲、砂仁、莪术、大枣各60克，陈皮、升麻、干姜、鹿茸片、瓜蒌仁、制乳香、苍术、法半夏、当归各50克，柴胡、枳壳、桃仁、红花、厚朴、海螵蛸、浙贝母、香附子、川芎各40克，云木香30克，沉香15克，甘草20克。

服法：上药制成水丸，每次服12克，每日3次，饭后服。

上药服完后复查，体重已增加5千克，胃下垂及雷诺综合征已基本治愈。

释义：胃下垂指是人体站立时，胃的下缘达到盆腔。胃小弯弧线最低点降到髂嵴连线，有时肝脏也一并下垂，中医学称为"胃缓"。

胃下垂的发病原因是先天或后天的各种因素引起膈肌悬吊力不足,膈胃和肝胃韧带松弛,腹内压下降,腹肌松弛所致。

该病一般分虚、实两种类型,虚证多见于体形瘦长者,身体羸瘦者,治疗以补益气血,升举大气为主,体重增加,下垂自愈。实证多见于体形稍胖,湿浊重滞者,治疗以寒温平调,举阳升陷为主。寒温除、湿浊祛则下垂可愈。

单纯的胃下垂比较少见,而且治疗也比较容易一些,伴有其他疾病者,按中医的整体观念的原则,要辨证同时治疗才会有效果。

四、消化性溃疡

病例一:中气不足 脾不统血

史某,男,49岁,农民。2006年10月30日诊。

1. 主诉 头晕,上腹部疼痛,周身乏力1个月余。

2. 主症 患者有慢性胃炎病史10余年,曾间断治疗过,病情时好时差。1月个多以来,病情逐渐加重,服用西药治疗后,效果不十分明显,故来我处求用中医药治疗。

体形偏瘦,面色淡白少华,头晕眼花,体倦乏力,不思饮食,口淡无味,上腹偏右疼痛闷胀,嗳气,反酸,恶心,呕吐,烦躁,失眠,多汗,食后2～4小时发生疼痛,呈空腹痛,有时饥饿样痛,进食后则疼痛缓解,有疼痛-进食-缓解的规律。近1个多月以来,各种症状加重,大便稀溏,有时如沥青色,每日2～3次,舌质淡,苔白微腻,脉沉细而弱。

3. 临床检查与诊断

(1)实验室检查:红细胞(RBC)3.1×10^{12}/L,血红蛋白(HGB)100g/L,白细胞(WBC)3.6×10^9/L(轻度贫血)。大便隐血试验阳性。

(2)彩超检查:肝实质回声粗大不均质,胆囊息肉。

(3)胃镜检查:十二指肠球部可见椭圆形,中心覆盖白苔,有小出血,0.4cm×0.5cm之血痂。

(4)诊断:十二指肠球部溃疡。

4. 辨证施治 证属中气不足,脾不统血。其人情志忧思,久郁不解,伤及于肝,肝气不舒,横逆犯胃,胃气失其和降,而致胃脘疼痛;胃痛日久,久病入络,胃之脉络受伤,致气血瘀滞,而见黑粪,黑粪者,为远血,胃渗血也;渗血日久,致中气不足,气血虚弱,脾不统血,则更加重胃之渗血。

5. 临床治疗 治宜健脾益气，化瘀止血。用胃肠溃疡散加减治之（经验方）。

处方：黄芪120克，人参、熟地黄、阿胶、生地黄、水牛角丝各60克，茯苓、侧柏叶、仙鹤草、枸杞子、白芍各50克，白术、三七、茜草、女贞子、墨旱莲各40克，当归、酸枣仁、白及、海螵蛸、桂圆肉、麦冬、牡丹皮各30克，浙贝母、大枣、甘草各20克。

服法：上药粉碎为粗末，分10天，每天将粗药末装入棉布袋中，水煎2次后，混合分3次温服。忌烟酒及冷硬、酸甜、麻辣烫食物。

11月10日诊：上方服完后，各种临床症状好转，药已对症，仍照前法加减治之。

处方：黄芪120克，人参、熟地黄、阿胶、生地黄、白术、枸杞子、百合、鸡血藤各60克，茯苓、三七、白芍各50克，白及、麦冬、海螵蛸各40克，当归、酸枣仁、乌药、砂仁、浙贝母、陈皮、广藿香、大枣、夜交藤、合欢皮各30克，白豆蔻、远志、黄连、法半夏、瓜蒌仁、甘草各20克。

服法：同前方，分10天服。

11月20日诊：上药服完后，患者精神面貌、食欲等大有好转，仍照前法加减治之。

处方：北黄芪120克，人参、白术、百合、生地黄、熟地黄、阿胶、枸杞子、鸡血藤各60克，茯苓、三七、白芍、女贞子、墨旱莲、山药、芡实各50克，海螵蛸、浙贝母、白及、麦冬各40克，当归、酸枣仁、砂仁、白豆蔻、乌药、陈皮、广藿香、大枣、合欢皮、夜交藤各30克，远志、甘草各20克。

服法：同前方，分10天服。

11月30日诊：已治疗1个月，各种临床症状消失，已基本治愈，患者要求再服药巩固。

出示胃镜复查单：溃疡白苔消失，新生红色黏膜出现（红色瘢痕期）。

拟健脾益气，滋肾填精法治之。

处方：北黄芪150克，高丽参、熟地黄、白术、龟甲胶各80克，枸杞子100克，鸡血藤、茯苓、三七、百合各60克，白芍、女贞子各50克，酸枣仁、白及、鹿茸片、补骨脂、菟丝子、巴戟天、仙茅、大枣各40克，当归、浙贝母、砂仁、白豆蔻、乌药、陈皮、山茱萸、海螵蛸各30克，云木香、甘草各15克。

服法：上药研制为极细末，每次服8克，每日3次，用温开水或米汤调匀吞服。

后随访3年未再发。

病例二：肝脾失调 胃络瘀结

陈某,女,50岁,农民。2012年11月29日诊。

1. **主诉** 上腹部疼痛,颈痛,面时烘热1年多,加重2月余。
2. **主症** 患者有慢性胃病史10余年,病情时好时犯,曾按慢性胃炎中西药物治疗,一直未治愈,每因情绪波动及食生冷饮食后复发。近1年来上腹部疼痛,颈部疼痛,面时烘热加重,经治疗后效果不十分明显,故来我处求用中医药治疗。

体形消瘦,面色晦滞,上腹部在进食后半小时至1小时左右发生疼痛,持续1~2小时后才逐渐缓解,下次进食后又可重复出现,有进食—疼痛—缓解—进食的规律,有时候伴有餐后上腹部饱胀、嗳气、吞酸,矢气则舒,面时烘热,心烦易怒,情绪极不稳定,颈部疼痛,放射至两手臂麻木胀痛,头部旋转快时易昏倒,月经已停1年多,白带多,质清稀,大便不爽,小溲短黄,舌质淡,苔白微腻,脉沉细无力。

3. **临床检查与诊断**

(1) 胃镜检查:胃角部可见圆形0.5cm×0.5cm,边缘锐利,基底光滑,灰白色苔膜覆盖,周围黏膜充血,水肿,略隆起。

(2) 颈部磁共振检查:颈椎变直,颈3~4、4~5椎退行性病变。

(3) 诊断:胃角溃疡,颈椎骨质增生,更年期综合征。

4. **辨证施治** 证属肝脾失调,胃络瘀结。肾气亏损,经络痹阻。忧思恼怒,久郁不解,伤及于肝,肝气犯胃,致胃失和降,则胃脘疼痛;胃病经久不愈,伤及脾胃之阳,迁延日久,胃络失和,则气血瘀滞;女子七七,天癸已竭,肾气衰弱,而有面时烘热,心烦易怒之证;肾主骨生髓,肾气失充,经络痹阻,而有颈椎骨痹,其人病理复杂,变化多端,真不愧为疑难病症。

5. **临床治疗** 前人曰:"复病用复方,大病用大方。"治宜调和肝脾,滋肾养血,化瘀通络,通经治痹。用胃肠疡散合颈椎病方加减治之(经验方)。

处方:黄芪、党参、杜仲各150克,天麻100克,熟地黄、枸杞子、白术、茯苓、白芍、龙胆草各80克,葛根、蒲公英各120克,丹参、瓜蒌仁、骨碎补、金毛狗脊、广藿香、建曲、淫羊藿、益母草各60克,牡丹皮、栀子、黄芩、黄柏、黄连、羌活、独活、防风、海螵蛸、浙贝母、血竭、木瓜、补骨脂、菟丝子、砂仁、苍术、大枣、泽兰各50克,柴胡、法半夏、当归、川芎、制乳香、制没药、细辛、续断、川牛膝、香附子、桑寄生各40克,云木香30克,沉香、甘草各20克。

服法:上药制成浓缩丸,每服8克,每日3次,饭后服。忌烟酒及辛辣、冷硬食物,少食醋、甜食物。

2013年3月5日诊:上药服完后,各种临床症状好转,嘱其照原方再服1剂,胃溃疡、颈椎病、更年期综合征已基本治愈,随访至今,身体健康。

释义:胃及十二指肠溃疡,又称"溃疡病""消化性溃疡"。本病可见于任何年龄,但以青壮年居多,多发于春、秋换季的季节。

胃溃疡主要是节律性,周期性的慢性上腹部疼痛,日久不愈者,则易并发胃出血、慢性穿孔、幽门狭窄梗阻三大重症。

中医学属"胃痛""心痛""胃脘痛""呕吐""吞酸"等范畴。

病例一为十二指肠球部溃疡并发出血,经用中药两个多月的治疗,很快治愈,以后未再发。

病例二为胃角溃疡伴颈椎病,更年综合征。颈椎病对胃有一定的影响,有部分慢性胃炎,来源于颈椎压迫神经,引起胃的功能失调而成为慢性胃炎。像这种胃溃疡合并有颈椎病,一定要两者兼治,否则很难治愈,该例按这种思路用两剂药治疗大半年,基本两者都已治愈。

五、肠梗阻

病例一:食滞肠结 土实于中

余某,男,70岁,农民。2005年1月27日诊。

1. 主诉　腹痛、腹胀、呕吐、不排气、便秘3天。

2. 主症　患者年老体壮,食欲较好,3天前外出赴宴,自己觉得猪肝美味可口,尽量饱餐,归家后晚上出现腹痛、腹胀,请村医生打针输液治疗,未见明显好转,遂送往医院住院治疗,住院后诊断结论为肠梗阻。需普外科手术治疗,由于患者年龄大,比较固执,宁愿死去,也不愿意手术,亲属也无可奈何。院方建议,请老中医开中药试试看,说不通时,再做做工作,于是患者亲属邀请余老诊治用中医药治疗。

体形匀称,面色晦滞,腹中部阵发性疼痛,常突然发作,持续数分钟后缓解,间隙期完全无腹痛,说话摆龙门阵状如常人,过一段时间后继续再发,按腹中部有硬结包块,有压痛感,胸闷腹胀,已3天未进饮食,不大便已4天,不矢气,干呕痰涎清水,舌质淡,苔腐白腻,脉沉弦有力。

3. 临床检查与诊断　住院诊断结论:机械性肠梗阻。

4. 辨证施治　证属食滞肠结,土实于中。饮食不节,损伤胃肠,致食滞肠中,气机受阻,传导失职,以致腹痛。

5. 临床治疗 治宜理气缓痛,通腑下结。用理气通腑汤加减治之(经验方)。

处方:生大黄、枳实、厚朴、云木香、当归、青皮、陈皮各10克,芒硝(冲服)15克,白芍、火麻仁、莱菔子各20克。

服法:水煎服,1剂,6小时内服完。

1月28日诊:服后病减,仍照前法。

处方:生大黄、枳实、厚朴、芒硝(冲服)、青皮、陈皮各15克,山楂、谷芽各30克,白芍、火麻仁、莱菔子各20克,云木香10克,建曲25克。

服法:水煎服,1剂,便通痛止,状如常人。

病例二:气滞血瘀 凝结不通

李某,女,65岁,农民。2010年10月6日诊。

1. 主诉 中腹部疼痛,有包块硬结1月余,加重1周。

2. 主症 患者因患阑尾炎,施行两次手术后,发生肠粘连,出现中腹部疼痛,有包块硬结。劝其进行粘连分离术,因患者两次手术后,身体虚弱,自我感觉不良好,故要求用中医药治疗。

体形瘦弱,面色淡白少华,头晕耳鸣,周身乏力,脘闷腹胀,食欲不佳,右中腹部有10cm×12cm包块1个,周围有数个硬结,阵发性腹部疼痛,咳嗽和伸腰时有牵扯痛,时痛时止,反复发作,大发作时腹部隆起,包块硬结明显增大增粗。疼痛严重时,弯腰屈膝,在床上翻滚,大汗淋漓,恶心呕吐,面色苍白,呻吟不止,大便秘结,舌质淡,苔白微腻,脉沉细而弱。

3. 临床检查与诊断

(1)实验室检查:红细胞(RBC)$3.2×10^{12}$/L,血红蛋白(HGB)100g/L,白细胞(WBC)$3.6×10^{9}$/L(轻度贫血)。

(2)彩超检查:10cm×12cm及多个小阴影。

(3)X线平片检查:肠腔扩张,多个液平面。

(4)诊断:粘连性肠梗阻。

4. 辨证施治 证属气滞血瘀,凝结不通。因手术后遗症,气血运行受阻,致气机郁滞,凝结不通,不通则痛,故诸证悉作。

5. 临床治疗 治宜理气活血,通下攻结。用理气通结汤加减治之(经验方)。

处方:黄芪、党参、玄参、生牡蛎各30克,柴胡、三棱、莪术、茯苓、法半夏、白术、昆布、海藻、浙贝母各15克,赤芍、建曲各15克,当归、川芎、云木香、陈皮、砂仁各10克。

服法:水煎服,3剂,每剂服2天,第一天,煎1次,服3次,第二天,煎2次,混合服3次。

上方服3剂后,各种症状减轻,服至9剂,包块缩小,腹胀、腹痛次数减少,说明药已对症,以后仍照前法,服至24剂后,经彩超复查,包块已缩小近80%,硬结已消失,再续服6剂,病已痊愈。

释义:肠梗阻临床比较常见,中西医都属于急腹症的范畴,中医学名为"腹痛""关格""肠结"等。

引起肠梗阻的原因是多方面的。一是先天性畸形、肠套叠、肠结核、肠道恶性肿瘤、肠系膜血栓及腹外疝;二是蛔虫过多,绞成一团或粪块阻塞肠腔,食物或异物压在肠外,使肠腔内压力增高;三是肠壁血液不畅,血瘀实结而胀满,多为手术后的肠粘连。

临床表现比较复杂,但主要有四大症状:一是剧烈腹痛;二是呕吐不大便;三是腹胀;四是便秘和停止排气。

严重者,应以手术疗法为主,越早越好。下段梗阻者灌肠可愈。

单纯性、食物性、蛔虫性、肠粘连性、肠麻痹性、非急性肠梗粗者,可采取保守疗法,其疗效也是比较好的。

六、胆石症

病例一:肝胆气郁 湿热血瘀

李某,女,25岁,农民。2009年11月4日诊。

1. 主诉 右上腹胀痛3年多。

2. 主症 患者3年前出现消化不良,右上腹胀痛不适,厌油腻,嗳气频作,呃逆等症状,经门诊诊断为慢性胆囊炎、胆结石,经用中西药物治疗,病情时好时犯,近来病情有所加重,故来我处要求用中医药治疗。

体形矮胖,面色油晦,头晕额胀,体倦乏力,右上腹胀痛,痛处走窜不定,有时向右肩背放射,每因情志变化或进食油腻食物而增减,胸闷腹胀,饮食减少,嗳气,呃逆,口苦咽干,大便秘结,小便色黄,舌质红,苔微黄腻,脉滑数。

3. 临床检查与诊断

(1) 彩超检查：①慢性胆囊炎。②胆囊肝内胆管泥沙样结石。

(2) 诊断：泥沙型胆石症。

4. 辨证施治 证属肝胆气郁，湿热血瘀。由于饮食不节，肝胆疏泄失常，气郁化火而生湿热，气滞血瘀，湿热蕴结，胆汁滞留致使热灼胆液，日久变化而为结石，轻者为泥沙，重者为颗粒。

5. 临床治疗 治宜疏肝理气，解毒祛瘀。用理气化瘀排石汤加减治之（经验方）。

处方：茵陈50克，鸡内金、金钱草、赤芍各30克，柴胡、枳实、川楝子、三棱、莪术各20克，龙胆草、延胡索、郁金、香附子各15克，炮穿山甲（研末冲服）、青皮、云木香、姜黄各10克，大黄5克，甘草3克。

服法：水煎服，5剂，每剂服2天，第一天，煎1次，服3次，第二天，煎2次，混合服3次。

11月30日诊：上药服后，各种临床症状减轻，仍照前方加减治之。

处方：柴胡、茵陈、鸡内金、炮穿山甲、郁金、三棱、莪术、金钱草、莱菔子、丹参各80克，龙胆草、枳壳、牡丹皮、栀子、佛手、云木香、川楝子、广藿香、香附子、姜黄各60克，赤芍、白芍各50克，青皮、陈皮各40克，大黄30克。另：玄明粉100克（冲服，每次5～10克，根据大便干稀加用），2剂。

服法：上药研制为极细末，每次服15克，温开水调匀后服。

2010年8月21日诊：临床症状基本消失，复查：胆囊、肝内、胆管少量泥沙，继续治疗。

处方：柴胡、茵陈、鸡内金、炮穿山甲、郁金、三棱、莪术、丹参、金钱草、莱菔子各80克，龙胆草、枳壳、牡丹皮、栀子、佛手、云木香、川楝子、姜黄、广藿香、香附子各60克，赤芍、白芍、大黄各50克，青皮、陈皮、王不留行、土鳖虫各40克。另：玄明粉100克（冲服，每次5～10克，根据大便干稀加用），1剂。

服法：同前方。

上药服完后，临床症状消失，复查：泥沙结石已排尽。

病例二：肝胆气滞 湿热痰瘀

陈某，男，40岁，农民。2010年9月7日诊。

1. 主诉 右上腹部阵发性胀痛2年多。

2. 主症 患者两年前出现右上腹部阵发性胀痛，伴饱胀感，时重时轻，经门诊诊断为慢性胃炎。用中西药物治疗后,开始有一定的疗效,以后疗效不显,且越来越重,再经检查,诊断为"胆石症",劝患者手术治疗,因患者惧怕手术,故要求用中药治疗,观察一段时间后,再做处理,故来我处要求用中医药治疗。

体形匀称,面色晦滞而带油垢,头晕眼胀,困倦乏力,有时在中上腹或右上腹产生饱闷感,自觉胃部灼热,呃逆嗳气,嘈杂吐酸,全腹饱胀,肛门排气稍舒,摄取油腻食物后更加显著,有时发热,口苦咽干,上腹部压痛,大便秘结,小便色黄,舌质红,苔微黄腻,脉弦数。

3. 临床检查与诊断

(1)X线平片检查:阳性结石1.0cm×1.2cm,1枚。

(2)诊断:胆囊内颗粒样结石1枚。

4. 辨证施治 证属肝胆气滞,湿热瘀瘀。因情志所伤,饮食失节,伤及脾胃,脾胃运化失司,湿热内阻,则土壅木郁,肝胆失于疏泄,胆失通降,胆汁内结不畅,致痰瘀凝结,变化为颗粒样结石。

5. 临床治疗 治宜清泄湿热,理气化瘀。用疏肝利胆排石丸加减治之(经验方)。

处方:柴胡、赤芍、龙胆草、广藿香、黄芩、牡丹皮、山楂、海金沙各50克,当归、枳壳、延胡索、郁金、青皮、三棱、莪术、砂仁、建曲、王不留行、川牛膝各40克,茵陈、炮穿山甲各60克,法半夏、姜黄、云木香、川楝子、栀子、大黄、香附子、虎杖各30克,威灵仙、鸡内金各120克,金银花、蒲公英、败酱草、金钱草各100克,降香25克,甘草15克。

服法:上药制成水丸,每次服12克,每日3次,饭后服,低盐,少食油腻食物。上药连用2剂。

2011年2月26日诊:上药服完后,各种临床症状减轻,复查结石已缩小一半,仍照前方加减治之。

处方:柴胡、龙胆草、黄芩、牡丹皮、黄柏、栀子、茵陈、海金沙、赤芍各50克,威灵仙、鸡内金、金钱草、蒲公英、败酱草、金银花各100克,茵陈、炮穿山甲、王不留行、玄明粉各60克,当归、枳实、延胡索、郁金、三棱、莪术、砂仁、建曲、白芍、川牛膝、槟榔各40克,川楝子、栀子、大黄、法半夏、姜黄、虎杖、云木香、香附子各30克,降香、甘草各20克。

服法:同前方。

上药服完后,各种临床症状消失,自我感觉良好,经复查:胆囊内未见阳性阴影,后随访3年未复发。

释义:胆石症是胆道系统的任何部位发生结石的疾病,是我国常见的多发病。胆石症包括胆囊结石、胆总管结石和肝内胆管结石,其中以胆囊结石最为多见。

胆石症的形成与急慢性胆囊炎、肥胖、脂质代谢障碍、遗传等因素有关。一般分为颗粒型、泥沙型。

中医学属"胆胀""结胸""胁痛"等范畴。

药物排石法,适应于胆囊结石横径在0.5cm左右,且数量少者,肝内胆管结石1cm左右,胆总管结石1.5cm左右,无严重并发症,其他脏器有病损及年老体弱患者。药物排石服用方便,无毒副作用,排石效果较好,民间疗法,多有奇效。

对于胆石症的较大结石,还是以现代医学的手术疗法为好。

七、肠易激综合征

病例一:寒湿侵肠 伤及中阳

晏某,男,50岁,农民。2005年12月12日诊。

1. **主诉** 下腹部疼痛,腹泻1年多。
2. **主症** 患者1年多前出现小腹部阵发性疼痛,伴腹泻,每日3~4次,开始较轻,以后逐渐加重,用过中西药物治疗,因未见明显好转,故来我处求用中医药治疗。

体形匀称,面色青而晦滞,头晕沉重,神疲乏力,小腹部呈阵发性疼痛,痛时冷汗淋漓,肠中辘辘有声,痛时欲便,便后疼痛减轻,不痛时腹部胀满,泻下物夹有不消化食物及黏液,恶心呕吐,食后腹胀,每日发作3~5次不等,有缓解期,缓解期后,症状稍微加重,如此反复循环,日渐加重,用过中西药物治疗,开始有效,以后时好时犯,目前症状较为严重,舌质淡苔薄白,脉沉细。

3. **临床检查与诊断**

(1)内镜及胃、肠液检查:上胃肠道内镜检查,抽取胃十二指肠液镜检,结肠镜检查。

(2)诊断:肠易激综合征。

4. **辨证施治** 证属寒湿侵肠,伤及中阳,外感寒邪侵肠,内伤劳倦饮食,致气机凝滞,经脉气血运行受阻,络脉细急,不通则痛,痛而则泻。

5. 临床治疗　治宜温阳化气,理中散寒。用六苓汤加减治之(经验方)。

处方:茯苓 20 克,橘核、荔枝核、川楝子各 15 克,桂枝、白术、猪苓、泽泻、大茴香、小茴香、乌药、青皮、陈皮、佛手、香附子各 10 克,吴茱萸、甘草各 5 克。

服法:水煎服,2 剂,每剂服 2 天,第一天,煎 1 次,服 3 次,第二天,煎 2 次,混合服 3 次。

12 月 18 日诊:上药服后,各种临床症状减轻,继以益气健脾药治之。

处方:黄芪 30 克,党参、白术、茯苓、广藿香、建曲各 20 克,陈皮、法半夏、砂仁、莪术、云木香、大枣各 10 克,甘草 3 克。

服法:水煎服,5 剂,每剂服 1 天。

上药服完后,病已痊愈,随访未复发。

病例二:脾胃阳虚　阴寒凝滞

谭某,男,45 岁,农民。2003 年 5 月 30 日诊。

1. 主诉　下腹部疼痛 3 个多月。

2. 主症　患者 3 个月前因受寒饮冷后,出现脘痞腹胀,以后逐渐出现下腹部疼痛,呈阵发性,每日 5～8 次,痛时注射阿托品可缓解,但维时不久,又疼痛发作,腹泻、便秘交替出现,用过中西药物治疗,但疗效不佳,故来我处求用中医药治疗。

体形消瘦,面色晦滞少华,肢体倦怠,脘闷腹胀,冷痛缠绵,大便不畅,腹痛时欲大便,大便带较多黏液,便后腹痛缓解,有时进食后出现腹痛,有时大便秘结,稍用通便药即腹泻,腹泻、便秘交替出现,食欲不佳,尿清肢冷,舌质淡,苔白微腻,脉沉细而弱。

3. 临床检查与诊断

(1)内镜及胃、肠液检查:上胃肠道内镜检查,结肠镜检查。

(2)诊断:肠易激综合征。

4. 辨证施治　证属脾肾阳虚,阴寒凝滞。其人中阳素虚,感受寒邪,过食生冷,寒邪直中于腹,使寒气凝结于腹内,腹中阳气不通,气血不畅,肠络被阻,故腹痛缠绵,腹泻便溏;阳气壅阻,则大便秘结。

5. 临床治疗　治宜益气健脾,温阳理中。用温中止泻汤加减治之(经验方)。

处方:党参 30 克,白术、茯苓各 20 克,熟附片 15 克,干姜、砂仁、云木香、猪苓、泽泻、陈皮、大枣各 10 克,肉桂 8 克,甘草 3 克。

服法：水煎服，3剂，隔日服1剂。

6月10日诊：上药服完后，各种临床症状减轻，仍照前方加固肾之品治之。

处方：党参30克，白术、茯苓各20克，熟附片15克，补骨脂、菟丝子、肉豆蔻、陈皮、法半夏、云木香、干姜、大枣、砂仁各10克，肉桂、五味子、吴茱萸各5克，甘草3克。

服法：水煎服，3剂，每剂服2天，第一天，煎1次，服3次，第二天，煎2次，混合服3次。

上药服完后，病已痊愈，随访未再发。

释义：肠易激综合征是一种非炎症性肠运动功能紊乱性疾病，又称"结肠功能紊乱""结肠过敏""结肠痉挛""黏液结肠炎""胃肠神经官能症"等。

中医学属"泄泻""腹痛"等范畴。

肠易激综合征的发病原因，现代医学尚未明确，研究认为，可能是肠道运动障碍，分泌功能异常，精神过度紧张、焦虑、抑郁，激素分泌异常，机体对激素反应失常，过食生冷、辛辣，肠道感染，使黏液分泌增多，结肠收缩减弱或增强所致。

中医学治疗此症有一定的优势，常用益气健脾、温中散寒、温阳化气、苦辛通降等方法治疗，常能收到立竿见影之功效，一般用中药治疗后，很少复发，即使复发者，重复用中药治疗，时间稍长一点，也有同样功效。

八、直肠病（直肠炎、息肉、溃疡、黏膜脱垂）

病例一：肝郁脾虚 热滞大肠

陈某，女，43岁，农民。2007年11月25日诊。

1. **主诉** 下腹痛、腹泻、便秘、肛门坠胀感1年多。

2. **主症** 患者1年以前，经常腹泻、便秘、下腹部疼痛，近半年来，肛门整天有坠胀排便感，经门诊直肠镜检查，确诊为直肠炎、直肠息肉、直肠溃疡、直肠黏膜脱垂，并被告知：要提高警惕，积极治疗，谨防癌变，因此用过中西药物治疗，但疗效不十分显著，故来我处求用中医治疗。

体形稍胖，面色青而晦滞，头晕眼花，周身乏力，食欲减退，体重减轻，胸闷不舒，腹痛腹泻，每日大便3~5次，便稀溏带少量黏液，偶有便中带血丝，有时大便秘结不解，一服通便药，又腹泻不止，整日肛门坠胀有欲便感，便后

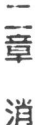

肛门仍坠胀,月经紊乱,白带黄稠,舌质淡,苔微黄腻,脉沉细而数。

3. 临床检查与诊断
(1)实验室检查:轻度贫血。
(2)直肠镜检查:直肠炎、直肠息肉、直肠溃疡、直肠黏膜脱垂。
(3)诊断:同直肠镜结论。

4. 辨证施治 证属肝郁脾虚,热滞大肠。七情不和,饮食所伤,气机不利,肝失条达,横逆犯脾,脾失健运,则腹痛泄泻;肝失疏泄,则胸闷不舒;久则致脾胃虚弱,运化无权,清气不升,水谷不化,浊气不降,清浊不分,故大便泄泻坠胀而有黏液血丝;湿热之邪,暴注下迫,则肛门坠胀而有大便不尽之感。

5. 临床治疗 治宜升举脾气,清化湿热。用补气升阳汤合加味地榆汤加减治之(经验方)。

处方:黄芪120克,人参80克,蒲公英、败酱草、夏枯草、白术、生地黄、白芍、玄参各50克,生牡蛎80克,槐花、地榆、黄芩、黄连、黄柏、昆布、海藻、枳壳、橘核各40克,陈皮、柴胡、当归、升麻、川芎、浙贝母、紫菀、三棱、莪术、海螵蛸、鸡血藤、香附子、茯苓、猪苓、大枣、山楂、建曲各30克,云木香、小茴香各20克。

服法:上药制成水丸,每次服12克,每日3次,饭后服。忌食辛辣、油腻过重之食物。

外用坐药:龙胆草50克,生大黄、栀子、黄柏、黄芩、黄连、连翘、地榆、槐花、薄荷各20克,金银花、半枝莲、白花蛇舌草、重楼各30克。

用法:晚上将上药水煎1次,过滤后坐盆1小时,第二日晚上照前法用,每剂药用2天,停1天,连续用5剂。

12月31日诊:上面方法内服外用后,临床症状有所减轻,仍照前法使用1料,外用坐药同前。

2008年2月24日诊:前面方药内服两剂,外用药10剂后,患者自我感觉良好,自觉病情已减轻一半,仍照前方加减用药。

处方:黄芪150克,党参120克,生牡蛎80克,生地黄60克,白芍、白术、茯苓、蛤壳粉、玄参、广藿香、蒲公英、败酱草、半枝莲、白花蛇舌草、仙鹤草、连翘、橘核各50克,柴胡、当归、陈皮、升麻、槐花、地榆、黄芩、黄柏、黄连、莪术、枳壳、山楂、三七、栀子、牡丹皮、白及、浙贝母各40克,云木香、紫菀、三棱、建曲、砂仁、海螵蛸、大枣、香附子各30克,沉香、甘草各20克。

服法:同前方,停用坐药。

2008年5月3日诊:直肠病有很大好转,更年期综合征比较突出,现面时烘热,手足心热,胸部发热,心烦易怒,舌质红,苔微腻,脉弦数。拟用前方加减治之。

去黄芪、党参、升麻、橘核、紫菀、三七、香附子、仙鹤草、半枝莲、白花蛇舌草。

加银柴胡、胡黄连、青蒿、秦艽各50克,鳖甲100克,知母、夏枯草各60克。

服法:同前方。

上方间断服5剂后,至2010年11月13日复查:直肠病基本治愈。后随访3年未复发。

病例二:肝郁气滞 脾虚湿盛

闵某,女,41岁,城镇居民。2011年3月29日诊。

1. 主诉 肛门坠胀、腹泻、便秘、小腹胀痛1年多。

2. 主症 患者近1年多以来,出现肛门坠胀不适,腹痛、腹泻、便秘轮替交作,大便秘结时,服通下药后,出现腹泻不止,服止泻药后,又出现大便秘结,经用中西药物治疗后,效果不十分明显,故来我处求用中医药治疗。

体形偏胖,面色晦滞少华,头晕,体倦乏力,食欲不佳,小腹胀痛,矢气稍舒,腹泻时,大便每日3~4次,大便稀溏,黏液较多,有时带血丝,食稍重油腻食物,则更加重腹泻,有时大便秘结,稍服通便药则腹泻不止,肛门整天有坠胀感,虽大便后仍感坠胀,因此不愿站立行走,喜坐喜卧,睡眠不佳,月经不调,小便色黄,舌质红,苔微白腻,脉沉细而涩。

3. 临床检查与诊断
(1)大便检查:红细胞(+)、脓细胞(+)。
(2)直肠镜检查:直肠充血,浅表溃疡2处。
(3)诊断:直肠炎,直肠溃疡。

4. 辨证施治 证属肝郁气滞,脾虚湿盛。情志失调,忧思恼怒,致肝气郁结,横逆犯脾,运化失常,则泄泻;脾主运化,胃主受纳,饮食不节,劳倦内伤,久病缠绵,均可导致脾胃虚弱,不能受纳水谷和运化精微,水谷停滞,郁而生热,清浊不分,混杂而下,遂成泄泻。

5. 临床治疗 治宜疏肝理气,利湿清热。用香军四逆散合加味地榆汤加减治之(经验方)。

处方:龙胆草、柴胡、枳壳、黄芩、黄柏、黄连、陈皮、砂仁、莪术、地榆、槐花、当归各50克,白芍、白术、茯苓、建曲各60克,广藿香、蒲公英、败酱草、半枝莲、白花蛇舌草各80克,槟榔片、苍术、厚朴、山楂、香附子、法半夏各40克,川芎、云木香、干姜各30克,沉香、甘草各20克。

服法:上药制成水丸,每次服12克,每日3次,饭后服。忌食辛辣、油腻食物。

连续服5剂后,再诊。

2012年12月18日诊:经前段治疗后,直肠炎、直肠溃疡有很大的好转,现周身乏力,食欲较差,拟用前方加补气健脾之药治之。

处方:黄芪200克,人参150克,葛根100克,白术、熟地黄、金樱子、枸杞子各80克,白芍、茯苓、广藿香、建曲、砂仁、五味子、知母、淫羊藿、黄柏、黄芩、黄连各60克,当归、升麻、陈皮、枳壳、山药、山茱萸、牡丹皮、泽泻、补骨脂、菟丝子、覆盆子、车前子、大枣、莪术、槟榔片各50克,柴胡、制乳香、制没药各40克,川芎、云木香、沙苑子各30克,甘草20克。

服法:上药制成浓缩丸,每次服8克,每日3次,饭后服。忌食辛辣、油腻食物。

服完后,直肠镜复查:直肠炎、直肠溃疡基本治愈。

释义:直肠疾病临床比较多见,4种疾病混合在一起,临床不很常见,特别是有息肉者,时间一长,很容易转变为直肠癌。

中医治疗直肠疾病,应辨证用药,该病病因病机,主要为肝脾失调,气机壅滞,湿热下注于大肠,形成湿痰凝结,气血瘀滞,而产生诸种证候。

该病例一的这种临床证候,比较少见,如果治疗不及时,很容易癌变,遵循辨证用药,内外结合治疗后,各种临床症状逐渐减轻,前后坚持中药治疗3年多,基本治愈。

在以后发现的病例,用上述方法治疗,基本得到治愈,换一个方法,则疗效不甚满意。由于现代饮食结构的原因,患直肠病的患者有增加的趋势,故应引起临床医师的重视。

九、阑尾炎

病例一:湿热积滞 蕴结于肠

余某,男,59岁,农民。1995年8月29日诊。

1. 主诉 右下腹部持续剧烈疼痛1天。

2. 主症 患者于27日给别人帮忙割稻谷,上午11点钟收工,中午饭后,睡午觉休息,至下午5点钟后唤醒上工,突觉肚脐周围剧烈疼痛,经村医生打针服药治疗,未见明显好转,遂于晚上8点钟送来我院住院治疗。经B超检查诊断为"阑尾炎"需手术治疗,由于外科医师外出不在院内,又加上当时医院未配救护车,所以采用西药保守治疗一天多,至29日上午8点半钟,未见病情好转,故亲属特请余老用中药治疗,试试看有没有疗效。

体形消瘦,但身体强壮有力,面色油黑略黄,腹痛呈持续性阵发性加剧,以右下腹部为甚,右下腹肌紧张,略硬,阑尾点(麦氏点)有按压反跳痛感,头晕头痛,四肢无力,食欲减退,恶心欲吐,小便赤,大便两日未解,舌质红,苔微黄腻,脉弦数。

3. 临床检查与诊断

(1)实验室检查:白细胞(WBC)$15.0×10^9/L$,中性粒细胞(NEUT)$10×10^9/L$。

(2)B超检查:阑尾区见散在均匀光点。

(3)诊断:轻型化脓性单纯性阑尾炎。

4. 辨证施治 证属湿热积滞,蕴结于肠。由于夏日炎热,急剧劳作,饮食不节,寒温失调,引起湿热积滞,阻碍气机运行,使气血瘀阻凝滞,肠络不通而发生"肠痈"之证。

5. 临床治疗 治宜清热解毒,泄热逐瘀。用银翘散痛汤加减治之(经验方)。

处方:金银花、牡丹皮、瓜蒌仁各20克,大黄、芒硝(兑服)、连翘、赤芍各15克,桃仁、云木香、黄柏、青皮、陈皮各10克,甘草5克。

服法:水煎,上午10点1剂服尽,有便意未下,下午5点续进1剂,晚上泻下3次,均为咖啡色大便,呈颗粒状,泻下后痛减,继以香连六君汤调理,出院后身体已康复。

病例二:湿热蕴结 气滞血凝

刘某,女,25岁,农民。1995年12月26日诊。

1. 主诉 右下腹阵发性疼痛2天。

2. 主症 患者2天前突感全腹疼痛,有胀满感,恶心欲呕吐,后逐渐转移至右下腹疼痛,用过西药治疗,未见明显好转,因固执不同意手术治疗,经人介绍来我院门诊,要求用中医药治疗,如果无效,再用手术治疗。

体形匀称,面色晦滞,头额胀,体倦乏力,饮食无味,胸闷呕恶,右下腹

(麦氏点)阵发性疼痛,右腿不能屈伸,弯曲则疼痛加重,触诊有压痛和反跳痛,大便秘结,小便色黄,舌质红,苔薄白,脉弦数。

3. 临床检查与诊断

(1)实验室检查:白细胞(WBC)$13.0×10^9/L$,中性粒细胞(NEUT)$9×10^9/L$,粪便无虫卵。

(2)B超检查:阑尾区见散在均匀、细小的光点。

(3)诊断:慢性阑尾炎。

4. 辨证施治　证属湿热蕴结,气滞血凝。寒邪外侵腹中,结而不解,郁久化热,饮食失节,湿热食滞受阻于肠中,气机不和,传导失职,阻滞于大肠,致气滞血凝,肠络不通,不通则痛,则"肠痈"形成。

5. 临床治疗　治宜清热理气,活血通络。用银翘散痈汤加减治之(经验方)。

处方:金银花25克、牡丹皮20克、连翘、大黄、桃仁、栀子、黄芩、枳实各15克,云木香、陈皮、青皮、厚朴、甘草各10克,冬瓜仁、莱菔子各30克。

服法:水煎服,1剂,温服3次,当日必须服完,服完后,泻下3次,腹痛即减。

12月30日诊:腹痛已减轻,用清热理气健胃药以善其后。

处方:柴胡、白术、茯苓、白芍、建曲、广藿香各20克、枳壳、黄芩、黄柏、牡丹皮、栀子各15克,当归、砂仁、莪术各10克。

服法:水煎服,3剂,每剂服1天。

服完后,病已痊愈,后随访3年未再发。

病例三:湿蕴热郁　气血瘀滞

程某,男,30岁,干部。1996年7月16日诊。

1. 主诉　持续性阵发性右下腹部疼痛2天,加重1天。

2. 主症　患者2天前出现上腹部疼痛,伴恶心呕吐,以后逐渐至脐周疼痛,诊断为急性胃炎。经用西药阿托品、镇静药及消炎药治疗,病情未见好转,且转移至右下腹部疼痛,劝其住院手术治疗,因患者比较固执,存在着侥幸心理,不同意手术,坚持要求用中药治疗试试看,如果没有疗效,再用手术治疗。

体形消瘦,面色晦滞少华,头痛头晕,恶心呕吐,体困肢倦,食纳不佳,右下腹持续性阵发性疼痛,有压痛和反跳痛,肌紧张不甚明显,右腿屈伸,疼痛明显加重,舌质淡红,苔薄白,脉弦细略数。

3. 临床检查与诊断

(1)实验室检查:白细胞(WBC)13.0×10⁹/L,中性粒细胞(NEUT)9×10⁹/L。

(2)B超检查:阑尾区可见散在、均匀、细小的光点。

(3)诊断:慢性阑尾炎。

4. 辨证施治 证属湿蕴热郁,气血瘀滞。寒邪侵入腹中,饮食不节,过食生冷,寒积留滞于中,致气机阻滞,郁久而生湿热,湿热食滞交阻,致气机不和,传导失职,则"肠痈"形成。

5. 临床治疗 治宜利湿清热,理气化瘀。用银翘散痈汤加减治之(经验方)。

处方:金银花、赤芍、牡丹皮各20克,桃仁、芒硝(冲服)、黄芩、连翘、大黄各15克,黄连、云木香、冬瓜仁各10克,甘草5克。

服法:水煎服,1剂,当日服完。

7月17日诊:上药服2次后,泻下硬结燥屎甚多,腹痛已除,用调理肠胃法治之。

处方:柴胡、党参、大枣、白芍各20克,黄芩、黄连、干姜、法半夏、云木香、陈皮、枳壳、砂仁各10克,甘草5克。

服法:水煎服,3剂,每日1剂。

上药服完后,病已痊愈,一直未再发。

释义:阑尾炎是临床中极其常见的一种急腹症,并以青壮年患者更为常见,主要特征是腹痛突然转移性右下腹痛。中医学称为"肠痈"。

发生本病的原因,多由饮食不节,饭后急剧奔跃,寒温失调,阑尾受厌氧菌侵犯、砂石、粪块、虫卵阻塞管腔等所致。

对急性化脓性、坏疽性阑尾炎,急性阑尾炎穿孔,并发弥漫性腹膜炎者,不能将就患者的固执态度,必须用手术疗法,才能及时控制病势,转危为安。

急性单纯性阑尾炎,轻型化脓性阑尾炎,慢性阑尾炎,诊断时要特别细心谨慎,一剂不通,不可再用,以免耽误病情,虽然用中药传统疗法有一定的奇效,但如果错误判断,反而会弄巧反拙。

十、呕吐

病例一:肝逆犯胃 气郁化火

邬某,男,64岁,农民。2005年12月1日诊。

1. 主诉 顽固性呕吐,不能食10余日。

2. 主症 患者起病时感上腹部胀满,逐渐出现呕吐,汤水都不能饮下,虽勉强能食,但约10分钟后随即呕吐,服用过中西药物及注射针剂,均未获效,只靠输液维持,经人介绍,来我处求用中医药治疗。

体形消瘦,壮实有力,面色红润,说话语声洪亮,脘腹胀满,嗳气厌食,呕吐酸腐,不矢气,大便已6日未行,上腹部按之较硬,想吃东西,食入不久,即全部呕吐,每天靠输能量维持生命,下肢水肿,按之凹陷不起,舌白苔如霜裂,很湿润,脉缓濡。

3. 临床检查与诊断
(1)实验室检查:血常规正常。
(2)B超检查:上腹部胃内较多气体,肝、胆、胰、脾、肾无异常发现。
(3)诊断:食源性呕吐。

4. 辨证施治 证属肝逆犯胃,气郁化火。此为格证,"上格则呕、下格为泻"。格者,格阻不通也,气滞饮食阻于胃则成上格,格之缘由,为饮食所伤,寒热互结,阻碍气机,浊气上逆,上下不通,故呕吐频作,嗳腐吞酸。

5. 临床治疗 治宜温中散寒,理气泄热。用丁香透膈汤加减治之(经验方)。

处方:党参、瓜蒌仁各20克,紫苏叶30克,厚朴、法半夏各15克,熟附片、生大黄、干姜、白术、甘草各10克,黄连6克,丁香4克,吴茱萸3克。

服法:水煎服,1剂,频频缓服,从10毫升开始,逐渐加量,随着量加,病情逐渐好转,药未尽剂,大便已通,呕吐已止,能饮食也。

12月4日诊:拟用健脾温中法。

处方:党参30克,熟附片、茯苓、干姜、大枣各15克,白术、陈皮、法半夏、云木香、草豆蔻、甘草各10克。

服法:水煎服,3剂,每日1剂,病痊愈。

病例二:寒邪犯胃 痰饮内阻

赵某,男,44岁,干部。2005年11月9日诊。

1. 主诉 胃脘痞满,呕吐清水,有振水音响1月余。

2. 主症 患者1个月前因食冷饮后,出现胃脘痞闷胀满,食欲不佳,呕吐清水,胃中有声,口渴欲引,水入即吐,用过中西药物治疗,因疗效不佳,故来我处求用中医药治疗。

体形偏瘦,面色青而晦滞,头目眩晕,心悸怔忡,畏寒肢冷,素肥今瘦,胃脘满闷,胃中有振水音响,随体位改变有"叮咚叮咚"之响声,口渴引饮,水入即吐,吐后又欲饮,呕吐之物多为清水,吃饮食后,呕吐之物有食物残渣及酸腐之物,患者苦不堪言,小便短少,大便秘结,舌质淡,苔薄白,脉沉细而弦。

3. 临床检查与诊断

(1)实验室检查:红细胞(RBC)$3.1\times10^{12}/L$,血红蛋白(HGB)98g/L,白细胞(WBC)$3.6\times10^{9}/L$。

(2)胃镜检查:幽门痉挛,胃蠕动功能减退。

(3)诊断:食源性呕吐,轻度贫血,水电解质紊乱。

4. 辨证施治　证属寒邪犯胃,痰饮内阻。其人素肥今瘦,胃气不足,饮食不节,寒邪犯胃,胃阳不振,水停胃脘,则有振水响声,脾气不升,胃气不降,痰饮内阻,则影响水之气化功能,俗称"水逆"。水逆者,水不化气也。

5. 临床治疗　治宜温胃散寒,化气行水。用益胃散寒饮加减治之(经验方)。

处方:茯苓、白术各30克,桂枝、泽泻、猪苓各12克,肉桂8克,檀香6克。

服法:水煎服,2剂,每日1剂。

11月13日诊:上方服两剂后,诸症悉除,拟健脾疏肝汤以巩固疗效。

处方:党参、白术各20克,柴胡、枳壳、云木香、砂仁、陈皮、莪术各10克,白芍、芡实、山药各15克,甘草3克。

服法:水煎服,3剂,每剂服1天。

上方服完后,病已痊愈。

释义:呕吐是一种临床症状,见于多种疾病,一般分别称食源性、神经性、耳源性等呕吐,中西医病名相同。

呕吐的发病原因,主要是由于饮食不节,暴饮暴食,饱餐过量,偏嗜酒辣,过食生冷,食物不洁,误食异物、毒物,致食滞不化,胃失通降;或感受外邪,情志失调,忧思恼怒,肝失条达,气郁化火,致动肝气,使胃受肝邪;或病后体弱,脾胃素虚,中阳不振,纳运失常,使胃气不降等都可致呕吐。

呕吐分虚证、实证、虚实夹杂之证。

该病例一为虚实夹杂之证,既有气郁化火之热,也有邪聚于胃之寒,格于上则呕,故用药以寒热平调,泻下泄热,则呕吐自愈。

病例二为水入即吐的"水逆"证,由于胃气虚弱,脾阳不振,脾气不能散精,通调水道,气化功能失司,用"温运脾阳,化气行水"之法治疗,则呕吐自愈。

十一、腹泻脱水

病例：脾失升运 肾阳不足

江某,男,75岁,农民。1988年6月5日诊。

1. 主诉 腹泻7天,加重2天。

2. 主症 患者7天前腹泻,一日10次左右,呈水样便,有黏液,无脓血,自腹泻起,食欲极差,每日只能吃1个鸡蛋花,有时整天吃不下食物,经住院按"细菌性痢疾"治疗1周,病情未见明显好转,自动出院回家,亲属认为年纪大,已无生存希望,后事都已备齐,由于患者再三呼喊要求我用中药治疗试试看,亲属无奈,只好抬到我处诊治。

体形消瘦,面色青而晦滞,精神萎靡,肌肉瘦削,周身软弱无力,畏寒肢冷,起睡需人搀扶,口渴喜热饮,每日要饮两茶瓶(4磅热水瓶)热开水,已有7天米粒未进,水样腹泻,量少,每日10次左右,有时水样便失禁,小便清长,舌质淡,苔白腻,脉沉细而弱。

3. 临床检查与诊断 出院诊断:细菌性痢疾(腹泻脱水、电解质不平衡)。

4. 辨证施治 证属脾失升运,肾阳不足。年老体衰,脾胃虚弱,感受疫毒,致脾失升运,疫毒深陷,无力托出;由于肾阳不足,命门火衰,脾失温煦,湿热内滞,阻碍气机,致升降失调,清浊不分,而成为水样便腹泻。

5. 临床治疗 治宜温补脾肾,回阳救逆。用温中止泻汤加减治之(经验方)。

处方:党参50克,白术、大枣各20克,茯苓、熟附片、干姜各15克,陈皮10克,肉桂、甘草各5克。

服法:水煎服,2剂,每日1剂。

6月8日诊:现每餐能食稀粥,能自己起卧,仍照前方加山药、芡实、莲米各20克,连续服5剂,每剂服1天。

服完后,已恢复如常人,逢人便说:"这条命是从死神处捡回来的。"以后很少生病,一直活到98岁才去世。

释义:腹泻脱水不是一个病,是一个"证",属中医学"六经辨证"中的太阴病,经云:"太阴之为病,腹满而吐,食不下,自利益甚……"多种原因可引起"脱水",如呕吐、腹泻、烧烫伤、出血、中暑、饥饿、大汗出、感染等。

脱水后,各种脏器的功能活动因水分缺乏处于衰退状态,但一经补足水分及电解质后,脏器功能活动会很快恢复。

该病例,为年老体弱者,因患"菌痢"丧失水分,体内脏器功能衰减,故而产生极度虚弱的状态,虽已补水但无济于事。

中医学的《辨生死脉诀歌》云:"上吐下泻中气消,烦躁心肾成不交,土气败绝四肢冷,纵是孙真也难疗。"这指的就是脱水引起的酸中毒中的绝症。

该病例在"菌痢"后,丧失水分过多,全身处于虚衰状态,所以必须温肾运脾,回阳救逆,方能起死回生。

第二章　消化系统疾病

第三章 泌尿系统疾病

一、急性肾小球肾炎

病例一：风水相搏 肺失宣降

余某,男,5岁,城镇居民。2007年4月11日诊。

1. 主诉 颜面眼睑水肿、发热、咳嗽1周。

2. 主症 患者1周前因患感冒,出现发热、咽痛、咳嗽、呕吐,经输液治疗后,感冒减轻,出现颜面眼睑水肿,故来我处求用中医药治疗

体形匀称,面色萎黄,颜面眼睑水肿,精神萎靡,食欲减退,低热,咳嗽气促,尿少色黄,大便干,舌质红,苔白微腻,指纹青紫,脉细数。

3. 临床检查与诊断

(1)听诊:双肺底闻及哮鸣音,心界扩大,心率加快,第一心音变钝。

(2)血常规检查:红细胞(RBC)$3.2 \times 10^{12}/L$,轻度降低,白细胞(WBC)$11.5 \times 10^9/L$增多,嗜酸性粒细胞(EO)$0.85 \times 10^9/L$,增高,血沉(ESR)48mm/h增快,血清抗"O"抗体稍升高。

(3)尿常规检查:蛋白(++),上皮细胞(+),红细胞(++),白细胞(++),透明(+),颗粒(+++)。

(4)诊断:急性肾小球肾炎。

4. 辨证施治 证属风水相搏,肺失宣降。外感风热之邪,内舍于肺,肺气失于宣降,风水相搏,流溢于肌肤,发为水肿(阳水)。

5. 临床治疗 治宜疏散风热,宣肺利水。用疏风清热利水汤加减治之(经验方)。

处方:麻黄、甘草各3克,石膏、滑石各20克,连翘、赤小豆、瞿麦、栀子、牡丹皮、白术、茯苓、黄芩、紫苏叶、车前草各10克。

服法:水煎服,4剂,每剂服2天,第一天,煎1次,服3次,第二天,煎2次,混合服3次。忌盐。

4月20日诊:上方服两剂后,病情好转,服完后,经复查:各项指标接近

正常,仍用上方去石膏、滑石、瞿麦、栀子、牡丹皮,加建曲、大腹皮、山楂各10克治之,连用3剂。再复查,病已治愈。且用参苓白术散服10天以巩固疗效,后随访3年未复发。

病例二:外邪袭肺 肺气壅郁

喻某,男,22岁,农民。2009年10月4日诊。

1. **主诉** 面目全身水肿,周身乏力1周。
2. **主症** 患者1周前因患感冒,经治疗后感冒已治愈,自此以后,自觉周身乏力,继之面目全身水肿,经用西药输液治疗,未见明显疗效,故来我处求用中医药治疗。

体形消瘦,面色晦滞,面目水肿,上下肢轻度水肿,头晕额胀,恶心欲吐,周身乏力,食欲不佳,口干口苦,腰部酸痛,大便干,小便短色深黄,舌质红,苔微黄腻,脉浮数。

3. **临床检查与诊断**

(1)听诊:双肺底闻及水泡音,心界扩大,心率加快,血压146/104mmHg。

(2)血常规检查:红细胞(RBC)$3.0×10^{12}/L$,白细胞(WBC)$12.5×10^{9}/L$增多。嗜酸性粒细胞(EO)$0.6×10^{9}/L$。

(3)尿常规检查:蛋白(+++),上皮细胞(+),红细胞(++),白细胞(++),透明(+),颗粒(+++)。

(4)诊断:急性肾小球肾炎。

4. **辨证施治** 证属外邪袭肺,肺气壅郁。外感风热之邪,致肺气壅郁,肺气失于宣降,风水相搏,致气机不畅,水道不利,溢于肌肤,发为水肿(阳水)。

5. **临床治疗** 治宜疏风清热,宣肺利水。用疏风清热利水汤加减治之(经验方)。

处方:麻黄、泽泻、木通各10克,石膏60克,龙胆草、生地黄、牡丹皮、茯苓、白术、大枣各20克,薏苡仁50克,猪苓、生姜各15克,车前草30克。

服法:水煎服,5剂,每剂服1天。忌盐。

10月16日诊:上方服5剂后,水肿全部消退,再服5剂后,复查血常规、尿常规全部正常。继以黄芪、党参各30克,茯苓、白术、薏苡仁、山药各20克,砂仁、陈皮、当归、大枣各10克,服3剂,调理善后,以后未复发。

病例三：风邪袭表 肺气失宣

石某,女,38岁,农民。2008年4月8日诊。

1. 主诉 面目水肿,周身乏力10余天。

2. 主症 患者10天前因头痛身痛,恶寒发热,咽喉肿痛,咳嗽气促,经用西药输液治疗后,病情好转,自此以后,出现周身乏力,面目水肿,经用西药利尿药后,病情未见明显好转,故来我处求用中医药治疗。

体形矮胖,面色淡白,面目水肿,清晨起床时眼睑水肿,下肢轻度水肿,头晕胀痛,精神萎靡,四肢软弱无力,食欲不佳,腰部酸胀,尿短色黄,大便干结,舌质红,苔白微腻,脉浮数。

3. 临床检查与诊断

(1) 听诊：双肺底闻及水泡音,心界扩大,心率加快,血压152/106mmHg。

(2) 血常规检查：红细胞(RBC)3.2×10^{12}/L,白细胞(WBC)12.5×10^9/L,嗜酸性粒细胞(EO)0.65×10^9/L。

(3) 尿常规检查：蛋白(++),上皮细胞(+),红细胞(++),白细胞(+),透明(+),颗粒(++)。

(4) 诊断：急性肾小球肾炎。

4. 辨证施治 证属风邪袭表,肺气失宣。外感风热之邪,未能清解消退,内舍于肺,致肺气失于宣降,风水相搏,流溢于肌肤,发为水肿。

5. 临床治疗 治宜疏风清热,宣肺利水,用疏风精热利水汤加减治之(经验方)。

处方：麻黄、黄芩、防己各10克,连翘、赤小豆、牡丹皮、栀子、瞿麦、滑石、茯苓各20克,石膏、车前草、益母草各50克,甘草3克。

服法：水煎服,6剂,每剂服2天,第一天,煎1次,服3次,第二天,煎2次,混合服3次。忌盐。

4月25日诊：水肿消退,全身舒适,食欲增加,复查：血常规、尿常规正常,用下方：

处方：北沙参30克,白术、茯苓、山药各20克,法半夏、陈皮、砂仁、木香、怀牛膝、车前子、远志各10克,牡丹皮、大腹皮、栀子各15克,甘草3克。

服法：同前方,3剂。以后未复发。

病例四：湿邪壅滞 水湿困脾

全某,女,53岁,农民。2009年5月3日诊。

1. 主诉 面目、四肢、胸腹水肿 10 余天。

2. 主症 患者因下水田插秧后,患重感冒,经治疗后感冒已愈,继之出现面目、四肢、胸腹水肿,经用西药利尿药品治疗,病情未见好转,故来我处求用中医药治疗。

体形瘦长,面色苍白晦滞,精神萎靡,头晕如裹,身体困重,头面、全身水肿,按之没指,以下肢为甚,胸脘痞闷,食欲减退,泛恶吐清水,小便短少,大便稀溏,舌苔白腻,脉濡缓。

3. 临床检查与诊断

(1)听诊:双肺底闻及水泡音,心率变慢,第一心音变钝,血压正常。

(2)血常规检查:红细胞(RBC)3.0×10^{12}/L,白细胞(WBC)10.05×10^9/L,嗜酸性粒细胞(EO)0.6×10^9/L。

(3)尿常规检查:蛋白(++),上皮细胞(+),红细胞(+),白细胞(++),透明(+),颗粒(++)。

(4)诊断:急性肾小球肾炎。

4. 辨证施治 证属湿邪壅滞,水湿困脾。水湿之邪,浸渍肌肤,壅滞不行,以致四肢、胸腹水肿;水湿内聚,三焦决渎失司,膀胱气化失常,水湿日增而无出路,泛溢肌肤,肿势日甚,则水肿成也。

5. 临床治疗 治宜温阳化气,利水渗湿。用利水渗湿汤加减治之(经验方)。

处方:茯苓、白术各 30 克,泽泻、猪苓、葶苈子、车前子、莱菔子、牵牛子、大腹皮各 15 克,桂枝、陈皮、甘遂(醋炙用)、大戟(醋制用)、芫花(醋炒用)各 10 克。

服法:水煎服,6 剂,每剂服 2 天,第一天,煎 1 次,服 3 次,第二天,煎 2 次,混合服 3 次。忌盐。

5 月 17 日诊:上方 6 剂服完,全身水肿逐渐消退,现腰部酸胀,下肢足胫痛,拟用黄芪五物汤加减治之。

处方:黄芪 50 克,茯苓、白术各 30 克,白芍、商陆、大腹皮、车前草、五加皮各 15 克,当归、桂枝、泽泻、大戟(醋制用)、芫花(醋炒用)、木通、木瓜各 10 克。

服法:同前方,2 剂。

6 月 23 日诊:水肿全消退,双下肢足胫疼痛,仍用前法加减治之。

处方:黄芪 50 克,白术、茯苓各 30 克,白芍、商陆、牡丹皮、五加皮、川牛膝各 15 克,独活、桂枝、木瓜、川芎、防风、当归各 10 克,甘草 3 克。

服法:同前方,2剂。

6月30日诊:各种临床症状消失,检验复查,血常规、尿常规正常,已基本治愈,拟补脾养血以巩固疗效。

处方:黄芪、党参各30克,白术、茯苓各20克,白芍、川牛膝、桑寄生各15克,当归、桂枝、独活、细辛、木瓜、川芎各10克,甘草3克。

服法:同前方,3剂。

上药服完后停药,后随访3年未复发。

释义:急性肾小球肾炎是指链球菌感染后发生急性肾小球肾炎及非链球菌感染引起的急性肾小球肾炎。

此病小儿及青少年发病较多,也偶见于老年人。中医学属"风水""阳水"等范畴。

本病常在扁桃体炎、咽峡炎、猩红热、丹毒、脓皮病等感染后发生。

本病的临床表现,主要为恶性起病的水肿,从眼睑开始,然后漫及全身,有肉眼血尿(呈洗肉颜色)、蛋白尿、高血压。

中医学治疗此病有独特的优势,传统疗法"开鬼门""洁净府"有很好的疗效,主要是用发汗法"开鬼门",利水法"洁净府"。

根据临床资料观察,急性肾小球肾炎用中药治疗,其治愈率在90%以上,但治疗时间越早越好,以免拖延时间转成慢性肾小球肾炎。

二、慢性肾小球肾炎

病例一:脾肾阳虚 水湿内停

闵某,男,16岁,学生。2009年2月27日诊。

1. 主诉 头面、全身水肿1月余。

2. 主症 患者半年前患急性肾小球肾炎,曾在某医院住院治疗,用抗生素、泼尼松加中药(不详)治疗后好转出院,1个月后,又出现头面水肿,而且胸腹、四肢也相继出现水肿,故来我处求用中医药治疗。

体形偏瘦,面色苍白少华,精神不振,面部水肿变形,全身水肿,按之不凹陷,头晕眼花,体困肢沉,腰酸背痛,形寒肢冷,不思饮食,尿少色清,舌体胖,苔白腻,脉沉缓。

3. 临床检查与诊断

(1)血常规检查:红细胞(RBC)$3.0×10^{12}$/L,白细胞(WBC)$8×10^9$/L,

血压146/96mmHg。

（2）尿常规检查：蛋白（＋＋＋），红细胞（＋＋），管型（＋）。

（3）血清肌酐（Cr）250μmol/L，尿酸（UA）485μmol/L，血清尿素氮（UREA）15.6mmol/L。

（4）诊断：慢性肾小球肾炎。

4. 辨证施治 证属脾肾阳虚，水湿内停。其人素体虚弱，感受风热之邪，风水相搏，溢于肌肤，发为水肿；久之外邪未透解，致脾肾阳虚，水湿内侵，脾为湿困，不能制水，水犯高原，则头面水肿；水渍于肠胃而溢于体肤，则胸腹四肢水肿。

5. 临床治疗 治宜温肾健脾，利水渗湿。用健脾温肾利水汤加减治之（经验方）。

处方：薏苡仁50克，茯苓、滑石、紫苏叶、益母草各30克，广藿香、佩兰各25克，白术20克，苍术、黄柏、猪苓、泽泻、桑白皮各15克，厚朴、法半夏、白豆蔻、熟附片各15克，通草5克。

服法：水煎服，3剂，每剂服2天，第一天，煎1次，服3次，第二天，煎2次，混合服3次。低盐。

3月7日诊：上方服完后，尿量增加，舌苔渐退，食欲好转，水肿渐消，仍照前法加减用药。

处方：薏苡仁50克，茯苓、白术、佩兰、广藿香、熟附片各20克，猪苓、泽泻、益母草、苍术、黄柏各15克，桂枝、法半夏、厚朴、白豆蔻、砂仁各10克，通草5克。

服法：水煎服，3剂，每剂服2天，服法同前方。

3月15日诊：水肿退尽，舌苔转薄，食欲较强，但周身乏力，拟滋肾健脾汤治之。

处方：黄芪、益母草各50克，熟地黄、党参、丹参各30克，白术、茯苓、山茱萸、怀山药各15克，砂仁、当归、泽兰、泽泻各10克。

服法：水煎服，5剂，每剂服2天，服法同前方。

3月30日诊：各种临床症状消失，复查各项指标正常，拟滋肾健脾法以巩固疗效。

处方：黄芪150克，人参100克，熟地黄、枸杞子各80克，白术、茯苓、山茱萸、怀山药、莲米、芡实、陈皮、法半夏、薏苡仁、补骨脂、菟丝子、沙苑子各50克，五味子、覆盆子、车前子、泽泻、牡丹皮、大枣各40克。

服法：炼蜜为丸，每丸重20克，日服3丸。

后随访3年未复发。

病例二：脾肾阳虚 水湿浸渍

杨某,女,33岁,农民。2010年6月12日诊。

1. 主诉 头面及下肢水肿2月余。

2. 主症 患者于2个月前,因头面及下肢水肿,在某医院门诊就诊:诊断为慢性肾小球肾炎,用过中药五苓散、麻黄连翘赤小豆汤、五皮饮、十枣汤等均未见明显疗效,经人介绍来我处求用中医药治疗。

体形矮胖,面色㿠白无华,精神萎靡,头晕额胀,倦怠无力,面部及全身重度水肿,全身胀痛,腰酸腿软,畏寒肢冷,食欲减退,大便溏,小便短少,经闭不行,舌质紫暗,舌苔白腻,脉沉涩。

3. 临床检查与诊断

(1)血常规检查:红细胞(RBC)3.1×10^{12}/L,白细胞(WBC)7.8×10^{9}/L,血压152/98mmHg。

(2)尿常规检查:蛋白(＋＋＋),红细胞(＋＋),管型(＋),上皮细胞(＋)。

(3)血清肌酐(Cr)233μmol/L,尿素(UREA)15.2mmol/L,尿酸(UA)467μmol/L。

(4)诊断:慢性肾小球肾炎。

4. 辨证施治 证属脾肾阳虚,水湿浸渍。脾气不足,运化无力,肾阳虚衰,运化失司,脾肾俱虚,不能运化水湿,水湿之邪,浸渍肌肤,壅滞不行,以致头面肢体水肿;脾为湿困,阳气不得舒展,肾阳不足,膀胱开阖不利,则水肿更甚。

5. 临床治疗 治宜滋肾益气,温阳利水。用滋肾温阳汤加减治之(经验方)。

处方:黄芪50克,党参30克,白术、茯苓、车前各20克,补骨脂、菟丝子、巴戟天、熟附片、白芍各15克,当归、怀牛膝、肉桂各10克,甘草3克。

服法:水煎服,2剂,每剂服2天,第一天,煎1次,服3次,第二天,煎2次,混合服3次。低盐。

6月16日诊:药已对症,水肿减轻,舌苔淡白,脉沉细而弱,仍照前法治之。

处方:黄芪、党参各50克,白术、茯苓、防己、车前子各20克,熟附片、补骨脂、菟丝子、巴戟天、白芍各15克,肉桂、怀牛膝、生姜各10克,甘草3克。

服法:同前方,2剂。

6月22日诊：效不更方，水肿已退，平卧完全不肿，稍微活动站立则微肿，仍照前方加减治之。

处方：黄芪、党参各50克，白术、茯苓、车前子各20克，白芍、大腹皮、泽泻、熟附片各15克，当归、猪苓、补骨脂、菟丝子、生姜各10克，肉桂5克，甘草3克。

服法：同前方，5剂。

7月15日诊：各种临床症状基本消失，复查：除有微量尿蛋白外，其余均正常，仍照前法继续用药。

处方：黄芪、党参各150克，熟地黄、枸杞子、白术、茯苓、水蛭、杜仲、益母草各80克，菟丝子、补骨脂、巴戟天、熟附片、白芍、山茱萸、山药、牡丹皮、车前子、砂仁、当归、川芎、蝉蜕、泽泻各50克，肉桂15克。

服法：制为水丸，每次服12克，每日3次。服3剂，复查：各项指标正常。随访未复发。

病例三：脾肾阳虚 水湿不化

周某，女，43岁，城市居民。2012年4月22日诊。

1. 主诉　面部、下肢水肿半年多。

2. 主症　患者有慢性肾小球肾炎病史3年多，经常反复发作，经用中西药物治疗后，时好时差，近半年以来，长期处于蛋白尿、水肿、高血压状态，治疗后未见明显疗效，经人介绍我处求用中医药治疗。

体形偏胖，面色㿠白，精神不振，少气懒言，肢体困乏，头晕眼花，面部水肿，下肢水肿，胸腹闷胀，不思饮食，腰酸背胀，畏寒肢冷，大便稀溏，小便短少，月经紊乱，数月一行，舌质淡，苔薄微腻，脉沉细而涩。

3. 临床检查与诊断

（1）血常规检查：红细胞（RBC）$3.3×10^{12}$/L，白细胞（WBC）$7.4×10^9$/L。

（2）尿常规检查：蛋白（＋＋＋），红细胞（＋），上皮细胞（＋），管型（＋）。

（3）血清肌酐（Cr）258μmol/L，尿酸（UA）495μmol/L，血清尿素氮（U-REA）15.8mmol/L。

（4）血压164/100mmHg。

（5）诊断：慢性肾小球肾炎。

4. 辨证施治　证属脾肾阳虚，水湿不化。脾阳虚衰，中阳不足，气不化水，水液趋下，致下焦水邪泛滥，故身肿；肾阳虚衰，开阖、气化失司，阴盛于下,水湿潴留难去,故面浮身肿,迁延难愈。

5. 临床治疗 治宜益气健脾,温肾利水。用健脾温肾利水汤加减治之(经验方)。

处方:黄芪150克,人参120克,熟附片、白术、茯苓、怀山药、车前子、薏苡仁、丹参、枸杞子各60克,五味子、蝉蜕、淫羊藿、大腹皮、猪苓、补骨脂、菟丝子、桂枝、山茱萸、覆盆子、沙苑子、大枣、泽泻、白豆蔻、商陆、砂仁各40克。

服法:上药共粉碎为粗末,每日取120克,装入棉布口袋中包煎3次,分3次口服。忌辛辣食物,应低盐。以上为10日药量,连续用3剂。

5月25日诊:上药服1个月后,各种临床症状减轻,复查各项阳性指标有所下降,仍照前法加减治之。

处方:黄芪300克,生地黄、熟地黄、杜仲150克,茯苓、白术各120克,薏苡仁、水蛭、枸杞子各100克,党参200克,牡丹皮、益母草、蝉蜕、车前子各80克,山药、大腹皮、补骨脂、菟丝子、丹参、建曲各60克,山茱萸、陈皮、泽泻、防己、肉苁蓉、锁阳、怀牛膝、泽兰、沙苑子、覆盆子、防风、淫羊藿各50克,巴戟天、仙茅、砂仁、商陆、五味子、熟附片各40克,猪苓、桂枝、白豆蔻、云木香各30克。

服法:上药制成水丸,每次服12克,每日3次,饭后服。忌辛辣食物,应低盐。连服2剂。

11月28日诊:出示各项复查单:各项指标基本正常,患者精神饱满,心情舒畅,拟用五子复肾汤调理善后(经验方)。

处方:菟丝子、枸杞子、女贞子、车前子、金樱子、赤小豆、党参各20克。

服法:水煎服,5剂,隔日1剂。

释义:慢性肾小球肾炎是由各种细菌、病毒或原虫等感染通过免疫机制、炎症介质因子及非免疫机制等多病因,引起的肾小球疾病,但多数患者与链球菌感染并无明确关系,也无急性肾炎病史,所以慢性肾炎与急性肾炎之间并无肯定的关系。

慢性肾小球肾炎,中医学属"阴水""水肿""肾水""虚劳""腰痛"范畴。

此病可发生于不同年龄,但以青、中年为最多,男性发病较女性为高,本病病程可漫长,可达数十年,凡蛋白尿、血尿、水肿、高血压等,急性肾炎症状迁延不愈,超过1年以上或伴有肾功能不全者,均属于慢性肾小球肾炎的范畴。

中医学治疗此证,主要抓住肺、脾、肾这三者之间的关系,辨别阴虚、阳虚、阴阳两虚很关键,"阳虚易补,阴虚难复"对预后判断非常重要,也为临床治疗用药思路指出了正确方向。

三、肾病综合征

病例一:脾肾阳虚 水湿浸渍

王某,男,54岁,农民。2009年3月12日诊。

1. 主诉 全身水肿,腰酸膝软5年多。

2. 主症 患者5年前患慢性肾小球肾炎,经用中西药物治疗,病情时好时差,每年住院治疗1~2次,近来全身水肿,腰膝酸软加重,患者要求用中医药治疗,故来我处诊治。

体形矮胖,面色苍白无华,精神萎靡,周身乏力,头晕耳鸣,面部水肿,腹部及下肢中度肿胀,面部及下肢按之凹陷不起,腰酸膝软,以夜间尤甚,食欲不振,胸腹不舒,口淡吐涎沫,小便清短,大便不实,舌质淡,苔白微腻,脉沉细而弱。

3. 临床检查与诊断

(1)血清检查:尿素(UREA)12.2mmol/L,三酰甘油(TG)2.27mmol/L,肌酐(Cr)184.6μmol/L,胱抑素C(Cys-C)2.14mg/L,尿酸(UA)487μmol/L,β₂微球蛋白2.9mg/L。

(2)全血检查:血红蛋白(HGB)75.1g/L,血细胞比容(HCT)23%,红细胞平均体积(MCY)71.1fl,平均血红蛋白量(MCH)21.4pg。

(3)尿常规检查:蛋白质(+++),隐血(+),白细胞(+)。

(4)诊断:肾病综合征。

4. 辨证施治 证属脾肾阳虚,水湿浸渍。肾为先天,脾为后天,两者相互滋生为用;肾阳不足,气化失司,水湿潴留难去;脾阳不振,不能运化水湿,气不化水,水邪泛滥;脾肾之阳气虚衰,阳不化气,水湿不行,则水肿之证形成。

5. 临床治疗 治宜健脾益气,温阳利水。用健脾温阳汤加减治之(经验方)。

处方:黄芪30克,熟地黄、山药、茯苓、牡丹皮、泽泻、肉苁蓉、熟附片、车前子、防己各15克,独活、山茱萸、巴戟天、肉桂、补骨脂、怀牛膝各10克,甘草3克。

服法:水煎服,5剂,每剂服2天,第一天,煎1次,服3次,第二天,煎2次,混合服3次。忌辛辣食物,应低盐。

3月25日诊:上药服完后,精神稍好一些,水肿消退不明显,拟加重温运脾阳之药物,达到温阳利水之目的。

处方:熟附片30克,茯苓、白术各25克,白芍、桑寄生各20克,猪苓、泽泻、补骨脂、菟丝子、肉苁蓉、巴戟天、车前子各15克,干姜、肉桂各10克,甘草3克。

服法:同前方,5剂。

4月12日诊:水肿已逐渐消退,仍照前方加重用药。

处方:熟附片50克,茯苓30克,白术25克,白芍、猪苓、泽泻、杜仲、桑寄生各20克,菟丝子、补骨脂、肉苁蓉、车前子、巴戟天、独活各15克,肉桂、干姜各10克。

服法:同前方,5剂。

5月2日诊:水肿消尽,复查正常,健康如常人。患者处于农村,为节省医疗费用,将服过的药渣晒干保存,问余老怎样服法。余老曰:"将等量糯米与药粉碎为细末,每日用100克粉末加点白糖,搓为两个窝窝头,蒸熟后分次食用"后随访3年未复发。

病例二:肾阳虚衰 水湿内侵

陈某,男,68岁,干部。2007年4月23日诊。

1. 主诉 全身水肿,伴阵发性心前区疼痛半年多。

2. 主症 患者有冠心病史十余年,半年前出现全身水肿,住院诊断为:"肾病综合征"。经治疗后,病情有所好转,出院且继续用中西药物治疗,近1个月以来,全身又出现水肿,大量蛋白尿,患者不愿再住院,故来我处求用中医药治疗。

体形矮瘦,面色青而暗黑,头晕耳鸣,精神不振,步履蹒跚,胸腹胀满不舒,食欲减退,面浮身肿,腰以下尤甚,按之凹陷不起,心悸气促,阵发性心绞痛,历时1~5分钟,腰部冷痛酸重,畏寒肢冷,尿量减少而色青,阴茎萎缩,小便时,尿从大腿内侧流溢,舌质淡胖,苔薄白,脉沉细而迟。

3. 临床检查与诊断

(1)血清检查:三酰甘油(TG)2.30mmol/L,肌酐(Cr)197.5μmol/L,尿素(UREA)13.1μmol/L,尿酸(UA)536.4μmol/L,胱抑素C(Cys-C)2.16mg/L。

(2)全血检查：血红蛋白(HGB)74.1g/L,血细胞比容(HCT)20％,红细胞平均体积(MCV)70.1fl,平均血红蛋白量(MCH)20.4pg。

(3)尿常规检查：蛋白(＋＋＋),隐血(＋)、白细胞(＋)。

(4)诊断：肾病综合征伴冠心病。

4. 辨证施治 证属肾阳虚衰,水湿内侵。肾阳虚衰,开阖、气化失司,阴盛于下,水湿潴留难去,而致水肿迁延日久,面浮身肿；肾阳为一身阳气之本,肾阳不足,心阳亦亏,则心悸气促,阳虚不能温煦形体,则畏寒肢冷,肾阳虚衰,阴茎萎缩,小便短而色清。

5. 临床治疗 治宜健脾助阳,温肾利水。用温肾助阳汤加减治之(经验方)。

处方：黄芪1000克,茯苓300克,淫羊藿、石韦各200克,白术250克,怀山药350克,熟附片、猪苓、蝉蜕各150克,红参、泽泻、补骨脂、菟丝子、山茱萸各100克,桂枝80克,薏苡仁60克。

服法：上药粉碎为粗末,每天用150克装入棉布袋中,水煎2次后,混合分3次服。忌辛辣食物,应低盐,服2剂。

7月20日诊：肾病有所减轻,增加冠心病之药物,两者同时治疗。

处方：黄芪300克,白术、茯苓各200克,高丽参、怀山药、薏苡仁、枸杞子、熟附片各100克,蝉蜕、水蛭、淫羊藿、丹参各80克,薤白、三七各60克,猪苓、补骨脂、酸枣仁、车前子、覆盆子各50克,菟丝子、山茱萸、川芎、五味子、莪术、砂仁、瓜蒌壳各40克,泽泻、桂枝、法半夏、陈皮、远志、柏子仁、檀香、沙苑子各30克,香附子20克,沉香15克。

服法：上药制成水丸,每次服12克,每日3次,饭后服。忌辛辣食物,应低盐,连续服2剂。

2008年1月14日诊：检验复查结果：尿素(UA)436.4μmol/L,肌酐(Cr)167.5μmol/L,尿酸(UA)436.4μmol/L,尿蛋白(＋)。复查检验指标好转,临床症状减轻,仍照前法。

处方：黄芪300克,白术、茯苓各200克,熟附片120克,怀山药、薏苡仁、枸杞子、水蛭、高丽参各100克,蝉蜕、淫羊藿、三七、丹参、炙龟甲、生龙骨各80克,猪苓、酸枣仁、薤白各60克,补骨脂、车前子、覆盆子、瓜蒌壳、合欢皮、夜交藤各50克,菟丝子、山茱萸、五味子、莪术、砂仁、石菖蒲、沙苑子、泽泻各40克,桂枝、柏子仁、陈皮、远志、香附子、法半夏、檀香、三棱、益智仁各30克,进口沉香20克。

服法：同前方,上方服2剂。

复查结果:尿素(UA)8.4μmol/L,肌酐(Cr)140μmol/L,尿酸(UA)415μmol/L,胱抑素C(Cys-C)1.2mg/L。

尿蛋白(±),隐血(—),血红蛋白(HGB)155g/L,三酰甘油(TG)1.85mmol/L。

心电图检查:ST段,T波改变。

经用上方2剂后,面浮身肿基本消尽,畏寒肢冷,阴茎萎缩好转,冠心病心绞痛也减轻,仍用上方2剂,后复查基本正常。

病例三:脾肾两虚 湿热内蕴

刘某,女,49岁,城镇居民。2011年7月30日诊。

1. 主诉 面部水肿,下肢水肿,胸腹胀满半年多。

2. 主症 患者有"肾病综合征"已3年多,用过西药激素治疗,病情时好时差,已停用激素半年多,停用激素后,症状反弹,各种检验指标还原,由于患者不愿意再用激素治疗,经人介绍来我处求用中医药治疗。

体形中等偏胖,面色晦滞少华,面部轻度水肿,精神不振,慢性病容,头晕耳鸣,肢体困乏,胸腹胀满,恶心欲呕,食纳不佳,腰膝酸软,脚肚抽筋酸胀,下肢水肢,按之凹陷不起,小便短少,大便稀溏,舌质淡,苔白微腻,脉沉细而涩。

3. 临床检查与诊断

(1)血清检查:三酰甘油(TG)2.40mmol/L,肌酐(Cr)187.5μmol/L,尿素(UREA)12.3μmol/L,尿酸(UA)530.4μmol/L,胱抑素C(Cys-C)2.10mg/L。

(2)全血检查:血红蛋白(HGB)78.4g/L,血细胞比容(HCT)24%,红细胞平均体积(MCV)71.8fl,平均血红蛋白量(MCH)22.1pg。

(3)尿常规检查:蛋白(+++),隐血(+)、白细胞(+)。

(4)诊断:肾病综合征。

4. 辨证施治 证属脾肾两虚,湿热内蕴。脾虚运化失司,则胸腹胀满,食欲不佳,脾为气血生化之源,肌肤失充,水湿不行,则小便短少,大便稀溏;肾虚气化失司,膀胱开阖不利,阴盛于下,水湿潴留难去;湿热之邪壅于肌肤经隧之间,三焦水道不利,则遍身水肿。

5. 临床治疗 治宜健脾滋肾,清热利水。用滋阴固阳补肾丸加减治之(经验方)。

处方:黄芪150克,人参、白术、枸杞子、杜仲各100克,茯苓、熟地黄、知母、金钱草、黄柏、薏苡仁、淫羊藿、益母草各80克,丹参、五味子、广藿香、建曲各60克,当归、陈皮、防风、泽泻、山茱萸、怀山药、蝉蜕、桃仁、紫苏叶、肉苁蓉、锁阳、补骨脂、菟丝子、牡丹皮、车前子、覆盆子、巴戟天、仙茅、怀牛膝、大枣、莪术各50克,砂仁40克,猪苓30克,木香35克,甘草20克。

服法:上药制成水丸,每次服12克,每日3次,饭后服。连续用5剂。

2014年2月26日诊:经用上方连续治疗后,各种临床症状好转,化险指标接近正常,仍照前方加减治之。

处方:黄芪200克,人参120克,杜仲150克,白术、茯苓、龙胆草、柴胡、黄芩、枸杞子各100克,熟地黄120克,白芍、水蛭、知母、黄柏、益母草各100克,丹参、广藿香、淫羊藿各60克,当归、陈皮、防风、泽泻、山茱萸、蝉蜕、怀山药、肉苁蓉、锁阳、补骨脂、菟丝子、牡丹皮、车前子、覆盆子、五味子、怀牛膝、桃仁、熟附片、建曲、砂仁、莪术、沙苑子、牡丹皮、泽兰、大枣各50克,巴戟天、仙茅各40克,肉桂、云木香各30克,甘草15克。

服法:同前方,连续用2剂。

上药服完后复查:各种指标正常已治愈。

病例四:气阴两虚 肾气不足

敖某,女,24岁,农民。2011年2月12日诊。

1. 主诉 头晕眼花,腰膝酸软无力半年多。

2. 主症 患者有慢性肾小球肾炎病史3年多,经断续治疗后病情有所好转,因此结婚,婚后1年生有一子,很健康,自此以后,旧病复发,近半年来,经常头晕眼花,腰膝酸软无力,胃纳不佳,经住院诊断为"肾病综合征",治疗半个月后,好转出院,出院后继续用激素及环磷酰胺治疗,近半个月以来,各种临床症状未见明显好转,经人介绍来我处求用中医药治疗。

体形中等偏瘦,面色淡白少华,头晕眼花,萎靡不振,恶心欲呕,心中烦躁,食欲减退,口黏口干,不欲饮水,全身无水肿,尿色黄,大便先干后稀,月经紊乱,舌质淡,苔薄白有齿痕,脉沉细而涩。

3. 临床检查与诊断

(1)血常规检查:红细胞(RBC)3.0×10^{12}/L,白细胞(WBC)4.5×10^{9}/L,血红蛋白(HGB)78g/L。

(2)尿常规检查:蛋白(+++),隐血(+),白细胞(+),管型(+)。

(3)诊断:肾病综合征(激素已停1月余)。

4. 辨证施治 证属气阴两虚,肾气不足。肾气足则精强,精气化为气,精虚则气乏,精足则气盛。《灵枢·本神》篇曰:"五脏,主藏精者也,不可伤,伤则失守而阴虚,阴虚则无气,无气则死矣。"肾病之气阴两虚,比较常见,由于脏腑虚损,所以病程较长,久虚不复,常与其他虚损并存,相互转化,出现因虚致实,虚实夹杂之变化。

5. 临床治疗 治宜补气健脾,滋阴固肾。用补肺健脾滋肾丸加减治之(经验方)。

处方:黄芪300克,西洋参200克,生地黄、熟地黄、茯苓、女贞子、龙眼肉各100克,枸杞子、墨旱莲各150克,山茱萸、怀山药、水蛭各60克,泽泻、牡丹皮、巴戟天、补骨脂、当归、肉苁蓉、锁阳、菟丝子、五味子、知母、黄柏、麦冬、覆盆子、车前子、川牛膝、桑寄生、楮实子各50克,甘草15克。

服法:上药制成水丸,每次服12克,每日3次,饭后服。忌辛辣食物,应低盐,用3剂。

恢复激素治疗(泼尼松片5mg×6片,分3次服,1月后每5天减1片,直至停药)。

8月30日诊:撤减停止使用激素后,没有出现反弹,检验复查,各项阳性指标下降,临床症状好转,仍照前方加减治疗。

处方:黄芪300克,人参200克,枸杞子、熟地黄各150克,女贞子、墨旱莲、茯苓、黄精、桂圆肉各100克,白芍、山茱萸、怀山药、水蛭、楮实子、泽泻、牡丹皮、补骨脂、菟丝子各60克,巴戟天、肉苁蓉、锁阳、五味子、当归、麦冬、砂仁、知母、黄柏、车前子、覆盆子、川牛膝、桑寄生各50克,甘草20克。

服法:同前,用3剂。

上药服完后,检验复查,各项阳性指标已经正常,临床各种症状消失,体重增加3千克,健康如常人,随访3年未复发。

释义:肾病综合征是临床常见且治疗又很棘手的病症。它是以大量蛋白尿(>3.5g/24h)、低蛋白血症(<30g/L),高度水肿、高脂血症为特征的临床综合征。其诊断标准即所谓的"三高一低"。

在4个诊断根据中,大量蛋白尿是主要的,有的病人没有水肿,或者没有高度的水肿,只要有大量的蛋白尿,就应该按照肾病综合征来对待。

肾病综合征中医治疗的关键,是要辨准肾阴虚、肾阳虚、阴阳两虚这三类大的证型,其他肺脾的辨证比较好辨一点。

肾阳虚使用附子很关键,一般从常用量开始,逐渐加重用量,用到150克,不会有什么反应,而且病情也逐渐好转;肾阴虚用熟地黄、枸杞子很重要,剂量宜大;气虚者,黄芪很重要,剂量宜大,能起到补气利水的作用;蝉蜕、水蛭是治疗慢性肾病很重要的中药,加入在不同的方剂中,能很快改善肾病的临床症状。

四、糖尿病肾病

病例一:燥热伤阴 脾肾两虚

杨某,男,48岁,农民。2010年5月2日诊。

1. 主诉 口渴、多饮、水肿2月余,加重半个月。

2. 主症 患者5年前因口渴、多食、多尿,经门诊检查,患有2型糖尿病,经用二甲双胍片、消渴丸治疗,病情比较稳定,近半个月以来,血糖偏高,口渴多饮,双下肢水肿,腰痛腿软等症状出现,经住院检查诊断:糖尿病肾病,病情好转出院,患者要求用中医药治疗。

体形偏瘦,面色㿠白水肿,头晕眼花,精神萎靡不振,周身软弱无力,双足踝反复性水肿,按之凹陷不起,腰酸背痛,口渴多饮,食欲减退,严重阳痿,大便干结,小便短赤,舌淡,苔白微腻,脉沉细而数。

3. 临床检查与诊断

(1)实验室检查:尿糖(+++),尿蛋白(+++),尿隐血(+)。血常规:轻度贫血,红细胞(RBC)3.2×10^{12}/L,血红蛋白(HGB)98g/L,白细胞(WBC)3.6×10^9/L,血清肌酐(Cr)417μmol/L,空腹血糖(GLU)12.40mmol/L。

(2)血压:126/88mmHg。

(3)诊断:糖尿病性肾病。

4. 辨证施治 证属燥热伤阴,脾肾两虚。燥热损伤肺胃,导致阴伤,阴虚燥热,致肺失治节,津液不能上承,则口渴多饮;脾失健运,内生湿浊,不能通调水道,则面浮足踝水肿;阴伤及气,可致肺肾气阴两伤,肝肾阴亏,脾肺不足,故有脾肾两虚之诸证。

5. 临床治疗 治宜清胃清热生津,补脾滋肾。用清胃润肺汤合脾肾双补汤加减治之(经验方)。

处方:黄芪500克,人参200克,枸杞子150克,熟地黄、蒲公英、败酱草、墨旱莲、水蛭各100克,龙胆草、白芍、白术、茯苓、山茱萸、怀山药、知母、黄芩、黄连、黄柏、女贞子、车前子、楮实子各80克,牡丹皮、补骨脂、菟丝子、肉苁蓉、锁阳、覆盆子、蝉蜕、丹参、五味子、淫羊藿、怀牛膝各60克,沙苑子、泽泻、当归、僵蚕各50克。

服法:上药制成水丸,每次服12克,每日3次,饭后服。应低盐、低脂、低蛋白,连续服3剂后复查。

2011年2月12日诊:上方3剂服完后,各种临床症状的好转,复查各项指标有所下降,仍照前方加减用药。

处方:北黄芪500克,高丽参、西洋参、炙龟甲各150克,熟地黄、枸杞子、白术、茯苓、水蛭、墨旱莲各100克,白芍、丹参、黄连、知母、黄柏、黄芩、益母草、怀山药、女贞子、桑椹、黄精、玄参、蝉蜕各80克,牡丹皮、栀子、泽兰、五味子、山茱萸、苍术、砂仁、补骨脂、菟丝子、覆盆子、车前子、桃仁各60克,泽泻、麦冬、陈皮、当归、川芎各50克。

服法:同前,连续服2剂。

上方2剂服完后,临床症状基本消失,复查各项指标基本正常,嘱每年间断服用中药水丸以巩固疗效,随访观察至今,身体基本正常,能参加一般体力劳动,经常在外打工。

病例二:肾虚水泛 气阴两虚

张某,女,53岁,工人。2004年3月17日诊。

1. 主诉 胸闷,心前区阵发性疼痛,面部、足踝水肿半年多。

2. 主症 患者有2型糖尿病史已8年多,长期口服降糖药物治疗,近年来血压轻度升高,经检查伴有蛋白尿、冠心病,治疗一段时间后,面部水肿,蛋白尿未见好转,故来我处求用中医药治疗。

体形矮胖,面色晦滞少华,面部及眼睑水肿,头晕耳鸣,视物昏花,胸闷不适,心前区阵发性隐痛,心悸气短,失眠多梦,食欲不佳,口渴喜饮,腰酸背痛,双下肢足踝水肿,按之凹陷不起,尿频尿短,尿色浑浊,表面有膏脂,大便干结,舌质淡,苔白微腻,脉沉细而数。

3. 临床检查与诊断

(1)尿常规检查:尿糖(+++),尿蛋白(+++),尿隐血(+)。

(2)血液检查:红细胞(RBC)$3.0×10^{12}$/L,白细胞(WBC)$3.5×10^9$/L,血红蛋白(HGB)105g/L,血清肌酐(Cr)424μmol/L,空腹血糖(GLU)12.80mmol/L。

(3)心电图检查:心动过速,心律失常,T波倒置。提示:冠心病。

(4)血压:146/96mmHg。

(5)诊断:糖尿病性肾病。

4. 辨证施治 证属肾虚水泛,气阴两虚。饮食失调,劳倦太过,损伤肺脾,久则肾气亏虚,影响水液代谢,故头晕耳鸣,腰酸背痛;气虚则气化功能减弱,无以化水,运水无力,阴虚则无以化气,气虚更甚,则水液停聚,发为水肿,日久不消,则心悸气短,胸闷不适。

5. 临床治疗 治宜益气补脾,滋肾养阴。用益气养阴滋肾丸。

处方:黄芪150克,西洋参、熟地黄、枸杞子、北沙参各100克,茯苓、珍珠母、益母草、白术、水蛭、商陆各80克,丹参、墨旱莲、酸枣仁、知母、楮实子各60克,女贞子、葛根、地龙、玉竹、石斛、车前子、泽泻、山茱萸、蝉蜕、泽兰、牡丹皮各50克,当归、麦冬、五味子、天花粉、覆盆子、川芎、远志、红花、补骨脂、菟丝子、肉苁蓉、锁阳、柏子仁、决明子、大枣、夜交藤、合欢皮各40克。

服法:上药制成水丸,每次服12克,每日3次,饭后服。应低盐、低脂、低蛋白。

2011年4月10日诊:以上方为基础,加减治疗7年,糖尿病稳定,空腹血糖在7.0以下,肾病基本治愈,现冠心病比较突出。

处方:黄芪、人参各150克,太子参、杜仲、枸杞子、葛根各100克,丹参、益母草各80克,赤芍、白术、茯苓、生地黄、熟地黄、广藿香、决明子、淫羊藿各60克,五味子、黄芩、黄柏、黄连、知母、怀山药、建曲、车前子、三七、当归、麦冬、牡丹皮、栀子、蝉蜕、莪术、砂仁、补骨脂、菟丝子、泽泻、泽兰、覆盆子、郁金、瓜蒌壳、瓜蒌仁、怀牛膝各40克,檀香、云木香、降香、香附子、川芎各30克,桂枝20克,甘草15克。

服法:同前方,此处方每年间断服。

到现在为止,患者情况良好。

释义:糖尿病性肾病是1型及2型糖尿病最常见的并发症之一,也是1型糖尿病患者主要死因。随着糖尿病(特别是2型)发生率的逐步上升,糖尿病性肾病的发病人数也相应增加。

由于糖尿病性肾病发病隐匿,进展也很缓慢,可以持续多年,直到有面部水肿、蛋白尿、血压偏高时才被发现。

糖尿病性肾病的发病机制为多因素、多系统的作用,是在遗传背景基础上各种因素互相作用的结果,其中高血糖起关键作用。

糖尿病性肾病能否治愈,这是每个患者都非常关心的问题。根据临床资料观察,糖尿病性肾病发现得越早,越容易治疗,基本上是可逆转的,甚至可以使病情恢复正常。

如果进入晚期,尽管血糖、尿糖及血压控制满意,尿蛋白也有一定的改善,但难以使肾脏病变恢复及肾功能的逆转,要治愈是非常困难的。蛋白尿为糖尿病性肾病的主要标志,中医学辨证有肾阴虚,肾阳虚,气阴两虚等证型。

五、膀胱炎

病例一:湿热下注 蕴结膀胱

江某,男,40岁,干部。1985年10月6日诊。

1. 主诉 小便涩滞已月余,加重,小便不通2天。

2. 主症 患者从1985年8月20日开始,小便色黄至小便涩滞,大便坠胀,小腹硬满疼痛,在我院住院部住院治疗1周,未见明显好转,转某医院住院治疗,诊断为:膀胱炎伴膀胱息肉,经膀胱镜检查:膀胱左侧上方有3cm×4cm之憩室1个(呈梨形向下垂),经用抗生素治疗后,好转出院(住院半个月),回家后用中药治疗十余日,病已缓解。10月6日上午,突然出现小便深黄色,后觉小腹硬满、疼痛伴小便涩滞不通,大便坠胀不适,遂来我院急诊住院,除用西药输液外,患者要求请中医科加用中药治疗。

体形较胖,面色青而带赤,急性病容,小声呻吟,小腹疼痛胀满,弯背捧腹,饮食不进,口干口苦,小便量少,涩滞淋漓,尿痛色黄,大便重坠不行,舌质红,苔中心黄腻,脉缓濡而涩。

3. 临床检查与诊断

(1)血常规检查:白细胞(WBC)$13×10^9$/L,红细胞(RBC)$4.8×10^{12}$/L,嗜酸性粒细胞(EO)$0.6×10^9$/L。

(2)尿常规检查:红细胞(++),白细胞(++),透明(+)、颗粒(++),蛋白质(-)。

(3)出院结论:①膀胱炎。②膀胱息肉(3cm×4cm,呈梨形向下垂)。

(4)诊断:膀胱炎伴膀胱息肉。

4. 辨证施治 证属湿热下注,蕴结膀胱。因膀胱气化失司,肾气不固,下阴失洁,湿热之邪,侵入膀胱,蕴结日久,而成息肉;复因肥甘、辛辣,酿湿生热,而成气淋、热淋之证。

5. 临床治疗 治宜清肝利湿,泻热通淋,用清肝通淋饮加减治之(经验方)。

处方:龙胆草25克,黄芩、黄柏、栀子、黄连、知母、滑石、瞿麦、萹蓄各20克,蒲公英、车前草各30克,甘草10克。

服法:水煎服,1剂,不拘时服,12小时内服完。
另用:大黄20克(泡开水服用,大便通泻则止服)。
10月7诊:服1剂后病已缓解,当晚睡得很香,仍照前方加减治之。
处方:龙胆草、茯苓各25克,黄芩、黄柏、知母、栀子、石韦、黄连各20克,薏苡仁50克,木通、泽泻各15克,蒲公英、车前草各30克,甘草10克。
服法:水煎服,1剂,服1天。
10月8日诊:上方服后,小腹不痛,小便增多,现四肢软弱,舌苔中心微黄黑厚腻,脉缓,仍照前方加减治之。
处方:龙胆草、青蒿、黄芩、黄柏、栀子、黄连、石韦、萹蓄、赤茯苓各20克,薏苡仁50克,滑石30克,泽泻、猪苓各15克,车前草50克,甘草10克。
服法:水煎服,3剂,两日1剂,第一天,煎1次,服3次;第二天,煎两次,混合服3次。
服完后,病已痊愈,随访3年未复发。

病例二:湿热蕴结 热盛伤络

谭某,女,70岁,农民。1995年4月16日诊。

1. **主诉** 尿频、尿急、尿痛、血尿、排尿不畅2周。

2. **主症** 患者有尿频、尿急、尿痛、血尿之病史,60岁以后,每年要发作1~2次,一般经用抗生素输液治疗后都会好转,此次发作后,用抗生素输液治疗,开始有效,再用没有疗效,故患者要求改用中医药治疗。

体形瘦长,面色晦滞,近2周以来,精神不振,周身乏力,小便排尿不通畅,出现尿频、尿急、尿痛,有时尿中带血丝或血块,左侧腰痛,不能俯仰伸曲,小腹拘急疼痛,左侧小腹髂窝处疼痛,痛处灼热感,外无包块红肿,口干口苦,饮食无味,大便秘结,舌质红,苔微黄腻,脉细数。

3. **临床检查与诊断**

(1)血常规检查:白细胞(WBC)13.5×10^9/L,红细胞(RBC)4.2×10^{12}/L,嗜酸性粒细胞(EO)0.55×10^9/L。

(2)尿常规检查:红细胞(++),白细胞(++),透明(+),管型(+)。

(3)诊断:膀胱炎伴慢性肾盂肾炎。

4. **辨证施治** 证属湿热蕴结,热盛伤络。湿热蕴结下焦,膀胱气化不利,故尿频、尿急、尿痛;热盛伤络,迫血妄行,故小便涩痛而有血丝、血块。

5. **临床治疗** 治宜清热泻火,利尿通淋。用八正乌苓汤加减治之(经验方)。

处方:龙胆草、水牛角、生地黄、白芍、牡丹皮、滑石、仙鹤草、侧柏叶、白茅根各20克,知母、黄柏、瞿麦、萹蓄、石韦各15克,乌药10克,甘草5克。大黄20克(泡开水兑服中药,大便通泄后,止后服)。

服法:水煎服,3剂,每日1剂。

4月20日诊:服完后,病已愈,用下方。

处方:黄芪、党参各30克,白术、茯苓、广藿香各20克,砂仁、陈皮、泽泻各10克。

服法:同前方,3剂。后随访未再发。

释义:膀胱炎是泌尿道感染之疾病,可分为急性膀胱炎和频发性膀胱炎,其他如肾盂肾炎时常合并膀胱炎,膀胱息肉是在膀胱炎的基础上形成的。

中医学属"淋病"的范畴。中医学认为,引起本病的原因,主要为下阴不洁,情志失调,饮食不节,房劳过度,禀赋不足,久病不愈。主要病机为湿热之邪蕴结下焦,膀胱气化不利;或嗜食辛辣、肥甘、醇酒之类,损伤脾胃,蕴湿生热,下注膀胱,而成为五淋之证。

淋病分为气、血、膏、石、劳五淋,其治疗原则是"实则清利,虚则补益"。实证以膀胱湿热为主者,治宜清热利湿。虚证以脾虚为主者,治宜健脾益气;以肾虚为主者,治宜补虚益肾;虚实夹杂者,治宜虚实兼顾。

六、泌尿系结石

病例一:湿热蕴结 砂石结聚

刘某,女,38岁,农民。2007年2月4日诊。

1. 主诉 双侧阵发性腰痛2年余。

2. 主症 患者两年前突发阵发性腰痛,经治疗后病情缓解,后经B超检查,双侧肾盂内有多发性结石,最大一颗为1.4cm×0.8cm,经治疗后,病情时好时坏,结石并未减轻,某医院劝其手术治疗,因患者惧怕手术治疗,故来我处求用中医药保守治疗。

体形偏胖,面色青而晦滞,阵发性腰痛已2年多,发作时,右侧腰部剧烈绞痛,由腰部沿输尿管放射至膀胱、生殖器、大腿内侧,排尿不畅,有时有血尿,恶心呕吐,大汗淋漓,必须注射哌替啶及阿托品方能缓解,痛止后头晕眼花,周身乏力,口干口苦,食欲不佳,尿频尿急,输液后好转,隔一段时间后,旧病复发,已反复发作5～6次,非常痛苦,故患者要求用中医药治疗,舌质红,苔白微腻,脉沉细而弦。

3. 临床检查与诊断

(1)尿常规检查:隐血(+),白细胞(+)。

(2)彩超检查:双肾多发性结石,最大者1.4cm×0.8cm(右肾盂)。

(3)诊断:泌尿系结石。

4. 辨证施治　证属湿热蕴结,砂石结聚。因饮食不节,嗜食辛辣、肥甘、醇酒之类,损伤脾胃,酿湿生热,湿热蕴结下焦,煎熬尿液,结为砂石,藏于肾中,致腰部绞痛,排尿不畅,如此反复发作。

5. 临床治疗　治宜清热化瘀,软坚排石。用化瘀软坚排石汤加减治之(经验方)。

处方:金钱草、鸡内金、滑石、威灵仙各100克,龙胆草、川牛膝、茯苓各80克,白术、瞿麦、萹蓄各60克,知母、黄柏、车前车、石韦、冬葵子、王不留行各50克,猪苓、白芍、丹参、海金沙各40克,柴胡、当归、制乳香、三棱、莪术、炮穿山甲(研末冲中药汁服)、琥珀(研末冲中药汁服)、泽泻、桂枝各30克,甘草15克,玄明粉(另包冲服,腹泻止后服)200克。

服法:上药粉碎为粗末,分10包,每天将粗药末装入棉布袋中,水煎2次,煎至药汁2000毫升,分4次(冲玄明粉服)服,3剂。

每天早晨和傍晚独自做跳跃动作(可跳绳)30分钟。

3月10日诊:经1个月的治疗后,未发生肾绞痛。彩超复查:右肾结石0.8cm×0.4cm,仍照前方加减治之。

处方:金钱草、鸡内金、威灵仙、滑石、龙胆草各100克,茯苓、川牛膝、桃仁、皂角刺各80克,白术、瞿麦、萹蓄、海金沙各60克,知母、黄柏、王不留行、车前草、败酱草各50克,猪苓、三棱、莪术、制乳香、丹参、石韦、冬葵子、炮穿山甲(研末冲中药汁服)、白芍、柴胡、当归、泽泻各40克,大黄、砂仁、琥珀(研末冲中药汁服)各30克,甘草15克,玄明粉(另包冲服,若腹泻重者,可减量或停止服)150克。

服法:同前方,服3剂(1个月)。多饮水,多跳跃、忌蛋类、豆腐、肥肉、辛辣。

彩超复查,双肾正常,无异常发现。

病例二:湿热蕴结　砂石阻滞

贺某,男,47岁,干部。2011年8月18日诊。

1. 主诉 左侧腰痛半年多。

2. 主症 患者在睡梦中突感左侧腰部剧烈疼痛,马上送医院急诊入院治疗,诊断为"左肾结石,肾绞痛",经治疗后疼痛缓解出院,出院后用过排石冲剂、金钱草冲剂、结石通等治疗2个月,复查结石未见缩小,经人介绍来我处求用中医药治疗。

体形匀称,面色青而晦滞,腰背部酸胀,近几个月未发生腰部剧烈疼痛,左侧肾区有叩击痛,周身乏力,口干口苦,食欲减退,有时有尿频尿急,尿色较黄,大便干结,舌质红,苔薄黄腻,脉弦数。

3. 临床检查与诊断

(1)尿常规检查:尿蛋白(-),隐血(+),白细胞(+)。

(2)彩超检查:左肾结石,0.7cm×0.5cm,右肾无异常发现。

(3)诊断:肾结石。

4. 辨证施治 证属湿热蕴结,砂石阻滞。湿热之邪蕴结下焦,在肾中熬煎尿液而成砂石,砂石阻滞,气血不通则腰腹绞痛;湿热下注则尿频尿急。

5. 临床治疗 治宜清热利湿,化瘀排石。用强力排石汤加减治之(经验方)。

处方:瞿麦、萹蓄、金钱草各50克,威灵仙80克,滑石、车前草、益母草各30克,玉米须、川牛膝各30克,龙胆草、知母、黄柏、鸡内金(研末冲服)、葛根、广藿香、王不留行、海金沙、玄明粉(分次冲中药汁服,泻重者,止服)各20克,莪术、冬葵子、桃仁各15克,木通、炮穿山甲(研末冲服)、琥珀(研末冲服)、大黄、甘草各5克。

服法:水煎服,10剂,每剂粉碎为粗末,分3包,每天1包,将粗末装入棉布袋中,水煎两次,混合分3次服,服3天。

10月9日诊:彩超复查已无结石。

处方:熟地黄、怀山药、茯苓、泽泻、枸杞子、牡丹皮、山茱萸、知母、黄柏、怀牛膝各20克,太子参50克,当归、白芍各10克。

服法:水煎服,3剂,服法同前方。后随访3年未复发。

病例三:下焦湿热 蕴结成石

程某,女,13岁,学生。2006年8月25日诊。

1. 主诉 腰痛、尿频、尿急半年多。

2. 主症 患者半年前喜爱吃柿子饼(糖果类),而且吃得过多,事后觉得腰部疼痛、尿频、尿急、尿短,遂做彩超检查,结论为"双肾多发性结石",故来我处求用中医药治疗。

体形稍瘦,面色淡白少华,精神不振,头晕乏力,食纳不佳,腰背酸胀,双侧肾区有叩击痛,剧烈运动,腰部、小腹有胀痛感,尿频、尿急,排尿不畅,有时尿痛,血尿,尿色黄,大便干结,舌质红,苔白腻,脉沉细而数。

3. 临床检查与诊断
(1)尿常规检查:蛋白质(－),隐血(＋),白细胞(＋)。
(2)彩超检查:双肾多发性小结石。
(3)诊断:双肾多发性小结石。

4. 辨证施治 证属下焦湿热,蕴结成石。由于饮食不节,损伤脾胃,酿湿生热,下注于肾,湿热蕴结,熬煎尿液,而成为砂石之证。

5. 临床治疗 治宜清热利湿,溶石排石。用溶石排石汤加减治之(经验方)。

处方:金钱草50克,鸡内金(研末冲中药汁服)、滑石、威灵仙、车前草、白茅根各30克,瞿麦、萹蓄、玄明粉(冲中药汁服,泻重者,止服)各20克,生地黄、石韦、川牛膝、海金沙各15克,龙胆草、知母、黄柏、三棱、莪术、王不留行、制乳香各10克,大黄、甘草各5克。

服法:水煎服,10剂,每剂服3天,第一天,煎1次,服3次,第二天,煎2次,混合服3次,第三天,煎3次,混合服3次。当天煎,当天服,药渣冰冻,只准药渣过夜,熬的药汁不能过夜。忌蛋类、豆腐、肥肉。

每天早晨及傍晚做跳跃动作(跳绳或跳梯步均可),每次20分钟(开始宜轻,以能忍受为度)。

9月26日诊:经治疗1个月后,临床症状有所减轻,现感觉周身乏力,拟用清热利湿,补气排石法治之。

处方:黄芪、党参、威灵仙、鸡内金、滑石各30克,金钱草50克,瞿麦、萹蓄、川牛膝、海金沙各20克,生地黄、石韦各15克,知母、黄柏、龙胆草、王不留行、三棱、莪术、制乳香各10克,车前子12克,当归、大黄、甘草各5克。

服法:水煎服,35剂,每剂服3天,服法同前方。

2007年3月11日诊:彩超复查:
(1)左侧输尿管上段扩张,致左肾轻度积水,不除外输尿管狭窄。
(2)右肾、输尿管、膀胱未见异常。

双肾未见结石,左肾轻度积水,输尿管下段狭窄,可能有小结石,仍照前面方法加减治之。

处方:党参80克,金钱草、鸡内金各100克,白术、瞿麦、萹蓄、威灵仙、川膝各60克,茯苓50克,白芍、王不留行、山楂各40克,柴胡、当归、猪苓、泽泻、莪术、炮穿山甲、知母、黄柏、制乳香、冬葵子、石韦、砂仁、海金沙、车前子各30克,龙胆草、三棱、琥珀、白豆蔻、建曲各20克,大黄10克,桂枝、甘草各15克。

服法:上药制为水丸,每次服10克,每日3次,饭后服。忌蛋类、豆腐、肥肉。

每天继续做跳跃活动(跳绳或跳梯步均可)每次20分钟,早晚各1次。

4月28日诊:临床症状消失,彩超复查:双肾、输尿管、膀胱无异常。

现月经初潮,心悸、失眠、自汗、记忆力差,拟疏肝解郁,养心安神法治之。

处方:黄芪30克,党参、白芍、生龙骨、生牡蛎各20克,柴胡、白术、丹参、夜交藤、合欢皮、大枣各15克,陈皮、法半夏、胆南星、远志、酸枣仁、砂仁、广藿香、石菖蒲、当归、茯神木各10克,甘草3克。

服法:水煎服,3剂,每剂服2天。

经以上方法治疗后,双肾结石基本治愈,后随访3年未复发。

释义:泌尿系结石是一种常见病,多发病,分肾结石,输尿管结石,膀胱结石等,中医学属"砂淋""石淋""血淋""气淋"的范畴。

泌尿系结石的发病原因,是由尿路梗阻,尿液中晶体物质过多,与尿液中的胶体物质结合沉淀而成。

静止性结石可持续多年不产生任何症状,移动性结石在肾盂、输尿管分界处发生梗阻,则产生肾绞痛,结石移动时,先疼痛而后有血尿,并发感染,可有畏寒、发热、尿频、尿急或尿闭等症状。

治疗结石,较大者以手术治疗或体外震波治疗为好,较小者可用非手术治疗。根据临床资料统计,中药排石有一定优势,痛苦小,花钱少,患者乐于接受。

第四章 循环系统疾病

一、扩张型心肌病

病例一：心气不足 阳虚水泛

古某,女,48岁,农民。2007年7月27日诊。

1. 主诉 心悸怔忡,气急气喘,面部水肿,下肢水肿半年多。

2. 主症 患者自年轻时起患有心肌病,由于起病缓慢,症状不严重,经短期间断治疗,病情好转,结婚后,生过3胎小孩,现月经已停止2年,由于近期病情较重,住过几次医院治疗,病况时好时差,现患者要求改用中医药治疗。

体形较瘦,面色黧黑无华,精神萎靡不振,颜面水肿,下肢水肿,按之凹陷不起,头晕耳鸣,周身乏力,气急喘促,动则尤甚,心悸怔忡,气短自汗,手足不温,上腹饱胀,食欲不佳,大便稀溏,小便短少,舌质淡,苔薄白边青紫,脉沉细结代。

3. 临床检查与诊断

(1)彩超检查:左心房左心室增大,室壁活动度普遍降低,二尖瓣重度反流,三尖瓣、肺动脉瓣轻度反流,左心室收缩舒张功能减退,心包积液。

(2)心电图检查:左心房心室肥大,右心室肥大,T波倒置,右束支传导阻滞。

(3)诊断:扩张型心肌病。

4. 辨证施治 证属心气不足,阳虚水泛。心气不足,心失所养,不能鼓动血液正常运行,则心悸怔忡,气急喘促;清窍失养,血不达脑,则头晕耳鸣,周身乏力;久病体虚,损伤心阳,心失温养,则手足不温,气短自汗;水为阴邪,赖阳气以化之,心阳虚损,气化不利,水液内停,则颜面水肿,下肢水肿。

5. 临床治疗 治宜益气健脾,温阳利水。用益气温阳利水汤加减治之(经验方)。

处方:党参30克,黄芪40克,赤小豆、白术、茯苓、广藿香、建曲、大枣、夜交藤、合欢皮各20克,大腹皮、柏子仁、砂仁各15克,薏苡仁50克,猪苓、泽泻、酸枣仁、云木香、桂枝、熟附片、石菖蒲、莪术各10克,远志、红花、炙甘草各5克。

服法:水煎服,3剂,2日1剂,第一天,煎1次,服3次,第二天,煎2次,混合服3次。应低盐。

7月31日诊:上药服后,病情较平稳,水肿消退不显著,拟加用"调阴阳,转大气"之药物,以尽快消除水肿。

处方:党参30克,黄芪、薏苡仁、茯苓、白术、赤小豆、广藿香、建曲、商陆、夜交藤、合欢皮各20克,大腹皮、大枣各15克,猪苓、泽泻、砂仁、云木香、酸枣仁、柏子仁、桂枝、知母、莪术、石菖蒲各10克,熟附片25克,麻黄、细辛各6克,远志、红花各5克,炙甘草3克。

服法:同前方,3剂。

8月13日诊:上药服后,水肿逐渐消退,临床症状减轻了一部分,效不更方。

拟在原方基础上加车前子20克,商陆15克,麻黄、细辛加重为10克。

服法同前,连服9剂,每剂服2天。

10月6日诊:仍有水肿,临床症状只是减轻了一些,仍用前法加减治之。

处方:黄芪、白术各150克,人参、茯苓、北沙参、薏苡仁各100克,熟地黄、制何首乌、熟附片各60克,泽泻、大腹皮、麦冬、五味子、酸枣仁、细辛、蝉蜕、丹参、砂仁、山楂、合欢皮、夜交藤、车前子、商陆各40克,猪苓、陈皮、远志、麻黄、桂枝、当归、红花、知母、大枣、石菖蒲、白豆蔻各30克,桔梗、川芎各20克,肉桂10克,炙甘草15克。

服法:上药制成水丸,每次服12克,每日3次,饭后服。应低盐。

2008年4月9日诊:上方服完后,水肿消尽,病情好转,拟用下方巩固疗效。

处方:黄芪50克,党参、北沙参各30克,麦冬、枸杞子、山楂、白术、茯苓、车前子、牡丹皮、丹参、合欢皮、夜交藤、怀山药、熟地黄、白芍各20克,当归、酸枣仁、砂仁、柏子仁、蝉蜕、五味子、桔梗各10克,猪苓、泽泻、商陆、大枣、大腹皮各15克,远志、炙甘草各5克。

服法:水煎服,5剂服半个月。服法同前方。

后患者到深圳儿子处,失去联系,不知情况。

病例二:心脾虚衰 阳虚水泛

黎某,男,55岁,农民。2006年6月15日诊。

1. **主诉** 全身水肿,心悸气短,胸脘痞闷8个多月。
2. **主症** 患者从去年9月起,开始下肢水肿,以后逐渐遍及全身,经两次住院治疗,诊断为扩张型心肌病,用西药治疗后,水肿消退,症状缓解,但不久又恢复原状,故患者要求用中医药治疗。

体形偏瘦,面色晦滞水肿,两目微黄,手足胸腹水肿,足踝按之没指,心悸不宁,气急喘促,动则尤甚,头晕耳鸣,手足不温,下肢麻木,胸腹胀满难忍,按之板硬,食欲不佳,口淡不渴,大便不爽,小便短少,舌质淡,苔白微腻,脉沉细而弱,结代。

3. **临床检查与诊断**
(1)心电图检查:左右心室肥大,T波呈缺血型改变,左束支传导阻滞,期前收缩。
(2)多普勒检查:心脏扩大。二尖瓣重度反流,三尖瓣肺动脉瓣轻度反流。
(3)诊断:扩张型心脏病。

4. **辨证施治** 证属心脾虚衰,阳虚水泛。心气为鼓动血液流通之动力,心气不足,不能推动血液正常运行,使血液中之水湿滞留于肌肤,则水湿泛滥,故周身水肿;水性重浊下趋,则以下肢水肿明显,按之没指;脾肾阳虚,运化失司,则脘腹胀满,手足不温,小便短少。

5. **临床治疗** 治宜益气健脾,温阳利水。用益气温阳利水汤加减治之(经验方)。

处方:黄芪40克,党参30克,熟附片、白术、茯苓、葶苈子、商陆各20克,汉防己、猪苓、泽泻、桂枝、大腹皮、大枣、干姜各10克,炙甘草5克。

服法:水煎服,5剂,每剂服2天,第一天,煎1次,服3次,第二天,煎2次,混合服3次。应低盐。

8月10日诊:颜面水肿、下肢、胸腹水肿已消退一半,临床症状好转,舌质淡苔白灰腻,脉沉细极弱,仍照前法加减治之。

处方:黄芪、党参各50克,白术、茯苓、熟附片各30克,猪苓、泽泻、葶苈子、大枣、汉防己、大腹皮各20克,桂枝、干姜、陈皮各10克,肉桂、甘草各5克。

服法:水煎服,5剂,每剂服2天,服法同前方。应低盐。

8月25日诊:水肿退尽,患者自觉全身状况良好,为防止病情反复,用补心温阳安神丸加减治之(经验方)。

处方:黄芪150克,高丽参、太子参、北沙参各100克,熟地黄、白术、茯苓各 80 克,丹参、酸枣仁、远志、合欢皮、夜交藤、柏子仁、熟附片各 50 克,山茱萸、怀山药、牡丹皮、泽泻、车前子、葶苈子、大腹皮、陈皮、大枣各 40 克,砂仁、白豆蔻、桂枝、当归、白芍、川芎、石菖蒲、麦冬、五味子、桔梗、干姜各 30 克,琥珀、炙甘草各 20 克。

服法:炼蜜为丸,每丸重 20 克,每日服 3 丸。

上药服完后复查,扩张型心肌病存在,但病情稳定,嘱长期服药,至今仍生存。

释义:扩张型心肌病程长短不一,短者在发病后 1 年内死亡,长者可存活 20 年以上,不少患者可猝死。

本病型的特征为单侧或双侧心室扩大,心室收缩功能减退,伴或不伴充血性心力衰竭,室性或房性心律失常多见,病情呈进行性加重,死亡可发生于疾病的任何阶段。

本病的病因迄今未明,所以预防较为困难,据临床观察显示,少年及年轻时有病毒心肌炎者,必须彻底治疗,有心慌心累,气短气促者,必须明确诊断,以免造成心肌扩张。

该病在中医学中属"心悸""怔忡""水肿"等范畴。

中医学治疗此病有一定的优势,其病因病机涉及心、肺、脾、肾,所以处方用药属于"大病用大方""复病用复方"的范畴,只要辨证用药准确,是可以延长生存时间的。

二、病态窦房结综合征

病例一:气阴不足 心阴亏损

周某,女,58 岁,农民。2004 年 7 月 4 日诊。

1. 主诉 头目眩晕,心悸气促半年余。

2. 主症 患者有病毒性心肌炎病史,自 40 岁以后经常出现心律失常,经短期治疗后,症状有所减轻,从 50 岁以后,自感体力下降,经常心慌心跳,气短自汗,用过西药治疗,近年来逐渐加重,故来我处求用中医药治疗。

体形偏瘦,面色晦滞,头晕头痛,胸闷不适,心悸气短,神疲乏力,动则气促,自汗肢冷,有时呼吸不畅,有时突然昏倒,短暂不省人事,但能立时苏醒,舌质红苔少,脉沉细而缓,时有结代脉。

3. 临床检查与诊断

(1)心电图检查:①窦性心动过缓。②窦房传导阻滞(中度)逸搏心律。

(2)诊断:病态窦房结综合征。

4. 辨证施治　证属气阴不足,心阴亏损。心气不足,心脉失养,血液运行无力,则神疲乏力;肾阴不足,水不济火,阴血不能上济于心,以致心阴虚,心火内动,扰动心神,故心悸气短,动则气促;阴亏于下,阳扰于上,则头晕头痛,舌红少苔。

5. 临床治疗　治宜补气益阴,滋阴复脉。用补气益阴汤加减治之(经验方)。

处方:黄芪 30 克,北沙参、白芍、茯苓、熟地黄、麦冬各 20 克,丹参、白术、大枣、鸡血藤、合欢皮、夜交藤各 15 克,酸枣仁、当归、五味子、柏子仁、桔梗、陈皮、川芎各 10 克,炙甘草、桂枝、远志各 5 克,阿胶(烊化兑中药服)15 克。

服法:水煎服,15 剂,每剂服 2 天,第一天,煎 1 次,服 3 次,第二天,煎 2 次,混合服 3 次。

8 月 5 日诊:上药服完后,病情稳定,各种临床症状已减轻,心率已在 60 次/分以上,仍照前方加减用药。

处方:黄芪 30 克,生地黄、熟地黄、天冬、麦冬、北沙参、白芍、茯苓各 20 克,丹参、大枣、鸡血藤、合欢皮、夜交藤、白术、阿胶(烊化兑中药服)各 15 克,酸枣仁、柏子仁、当归、桔梗、五味子各 10 克,炙甘草、远志各 5 克,桂枝 3 克。

服法:同前方,30 剂,连续服 60 天。

10 月 9 日诊:各种临床症状基本消失,心率恢复至 65~70 次/分,偶有期前收缩,继续服药以巩固疗效。

处方:黄芪 30 克,太子参、北沙参、熟地黄、麦冬、茯苓、丹参各 20 克,白术、大枣、合欢皮、夜交藤各 15 克,当归、五味子、酸枣仁、柏子仁、桔梗、川芎、陈皮各 10 克,炙甘草、桂枝、砂仁各 5 克,肉桂 3 克。

服法:水煎服,10 剂,每剂服 3 天,第一天,煎 1 次,服 3 次,第二天,煎两次,混合服 3 次,第三天,煎 3 次,混合服 3 次。

上药服完后,临床症状已消失,精神饱满,还能干一些轻体力劳动,后经心电图复查,大致正常,后随访 3 年未复发。

病例二:心气不足　心阳虚衰

谭某,男,67 岁,干部。2008 年 5 月 3 日诊。

1. 主诉 头晕乏力,心悸怔忡,胸腹胀满4个多月。

2. 主症 患者有冠心病史,3年前因心动过缓,严重心悸,晕厥,诊断为病态窦房结综合征。于2001年3月安装人工心脏双腔起搏器,在使用中各种情况尚好,至2010年1月起,临床症状又恢复到安起搏器前的状态,已在原医院住院治疗近3个月,患者感到胸闷胸痛,心悸怔忡,气短气促,胸腹饱胀,非常痛苦,故患者要求出院改用中医药治疗。

体形偏瘦,面色晦滞少华,头晕眼花,周身酸痛,四肢乏力,手足不温,心悸失眠,自汗气促,记忆力差,胸闷胸痛,上腹饱胀不适,不思饮食,尿少便溏,舌质淡,苔薄白,脉沉细而迟,偶有结代脉。

3. 临床检查与诊断

(1)心电图检查:①窦性心动过缓(心率45~50次/分)、心律失常、房颤。②窦房传导阻滞合并束支传导阻滞。

目前人工心脏双腔起搏器发生失效,所以恢复自身缓慢心律(用过射频电消融)。

(2)诊断:病态窦房结综合征(冠心病)。

4. 辨证施治 证属心气不足,心阳虚衰。心气不足,不能鼓运血液正常运行,心失所养,则心悸气短,脉沉细而迟;清窍失养,则头晕乏力;气虚而表卫不固,则自汗气促;久病体虚,损伤心阳,心失温养,阳气不足,故胸闷胸痛,上腹饱胀;血液运行迟缓,肢体失于温煦,则手足不温,面色少华。

5. 临床治疗 治宜补益心气,温补心阳。用病窦丸加减治之(经验方)。

处方:熟附片(先煎30分钟)、黄芪各30克,白术、茯苓、广藿香、丹参、建曲各20克,酸枣仁15克,当归、桂枝、人参、云木香、檀香、砂仁、郁金、莪术、干姜、石菖蒲各10克,细辛、炙甘草各5克,大枣12克。

服法:水煎服,试服3剂,每剂服2天,第一天,煎1次,服3次,第二天,煎2次,混合服3次。

3剂药服完后,病情奇迹般地好转,效不更方。上方熟附片一味,每10天后每剂药增量5克,连续服用10剂后,患者自我感觉良好,面色、心跳、饮食、活动基本正常,已停人工心脏双腔起搏器。

5月30日诊:各种临床症状已经消失,心率恢复到65~70次/分,为巩固疗效,继续照前方加减用药。

处方:熟附片(先煎30分钟)、黄芪各40克,白术、茯苓、建曲、丹参、广藿香各20克,酸枣仁15克,人参、西洋参、当归、桂枝、云木香、檀香、砂仁、莪术、郁金、细辛、柏子仁、干姜、大枣、麦冬各10克,五味子、远志、炙甘草各

5克。

服法:水煎服,10剂,每剂服2天,每日服3次,服法同前方。

上方服10剂后,临床症状基本治愈,心电图检查,与服中药治疗前对比有一些改善,为了稳定病情,巩固疗效,以后可间断服中药治疗。

2010年10月5日诊:患病已间断治疗两年半,前2个月是连续治疗,以后是间断治疗,时至今日,病情基本稳定,经心电图复查:冠心病客观存在,但房室传导阻滞及束支传导阻滞有所好转,患者自我感觉良好,除加强自身锻炼外,间断服药治疗也起到也关键的作用,现心率为70~75次/分,血压14/10kPa,血糖、血脂、胆固醇、血黏稠度基本正常,现拟用丸药处方。

处方:黄芪300克,野山参、花旗参各150克,茯苓、酸枣仁、枸杞子、炙龟甲各100克,茯神木、熟地黄、生龙骨、生牡蛎、怀山药、莲米、芡实、丹参各80克,柏子仁、五味子、砂仁、广藿香、白芍、夜交藤、合欢皮、白术各60克,檀香、山茱萸、鹿茸、建曲、龙眼肉、莪术、三七、郁金、大枣、石菖蒲各50克,当归、远志、麦冬、桂枝、降香、红花、云木香各40克,沉香、炙甘草各15克。

服法:上药制成水丸,每次12克,每日服3次。嘱间断用药,以后每年服1剂,至今生存良好。

病例三:心气衰弱 心阳不振

吴某,女,41岁,城镇居民。2012年10月17日诊。

1. 主诉 头晕眼花,周身乏力,心悸气短,上腹饱胀1年多。

2. 主症 患者有心肌炎及慢性胃炎的病史,近1年以来,经常出现头晕眼花、短暂晕厥每月发作1~2次,神疲乏力,上腹饱胀不适,经某医院诊断为病态窦房结综合征,用过西药治疗,但疗效不十分满意,经人介绍来我处求用中医药治疗。

体形稍胖,面色青而晦滞,头晕眼花,精神萎靡不振,四肢乏力,心悸气短,失眠多梦,记忆力差,反应迟钝,有时突然黑矇晕厥,几分钟恢复,每月发作1~2次,胸闷不舒,不思饮食,上腹饱胀,大便不爽,小便短少,月经紊乱,舌质淡,苔白薄白边蓝黑色,脉沉细而迟,偶有结代脉。

3. 临床检查与诊断

(1)心电图检查:①窦房传导阻滞逸搏心律。②心动过缓44次/分。③左心室舒张功能降低。

(2)诊断:病态窦房结综合征。

4. 辨证施治 证属心气衰弱,心阳不振。心气不足,鼓动血脉无力,气血不能达于头脑,则头晕眼花,反应迟钝,甚或晕厥;心之脉络失养,血气虚弱,则气短心悸,脉沉细而迟;久病体虚,损伤心阳,胸中阳气不足,故胸闷不舒,上腹饱胀不适。

5. 临床治疗 治宜温补心阳,补益心气。用病窦丸加减治之(经验方)。

处方:黄芪200克,高丽参150克,赤芍、白术、茯苓、熟附片、酸枣仁、丹参、生龙骨、生牡蛎各80克,北沙参100克,广藿香、建曲、砂仁、莪术、夜交藤、合欢皮、瓜蒌壳各60克,柏子仁、郁金、桃仁、大枣、石菖蒲、山楂各50克,桂枝、细辛、法半夏、麦冬、远志、川芎、红花、五味子、干姜、当归各40克,云木香30克,炙甘草20克。

服法:上药制成水丸,每次服12克,每日3次,饭后服。

12月30日诊:各种临床症状已减轻,心率已增至68～70次/分,现头晕头痛,上腹饱胀不适,仍照原方加减治之。

处方:黄芪400克,太子参300克,党参、天麻、葛根各200克,白术、茯苓、酸枣仁、生龙骨、生牡蛎、熟地黄、枸杞子各150克,枳壳、熟附片、大枣、夜交藤、合欢皮、淫羊藿、建曲、黄连、广藿香、莪术、细辛、陈皮、防风、僵蚕、杭菊花、白芷、柏子仁、瓜蒌仁、郁金、桃仁、红花、五味子、石菖蒲、砂仁、法半夏、丹参各80克,桂枝、羌活、独活、川芎、广木香、三棱、高良姜、香附、蔓荆子、藁本、泽泻、麦冬各60克,檀香50克,猪苓、沉香、炙甘草各30克。

服法:同前方。

由于患者系省外人,所以带药较多,据经常在电话上联系随访,自此以后,病情基本稳定,心率正常。

释义:病态窦房结综合征是由于冠心病、心肌病、病毒性心肌炎及神经体液、内分泌等局部病变,引起窦房结起搏功能和传导功能或两者均出现功能障碍,产生多种形式的心律失常和临床症状。有明显症状患者的年龄为40～50岁和50～70岁者最多见。

治疗本病,现代医学以安装人工心脏起搏器为好,如不愿意或不适合安装人工心脏起搏器者,可采用中医保守方法治疗,按照中医辨证论治的方法用药1～3年,有部分病例可以恢复健康。

中医学属"迟脉证""胸痹""心悸""晕厥"等范畴。

中医治疗此病的关键是要抓住"心气不足,阴阳亏衰"的病机,要"补气勿惧疑,温阳勿畏燥,滋养心阴复亏损,搏动心阳复心律",这是治疗此病的基本原则。

三、病毒性心肌炎

病例一:湿热内蕴 心阴不足

杨某,男,51岁,工人。2010年11月3日诊。

1. 主诉 心慌、气短、乏力、上腹痛1月余。

2. 主症 患者1个月前有感冒,出现头痛发热,全身酸痛,咽喉痛,上腹痛,腹泻等症状,经治疗后,感冒有好转,在恢复期自感周身软弱无力,心慌心跳,气短气促等,经门诊检查,结论为:病毒性心肌炎伴胆囊炎、胃炎。用过西药治疗,因疗效不显著,故来我处求用中医药治疗。

体形偏瘦,面色晦滞少华,头晕眼花,周身软弱乏力,心悸怔忡,气短气促,胸闷不舒,右上腹隐痛,恶心欲呕,食欲不佳,小便黄,大便不爽,舌质红苔薄黄,脉沉细而数,时有结、代脉象。

3. 临床检查与诊断

(1)血液检查:白细胞(WBC)11.5×10⁹/L,血沉(ESR)30mm/h,血清肌酸激酶(CK)315U/L。

(2)心电图检查:心律失常,期前收缩,T波倒置,心率120次/分,血压正常。

(3)B超检查:慢性胆囊炎。

(4)胃镜检查:慢性胃炎。

(5)诊断:病毒性心肌炎(伴胆囊炎、胃炎)。

4. 辨证施治 证属湿热内蕴,心阴不足,肝郁气滞。风寒湿邪,侵袭体表,痹阻经脉,内舍于心,致心阴不足,发为心悸怔忡,头晕乏力;肝郁气滞,日久化火,气火扰心,也可致心悸、气短;气滞不解,久则血瘀,心脉瘀阻,亦可致心悸气促。

5. 临床治疗 治宜清热解毒,疏肝利胆。用清解宁心汤合慢胆健脾方加减治之(经验方)。

处方:太子参150克,生龙骨、生牡蛎各80克,北沙参、白芍、生地黄、枸杞子、酸枣仁、金钱草各60克,白术、茯苓、麦冬、夏枯草各50克,龙胆草、柴胡、当归、丹参、黄芩、黄连、五味子、柏子仁、山楂、三七、郁金、延胡索、广藿香、建曲、砂仁、莪术、黄柏、合欢皮、夜交藤、鸡内金各40克,云木香、琥珀、石菖蒲、陈皮、法半夏各30克,沉香、炙甘草各15克。

服法:上药制成水丸,每次服12克,每日3次,饭后服。忌烟酒辛辣。服完后病情有好转,心率已减为每分钟72次,再续服1剂。

2011年3月25日诊:现时有头痛,气短,仍照前方加益气祛风之药治之。

处方:黄芪、太子参各150克,金钱草、夏枯草、蒲公英、败酱草各80克,白芍、茵陈、广藿香、地骨皮、鸡内金各60克,白术、茯苓、葛根、酸枣仁各50克,柴胡、当归、丹参、防风、僵蚕、白芷、川芎、羌活、独活、升麻、陈皮、法半夏、莪术、三七、郁金、建曲、砂仁、柏子仁、山楂、黄芩、黄连、黄柏、牡丹皮、栀子、苦参、知母、夜交藤、石菖蒲各40克,云木香、三棱、香附子各30克,沉香、甘草各15克。

服法:同前方,服2剂。

后复查,各项指标正常,病已愈未复发。

病例二:气阴两虚 心脉瘀阻

唐某,男,32岁,干部。2010年10月6日诊。

1. 主诉 心慌气短,心前区隐痛1年余,加重1月余。

2. 主症 患者一年前因一次重感冒后,身体逐渐羸瘦,并有心慌气短,全身乏力,不耐劳累之症状,经某医院住院检查诊断结论为"慢性病毒性心肌炎",用过西药抗生素、激素治疗,因疗效较差,经人介绍来我处求用中医药治疗。

体形较瘦,面色苍白少华,全身软弱,乏力明显,头晕目眩,多汗失眠,胸闷不舒,心前区隐痛,恶心欲吐,心悸怔忡,稍微活动后,心累气短,口干舌燥,大便干,舌质红,苔薄白,脉沉细结代。

3. 临床检查与诊断

(1)心率95次/分,血压97/74mmHg。

(2)血液检查:白细胞(WBC)$11.2×10^9$/L,血沉(ESR)32mm/h,血清肌酸激酶(CK)310U/L。

(3)心电图检查:心律失常、期前收缩、T波倒置。

(4)诊断:慢性病毒性心肌炎。

4. 辨证施治 证属气阴两虚,心脉瘀阻。心气不足,不能鼓动血液正常运行,心失所养,则心悸气短;肾阴不足,水不济火,心肾不交,阴血不能上济于心,阴亏于下,阳亢于上,则头晕目眩;心主血脉,心脉瘀阻,血瘀气滞,心阳被遏,则胸闷不舒。

5. 临床治疗 治宜益气生血，养阴复脉，清热安神，疏通瘀结。用益气养阴复脉丸加减治之(经验方)。

处方：黄芪200克，人参、太子参各150克，生地黄、熟地黄、白术、茯苓、生龙骨、生牡蛎各100克，丹参、苦参、玄参、麦冬、白芍、五味子、瓜蒌壳、黄连、瓜蒌仁、酸枣仁、阿胶各60克，当归、柏子仁、黄芩、砂仁、大枣、合欢皮、夜交藤、石菖蒲各50克，郁金、远志各40克，降香、炙甘草各30克，琥珀、桂枝各20克。

服法：上药制成水丸，每次服12克，每日3次，饭后服。

2011年1月3日诊：上药服完后，自我感觉病情有好转，但食欲不好，性功能减退明显，仍照前方减瓜蒌仁、大枣、石菖蒲，加沉香、云木香各20克，鹿茸片、广藿香、莪术各50克，龟甲胶80克，建曲40克。

服法：同前方。

上方连服3剂后复查，各项指标接近正常，心率72次/分，心律整齐，食欲好转，各种临床症状减轻，仍遵前法加减治之。

7月20日诊：轻度乏力，上楼梯爬斜坡有轻微气促的感觉，胸痛不明显，心悸怔忡明显减轻，舌质淡，苔薄白，脉沉细，拟用以下处方。

处方：黄芪200克，红参、太子参各150克，生地黄、熟地黄、白术、茯苓、生龙骨、生牡蛎各100克，龟甲(炙)、酸枣仁、五味子各80克，丹参、玄参、麦冬、白芍、瓜蒌壳、黄芩、黄连各60克，当归、柏子仁、砂仁、建曲、莪术、广藿香、白芍、合欢皮、夜交藤、大枣各50克，川芎、苦参、远志、桂枝、檀香、降香、鹿茸片、天冬、石菖蒲、法半夏、郁金各40克，香附子30克，琥珀、甘草各20克。

服法：同前方，服2剂。

12月10日诊：患者自诉，病已基本治愈，仍服1剂巩固疗效。

处方：黄芪200克，人参、北沙参各150克，生地黄、熟地黄、白术、茯苓、生龙骨、生牡蛎、枸杞子各100克，五味子、瓜蒌壳、炙龟甲各80克，丹参、麦冬、酸枣仁、苦参、黄芩、黄连、百合各60克，白芍、柏子仁、砂仁、建曲、鹿茸片、广藿香、合欢皮、夜交藤、大枣、当归各50克，延胡索、郁金、桂枝、檀香、降香、云木香、乌药、陈皮、知母、石菖蒲各40克，川芎、远志、法半夏、香附子、益智仁各30克，琥珀、沉香、炙甘草各20克。

服法：同前方。

上药服完后，进行各项检查，均已正常，患者是包工头，在治疗后期，一边治疗，一边上班，身体复原很好，后随访3年未复发。

病例三:热毒内蕴 湿犯心脾

陈某,男,18岁,学生。2009年10月1日诊。

1. 主诉 自汗,心慌心累半年余。

2. 主症 患者系在校学生,半年前患重感冒,有头晕头痛,畏寒发热,全身酸痛,咽喉肿痛,轻微腹泻的症状,经请假住院治疗1周后,感冒基本治愈,回校继续上课,近段时间,晚上多汗,有时湿透衣衫,胸闷不舒,气短气促,动则尤甚,根本不能上体育课,经人介绍来我处求用中医药治疗。

体形瘦长,面色淡白无华,头晕眼花,周身乏力,食欲不振,胸闷心烦,心悸怔忡,多汗,尤以晚上为甚,气短气促,稍微活动则更为严重,口干口苦,小便黄,大便不爽,舌质红,苔薄黄,脉弦细而数。

3. 临床检查与诊断

(1)血液检查:白细胞(WBC)12.1×10^9/L,血沉(ESR)38mm/h,血清肌酸激酶(CK)385U/L。

(2)彩超检查:①二尖瓣瓣膜增厚,回声增强。②肺动脉瓣轻度反流。

(3)诊断:病毒性心肌炎。

4. 辨证施治 证属热毒内蕴,湿犯心脾。感受外邪,湿盛而生热,湿热之毒,阻于周身经络,故有头晕眼花,周身乏力,食欲不振之证;湿热蕴结不解,则胸闷心烦;湿热痹阻经脉,内舍于心,发为心悸怔忡,气短气促之证。

5. 临床治疗 治宜清热解毒,渗湿宁心。用清解宁心汤合清心渗湿汤加减治之(经验方)。

处方:金银花、连翘、板蓝根、玄参、酸枣仁、茯苓、白术、蒲公英、败酱草、夏枯草、半枝莲各80克,太子参、生地黄、石膏各100克,苦参、麦冬、天冬、牡丹皮、广藿香各60克,柏子仁、丹参、黄芩、黄柏、黄连、知母、栀子、厚朴、砂仁、蝉蜕、石菖蒲、白芷、建曲各50克,桔梗、防风、法半夏、菊花、射干各40克,远志、僵蚕、陈皮、大枣、甘草各30克。

服法:上药制成水丸,每次服12克,每日3次,饭后服。

12月8日诊:上药服后,各种临床症状减轻,服完后复查:白细胞、血沉、血清肌酸激酶都有所下降,心率80次/分。

现仍心悸怔忡,气短气促,口已不干不苦,汗已减少,仍照前方加益气宁心之药品加减治之。

处方:黄芪150克,人参、太子参、北沙参各100克,金银花、连翘、生地黄、板蓝根、茯苓、蒲公英、败酱草、生龙骨、生牡蛎各80克,苦参、玄参、麦冬、酸枣仁、白术、合欢皮、夜交藤、阿胶各60克,天冬、丹参、五味子、白芍、砂仁、山楂、黄芩各50克,柏子仁、黄连、防风、蝉蜕、大枣各40克,远志、桔梗、石菖蒲、炙甘草、当归、陈皮各30克,桂枝20克。

服法:同前方,服2剂。

上药服1剂后,各种临床症状基本消失,服完两剂后复查,各项指标正常,第二年考大学体检,一切正常,顺利入学,后随访家长,据称一直未复发,已参加工作。

病例四:心气不足 心阴亏虚

苏某,男,14岁,学生。2010年1月3日诊。

1. 主诉 头晕、心悸、气促,乏力,纳差,消瘦3个多月。

2. 主症 患者3个月前患感冒,有发热、周身酸痛、咽痛、腹泻等症状,经输液治疗后已痊愈。以后不久,又出现上述症状,经某诊所门诊治疗,认为是感冒后贫血,经输用复方氨基酸多瓶,未见明显好转,而且还逐渐加重,身体也日渐消瘦,故来我处求用中医药治疗。

体形较瘦,面色淡白无华,头目眩晕,恶心欲吐,周身疲乏无力,食纳不佳,身体逐渐消瘦,心悸气促,不能做剧烈活动,走路稍微快一点,即感到气不接续,夜间出汗,睡眠不稳,大便溏薄,小便色白,舌质淡,苔薄白,脉沉细而数。

3. 临床检查与诊断

(1)心电图检查:心律失常,室性期前收缩。

(2)血液检验:白细胞(WBC)$10.5×10^9$/L 稍高,红细胞(RBC)$3.3×10^{12}$/L,血红蛋白(HGB)100g/L,均偏低。血清肌酸激酶(CK)290.5U/L,肌酸激酶同工酶(CK-MB)96.8U/L,血清肌红蛋白(Mb)84.7ng/ml,血清乳酸脱氢酶(LD)293 IU/L。

(3)诊断:病毒性心肌炎。

4. 辨证施治 证属心气不足,心阴亏虚。心气不足,不能鼓动血液正常运行,心失所养,则心悸气促,头目眩晕;气虚而表卫不固,则自汗;阴血不足,水不济火,不能上济于心,以致心阴亏虚,心火内动,阴不济阳,则心悸气促,身体日渐消瘦。

5. 临床治疗 治宜益气生血,养阴复脉。用益气养阴复脉丸加减治之(经验方)。

处方:黄芪、党参、太子参各150克,生地黄、熟地黄、生龙骨、生牡蛎、夜交藤各 100 克,白术、茯苓、酸枣仁、五味子、玄参、炙龟甲各 80 克,麦冬、丹参、黄连、阿胶各 60 克,柏子仁、远志、大枣各 50 克,当归 40 克,桂枝、炙甘草各 30 克。

服法:上药粉碎为粗末,每日用 100 克,装入棉布袋中,水煎两次后,混合分 3 次服,连续服 3 剂。

3 月 12 日诊:上药服 3 剂后,病情减轻,临床症状好转,食欲正常,体重增加,仍照前方加减治之。

处方:黄芪 150 克,人参、太子参各 100 克,玄参、炙龟甲各 80 克,白术、茯苓、生龙骨、生牡蛎、鸡内金、阿胶各 60 克,丹参、白芍、酸枣仁、大枣、夜交藤、广藿香各 50 克,砂仁、五味子、黄芩、黄连、全瓜蒌、法半夏、建曲、陈皮、山楂、苦参各 40 克,当归、郁金、麦冬、桔梗、柏子仁、远志、莪术、合欢皮、石菖蒲各 30 克,桂枝、降香、琥珀、炙甘草各 20 克。

服法:上药制成水丸,每次服 10 克,每日 3 次,饭后服,连续服 2 剂。

服完 1 剂后,心电图、血液检验复查,各项指标基本正常,嘱其继续服 1 剂,以资巩固,后随访 3 年未复发。

释义:病毒性心肌炎是指心肌中有局限性或弥漫性的急性、亚急性或慢性炎性病变,常为各种全身性疾病的一部分。

各种病毒都可引起心肌炎,其中以引起肠道和上呼吸道感染的各种病毒感染最多见。这些病毒感染后,导致心肌坏死性的心肌间质炎症,最后累及心脏起搏细胞和传导系统而成为病毒性心肌炎。

中医学属"脚气冲心""心水""心痹"等范畴。

某些病毒性心肌炎诊断较难,病例三就是一个例子,起初认为"气阴两虚",服过黄芪、党参、当归、五味子很多剂,基本无疗效,以后检查"心肌酶谱"较高,才确诊为"病毒性心肌炎",改按"清热解毒,渗湿宁心"治疗,才产生了疗效,最后得以治愈。

中医药治疗此病,只要辨证准确,基本上都能治愈,临床上这类病例很多,这说明中医药治疗此病的疗效是可靠的。

四、慢性风湿性心脏病

病例一:心气不足 心神不安

冷某,男,54 岁,农民。2006 年 7 月 25 日诊。

1. **主诉** 心悸、气短、多汗、下肢水肿1年多。
2. **主症** 患者有慢性风湿性心脏病史,一年多前逐渐加重,已有五六年不能干农活,且易患感冒,感冒后病情更加严重,因此长期间断服药。近来心慌心累、气促、多汗、下肢水肿加重,治疗后效果不明显,故来我处求用中医药治疗。

体形偏瘦,面色暗滞少华,头晕眼花,周身乏力,心悸怔忡,气短气促,胸闷不舒,动则尤甚,干咳自汗,上腹饱胀,失眠多梦,无梦滑精,食欲不佳,踝部水肿,按之凹陷不起,舌质淡,苔白微腻,脉沉细结代。

3. **临床检查与诊断**
(1)听诊:心尖区全收缩期吹风样杂音,响度在4级以上,杂音粗糙;舒张期低调,短促,中期杂音,心率100次/分,心界扩大。
(2)心电图检查:窦性心律,P波增宽呈双峰形,提示为左心房增大。
(3)诊断:慢性风湿性心脏病(二尖瓣关闭不全)。

4. **辨证施治** 证属心气不足,心神不安。心气不足,不能鼓动血液正常运行,心失所养,则心悸、气短、气促;清窍失养,则头晕乏力;气虚而表卫不固,则自汗干咳;心病及肾,肾精不固,则无梦滑精;心病及脾,则食欲不佳,致踝部水肿。

5. **临床治疗** 治宜益气生血,补心安神。用补心安神丸加减治之(经验方)。

处方:黄芪150克,高丽参100克,北沙参、熟地黄、枸杞子各80克,白术、茯苓、煅龙骨、煅牡蛎、酸枣仁各60克,麦冬、山茱萸、金樱子、防风、五味子、沙苑子、覆盆子、丹参、菟丝子、葶苈子、车前子、大枣各50克,当归、陈皮、远志、柏子仁、合欢皮、夜交藤各40克,砂仁、白豆蔻、广藿香、枳壳、益智仁各30克,云木香、琥珀、炙甘草各20克。

服法:炼蜜为丸,每丸重30克,每次服1粒,每日2次,温开水送服,连续服2剂。

12月28日诊:上药服完后,各种临床症状好转,二尖瓣关闭不全客观存在,现仍心悸气短,食欲欠佳,仍照前法加减治之。

处方:黄芪150克,人参、北沙参各100克,熟地黄、枸杞子各80克,白术、茯苓、酸枣仁各60克,炙龟甲、煅龙骨、煅牡蛎、大枣、合欢皮、夜交藤各50克,麦冬、升麻、莪术、柏子仁、五味子、鸡血藤、石菖蒲、山茱萸各40克,柴胡、陈皮、远志、广藿香、建曲、防风、砂仁、白豆蔻、益智仁、当归各30克,琥珀、云木香、炙甘草各20克,沉香15克。

服法:上药制成水丸,每次服12克,每日3次,饭后服。

该患者经用中药治疗后,虽然二尖瓣关闭不全客观存在,但心脏的代偿功能增强了,所以临床症状有一定的缓解,今后如何,应视病情的发展而定。

病例二:气血两亏 阳气不足

江某,男,76岁,农民。2008年9月2日诊。

1. 主诉 心慌心累,气促气短,手足畏寒时5年多。

2. 主症 患者自30多岁起因经常心慌心跳,气促气短,不能参加生产劳动,经检查,患有慢性风湿性心脏病,当时正值"文革"时期,中西药物较缺,患者求余治疗,经用人参鹿茸补心丸治疗后,各种临床症状缓解,身体很快恢复,能下地干农活,直到2003年又出现心悸怔忡,气促气短,经多处治疗,疗效不显著,才又找到我诊治。

体形消瘦,面色萎黄无泽,头晕耳鸣,精神不振,胸闷不舒,心悸怔忡,过度自汗,气促气短,稍微活动则更甚,端坐呼吸,食欲不振,手足不温,背微畏寒,小便清白,大便不爽,脉沉细结代,舌质淡,苔薄白微腻。

3. 临床检查与诊断

(1)听诊:心尖区全收缩期吹风样杂音,响度5级以上;主动脉瓣区舒张期杂音,坐位前倾呼气末时明显。

(2)心电图检查:左心房、左心室肥大劳损,电轴左偏,T波倒置,束支阻滞。提示为二尖瓣关闭不全,主动脉瓣中度关闭不全。

(3)诊断:慢性风湿性心脏病。

4. 辨证施治 证属气血两亏,阳气不足。久病体虚,气血两亏,生化乏源,周身失养,则面色萎黄无泽,头晕耳鸣,精神不振;损伤心阳,心失温养,故心悸怔忡;胸中阳气不足,故胸闷不舒,气促气短,心阳虚衰,血液运行迟缓,肢体失于温煦,故形寒肢冷。

5. 临床治疗 治宜补气生血,强心温肾。用补气生血汤合强心温肾汤加减治之(经验方)。

处方:黄芪500克,高丽参、北沙参各300克,熟地黄、枸杞子各250克,白术、茯苓、龟甲胶、鹿角胶各200克,五味子160克,天麻150克,当归、丹参、酸枣仁、麦冬、泽泻、怀山药、牡丹皮各120克,海龙、夜交藤、合欢皮、肉苁蓉各100克,熟附片、砂仁、补骨脂、大枣、菟丝子、覆盆子、车前子、怀牛膝、山茱萸、远志各80克,菊花60克,炙甘草30克,肉桂15克。

服法:上药制成水丸,每次服12克,每日3次,饭后服。连续服2剂,第二剂加锁阳100克,葶苈子60克。

2010年1月17日诊:精神面貌、面色、各种临床症状均有好转,心电图检查、听诊等客观指标与原有检查基本相同,由于用中药治疗,提高了心脏的代偿功能,所以临床症状得以改善,继续用原方加减治之。

处方:黄芪500克,红参300克,龟甲胶、白术、茯苓各200克,北沙参、熟地黄、枸杞子各250克,五味子160克,怀山药150克,酸枣仁、当归、丹参、山茱萸、泽泻、牡丹皮各120克,麦冬、熟附片、海龙、合欢皮、夜交藤、肉苁蓉、锁阳各100克,砂仁、大枣、覆盆子、车前子、菟丝子、补骨脂、怀牛膝、柏子仁各80克,远志、菊花、鹿茸、石菖蒲各60克,葶苈子50克,肉桂、炙甘草各20克。

服法:同前方,连续服2剂。

2011年7月27日诊:治疗至今,刚好5年整,患者自服用中药丸子后,病情稳定,停用则心中不舒服,故外出必须将丸药带在身边,现仍照原方加减用药。

处方:黄芪250克,人参150克,熟地黄、枸杞子各120克,白术、茯苓、牡丹皮、龟甲胶各100克,五味子、怀山药、合欢皮、夜交藤各80克,当归、丹参、酸枣仁、柏子仁、北沙参、麦冬、山茱萸、熟附片、泽泻、肉苁蓉、锁阳各60克,海龙、葶苈子、菟丝子、补骨脂、怀牛膝、建曲、梅花鹿茸各50克,覆盆子、大枣、车前子、砂仁、莪术各40克,石菖蒲、远志、菊花、云木香、猪苓各30克,炙甘草、琥珀各20克,沉香、琥珀各20克。

服法:同前方。

自此以后,每年上半年及下半年各用药1剂,现患者80余岁,仍带病生存。

病例三:脾肾阳虚 水饮凌心

周某,女,49岁,农民。2010年2月24日诊。

1. 主诉 头晕,心慌心累,下肢水肿半年多。

2. 主症 患者去年10月份发现下肢水肿,并有头晕眼花、恶心欲呕、周身乏力、食欲不佳等症状,经治疗后水肿稍减,隔一段时间,水肿又起,经某医院门诊检查诊断为慢性风湿性心脏病,经两次住院治疗,病情始终得不到控制,故经人介绍来我求用中医药治疗。

体形消瘦,面色晦滞少华,头晕眼花,整日昏沉,精神萎靡不振,全身乏力,阵发性晕厥,约1分钟,神志才清楚,上腹胀饱,胃脘不舒,压痛明显,恶心欲呕,心悸怔忡,呼吸困难,下肢水肿,按之凹陷不起,小便短少,大便稀溏,舌质淡,苔白微腻,脉细弱结代。

3. 临床检查与诊断

(1)听诊:心尖区全收缩期吹风样杂音,伴有震颤,并可闻及低调、短促的舒张中期杂音。

(2)心电图检查:左、右心室肥大,并伴有左心房增大。提示为二尖瓣关闭不全。

(3)诊断:慢性风湿性心脏病。

4. 辨证施治　证属脾肾阳虚,水饮凌心。脾肾阳虚,水湿泛滥,上凌心脉,发为心悸怔忡;水为阴邪,饮阻于中,清阳不升,则见眩晕晕厥;气机不利,则脘腹饱胀,胃脘不舒;饮邪上逆,则恶心欲呕;气化不利,水液内停,则小便短少,下肢水肿。

5. 临床治疗　治宜益气健脾,温阳利水。用补气温利水汤加减治之(经验方)。

处方:黄芪50克,人参、桂枝、干姜各10克,白术、茯苓、熟附片、葶苈子、车前子、白芍、大枣各20克,猪苓、泽泻、陈皮、法半夏各15克,炙甘草5克。

服法:水煎服,3剂,每剂服2天,第一天,煎1次,服3次,第二天,煎2次,混合服3次。应低盐。

3月6日诊:上药服完后,眩晕、晕厥已未再犯,下肢水肿已消退80%,现心悸怔忡,食欲不佳,脘闷痞满,拟照原方加减治之。

处方:黄芪30克,人参、干姜、远志、砂仁、莪术、桂枝、猪苓、泽泻、大枣、麦冬、五味子、云木香各10克,酸枣仁、白术、茯苓、熟附片、广藿香、葶苈子、建曲各20克,炙甘草5克。

服法:同前方,3剂。

3月18日诊:病已减轻,拟用丸药治之。

处方:黄芪150克,高丽参、熟地黄、枸杞子、北沙参各100克,白术、茯苓各80克,丹参、酸枣仁、柏子仁、五味子、白芍、补骨脂、菟丝子、山茱萸、砂仁、大枣、石菖蒲、合欢皮、夜交藤、熟附片、建曲各50克,麦冬、防风、陈皮、远志、莪术、益智仁各40克,川芎、当归、云木香各30克,炙甘草20克。

服法:炼蜜为丸,每丸重30克,每日3次。

上药服完后,病情基本稳定,以后每年服两剂,以资巩固,随访3年,病况良好。

释义:慢性风湿性心脏病是由急性风湿热伴心肌炎而遗留下的一种多

发性心脏病,以二尖瓣和主动脉瓣的损害最为常见,二尖瓣病变包括二尖瓣狭窄和关闭不全两种,主动脉瓣狭窄时,引起代偿性左心室肥大。

慢性风湿性心脏病,临床比较多见,有一部分患者预后极差,在60岁前出现心功能不全,心力衰竭,现代医学的人工瓣膜置换术,为患者带来了福音,由于费用高,有部分患者也只能采取保守治疗。

中医学属"心痹""心悸""水肿"等范畴。

中医学治疗此证有一定的优势,只要辨证准确,用药合理,是能够提高心脏代偿功能的。本病病因病机较为复杂,主要涉及心、脾、肾三经,治疗以"益气养血""补心安神""温阳利水""滋肾固精""活血化瘀"等法,如果临床症状加重,也只好采用现代的方法治疗了。

五、血栓闭塞性脉管炎

病例一:肾阴不足 热毒内攻

胡某,女,38岁,农民。2002年7月6日诊。

1. 主诉 手指、足趾、足跟溃烂1年多,腐败恶臭加重半年多。

2. 主症 患者两年前上下肢末端怕冷、苍白、麻木,逐渐有酸胀疼痛,红肿灼热感,下肢间歇性跛行,日久患肢末端指(趾)甲全部脱落,指(趾)尖变黑、坏死、腐烂,经用中西药物治疗,基本没有效果。医院劝其截指(趾)治疗,患者及家属未同意,经人介绍来我处求用中医药治疗。

体形矮瘦,面色苍白无华,十几米外能嗅到烂肉样之恶臭味,不戴口罩则恶心欲呕,其状惨不忍睹。

刻诊:四肢末端肤色变黑,呈干性坏疽和湿性坏疽,左手食指末端骨头显露欲脱,其余4个指头肤色变黑,流黄水。右手指甲脱落后,呈干性坏疽,与左手指相比要轻一点。左足小趾端骨头已坏死脱落,其余4趾端呈湿性坏疽,色黑,流恶臭脓水。右足趾甲已脱落,呈干性坏疽,与左足相比要轻一些。全身情况差,贫血貌,头晕头痛,发热恶寒,神疲乏力,食纳不佳,四肢末端红肿灼热,疼痛难忍,不断呻吟,非常痛苦,月经紊乱,大便秘结,小便色淡黄,舌质红,苔微黄腻,脉沉细而数。

3. 临床检查与诊断 血栓闭塞性脉管炎(坏死期)。

4. 辨证施治 证属肾阴不足,热毒内攻。情志内伤,肝肾不足,寒湿外侵,以致寒湿凝聚经络,痹塞不通,气血运行不畅而成为此证。四肢为诸阳之末,得阳气而温,由于寒邪外迫,阳气不能达到四肢末端,致寒邪深袭络脉,气血遇寒凝则瘀滞不通,不通则痛;日久肢体便失所养,而导致坏疽。

5. 临床治疗 治宜清热解毒,滋阴活血。用银翘活血汤加减治之(经验方)。

处方1:金银花120克,蒲公英、败酱草各100克,当归30克,玄参50克,甘草、丹参各20克,延胡索、天花粉各15克,制乳香、制没药各10克。

服法:水煎,白天服,4剂,每日1剂,服3天,另1剂煎水敷洗患处。

处方2:熟地黄30克,青蒿、王不留行、茯苓、苍术、怀山药各20克,泽泻、牡丹皮、知母、黄柏、胡黄连、桃仁、红花、川牛膝各15克,炮穿山甲(研末冲中药汁服)10克,山茱萸10克,甘草5克。

服法:水煎,晚上服,3剂,每日1剂。

7月9日诊:经上面方法治疗3天后,疼痒减轻,臭味减少,拟益气解毒,活血化瘀法治之。

处方:金银花120克,黄芪、牡丹皮、蒲公英各60克,玄参50克,人参、当归、青蒿各30克,苍术、丹参、石斛各20克,桃仁、红花、知母、黄柏、制乳香、制没药、三棱、莪术、王不留行、川牛膝各15克,炮穿山甲、水蛭(均研末冲中药汁服)、土鳖虫各10克,甘草5克。

服法:水煎服,3剂,每剂粉碎为粗末,分3包,每天1包,装入棉布袋中,水煎2次,混合分3次服,服3天。

外用敷洗药:土茯苓、生地黄、伸筋草、舒筋草各30克,大黄、黄柏、姜黄、赤芍、白芷、防风、苦参、刺蒺藜、黄芩、栀子各20克,桂枝10克。

用法:水煎,2剂,敷洗患处,每日3次。有溃疡者,用红丹药外撒于溃疡处。

7月28日~10月15日,连续用上方治疗3个月左右,溃疡基本愈合,用下方巩固。

处方:金银花100克,玄参50克,黄芪、赤芍、生地黄、土茯苓、蒲公英、牡丹皮、败酱草各30克,西洋参、当归、青蒿、黄柏、秦艽、炙龟甲、炙鳖甲、苦参、地肤子、刺蒺藜、白芷、威灵仙、川牛膝、白鲜皮、水蛭(研末冲中药汁服)各20克,龙胆草、黄芩各15克,黄连、桃仁、胡黄连、制乳香、制没药、炮穿山甲(研末冲中药汁服)各10克。

服法:研粗末,3剂,每剂粗末分成5包,每天1包,装入棉布袋中,水煎2次,混合分3次服。后随访3年未复发。

病例二：寒凝血瘀 湿热伤络

冷某,男,58岁,农民。2003年12月12日诊。

1. 主诉 双上肢静脉怒张,两手指甲全部脱落2月余。

2. 主症 患者自进入冬季始,出现双手苍白,指尖麻木、疼痛,后渐至指尖红肿灼热疼痛,十个指甲逐渐脱落,创面溃疡鲜红,双手从肘弯到手腕的静脉血管肿硬怒张如蚯蚓状,在重庆多家医院都动员其截指治疗,由于患者不愿手术治疗,故回家来我处求用中医药治疗。

体形瘦高,面色赤黑而晦滞,头晕沉重,精神疲乏,食欲减退,消瘦乏力,体力日衰,口淡畏寒,双手从肘弯至腕部的静脉血管暴露肿硬,高出皮肤0.5cm左右,如大蚯蚓状,按之较硬不柔软,双手掌手指苍白,双手指尖指甲全部脱落,脱落处溃疡颜色鲜红,灼热疼痛,痛苦异常,已丧失生活自理能力,大便糖薄,小便清长,舌质淡,苔白微腻,脉沉迟而弱。

3. 临床检查与诊断 血栓闭塞性脉管炎。

4. 辨证施治 证属寒凝血瘀,湿热伤络。由于寒邪过盛,寒凝血滞,阳寒经络,经脉不通,则血行障碍,故血管怒张肿硬;阳气不能畅达指尖,使指尖缺血而失养,先为寒凝,寒极郁而生湿热,湿热伤及肌肤,故指甲脱落,肌肤溃烂。

5. 临床治疗 治宜散寒祛瘀,解毒利湿。用温阳活络汤合银翘活血汤加减治之(经验方)。

处方:黄芪50克,玄参、桑枝各30克,熟附片、赤芍、生地黄、连翘、水蛭(研末冲中药汁服)、丹参各20克,黄柏、黄芩、红花、栀子、桃仁各15克,当归、桂枝、川芎、细辛、制乳香、制没药、白芷、甘草各10克。

服法:水煎服,5剂,每剂服2天,第一天,煎1次,服3次,第二天,煎2次,混合服3次。

10天后复诊:静脉血管已减轻,指尖有新生肉芽,嘱可用软膏外搽,继续服前方10剂后,指甲全部新生,血管已平复,随访未复发。

释义:血栓闭塞性脉管炎是我国慢性周围血管疾病中最常见的病种,这是一种周围血管的慢性闭塞性炎症疾病,伴有继发性神经改变,主要发生于四肢的中、小动脉和静脉。下肢尤为多见。其临床特点为患肢缺血、疼痛、间歇性跛行、受累动脉搏动减弱或消失,伴有游走性血栓性浅表静脉炎。严重者有肢端溃疡或坏死,致指(趾)骨头脱落。

中医学属"脱疽""脱痈""脉痹""筋痹""恶脉"等范畴。

本病多发生于劳动人群,北方较南方多见,男性多于女性,冬季多发。

治疗此病有些棘手,轻型者容易治疗,严重者,肌肉坏死溃烂,指(趾)骨暴露者,应尽快剪掉,重用解毒活血,益气托疮,生肌收敛的内服用药,是能够逐渐治愈的。

现代医学的手术治疗也是最佳的治疗途径,中医药学者切不可固执己见。

六、血友病

病例:气血虚弱 寒凝血瘀

罗某,男,61岁,农民。2007年4月4日诊。

1. 主诉 终身有轻微损伤及手术后长时间出血的倾向,近来加重半年。

2. 主症 患者自幼年开始有轻微损伤出血,稍微创伤即出血时间延长,四肢稍碰撞后,即有紫黑色斑块出现,感冒后稍咳嗽,即有鼻出血,常出血难止。近期右膝关节包块肿痛,右大腿及腹股沟有包块肿胀疼痛,经用西药及输血治疗,疗效不十分显著,经人介绍,来我处求用中医药治疗。

体形消瘦,面色晦滞少华,精神萎靡,白发苍苍,老态龙钟,头目眩晕,周身乏力,食纳不佳,手足欠温,夜尿短频,右膝关节有包块,肿胀疼痛,畸形,关节僵硬,肌肉痉挛,活动受限,右大腿内侧及腹股沟深层有包块肿胀疼痛,走路跛行,只能慢步行走,舌质淡,苔白微腻,脉沉细而迟缓。

3. 临床检查与诊断

(1) ABO 血型"O";RHO 血型(+)。

(2) 凝血酶时间(TT)12.7秒,凝血酶原时间(PT)9.4秒。

(3) Ⅷ因子活性(CAg)测定 31.89%。

(4) 诊断:血友病甲。

4. 辨证施治 证属气血虚弱,寒凝血瘀。其人素体禀赋不足,脾肾亏虚,久病不愈,致脏腑阴阳气血失调,气不摄血,寒滞经脉,致血液运行不畅,久则寒瘀凝结,内阻经脉,血不归经,溢于经脉之外,故有膝关节,大腿内侧,腹股沟之肿块形成。

5. 临床治疗 治宜益气摄血,温阳化瘀。用益气温肾补血汤加减治之(经验方)。

处方:黄芪50克,熟附片35克,党参30克,辽细辛25克,白芍、生地黄、丹参、茜草、牡丹皮、水牛角、仙鹤草、侧柏叶、路路通各20克,木瓜、骨碎补、川牛膝、血竭(研末冲中药汁服)各15克,当归、桂枝、川芎、桃仁、红花、独活、防风、三七(研末冲中药汁服)、续断、木通各10克,甘草5克。

服法:水煎服,每剂药服2天,第一天,煎1次,服3次,第二天,煎2次,混合服3次。以此方为基础,服至12月28日为止,共服40剂。

2008年1月28日诊:病情已稳定,各种临床症状已基本消失,现拟用丸药巩固。

处方:北黄芪150克,人参100克,生地黄、熟附片、水牛角、鹿角霜各80克,威灵仙、鸡血藤、茯苓、木瓜、白芍各50克,仙鹤草、侧柏叶、茜草、丹参、三七、血竭、骨碎补、杜仲、续断、白术、当归各40克,川芎、桂枝、独活、防风、细辛、秦艽、黄连、干姜、桑寄生、五加皮、制乳香、制没药各30克,云木香、甘草各10克。

服法:上药制成水丸,每次服12克,每日3次,饭后服。

本病例经此次用中药治疗后,病情较为稳定,但实验室检查,证实仍为此病,后随访3年未见复发。

释义:血友病为一种遗传性凝血功能障碍的出血性疾病,其共同的特点是凝血活酶生存障碍,凝血时间过长,终身具有轻微创伤后出血倾向。血友病是先天性出血病中最常见的疾病。具有男性患病,女性传递的X性联隐性遗传的特点,通常分为血友病甲和血友病乙,我国的发病率较低,约为2.72/10万人口,其中约有80%以上为血友病甲。

其他还有血管性血友病,也为遗传性出血性疾病,出血好发于黏膜和内脏,很少累及关节腔及肌肉深部,罕见关节畸形。中医学属"血证""衄血""衄血"等范畴。

根据中医药临床资料观察,治疗此病只要辨证准确,是有效果的。但疾病是客观存在的,患过此病的人,他的子女辈及孙辈经过检查,还得进一步深入研究,中医学能否终止遗传,还值得认真思考。

第四章 循环系统疾病

第五章 内分泌系统疾病

一、糖尿病

病例一：肺胃燥热 伤津耗液

汪某,男,32岁,干部。2007年7月31日诊。

1. 主诉 口渴多饮,多食,多尿半个月,加重3天。

2. 主症 患者2个月前因管理经济账目之错误,终日忧虑,夜寐不安。近半个月以来,逐渐出现头昏脑涨,燥渴多饮,食欲亢进,小便次数增多,曾在某地就诊,据云按"湿热病"治疗,因无好转,近几天越来越重,故来我处求用中医药治疗。

患者体形稍胖,面色赤而晦滞,头昏脑涨,精神萎靡不振,周身疲乏无力,近半个月来出现烦渴多饮,一天一夜喝凉开水10升左右,每日吃4~5餐,每餐主粮300克左右,白天小便20次左右,晚上10次左右,每次约300毫升,口干舌燥,皮肤干燥,手足心潮热,大便次数多,虽多食,仍感饥饿,身体日渐消瘦,舌质红,苔白黄相兼微腻,脉滑数。

3. 临床检查与诊断

(1)检验报告：糖尿(GLU-U)(＋＋＋),蛋白尿(PRO)(±),空腹血糖(GLU)11.6mmol/L,餐后1小时血糖20.10mmol/L,三酰甘油1.90mmol/L,胰岛素测定空腹25mU/L。

(2)诊断：2型糖尿病。

4. 辨证施治 证属肺胃燥热,伤津耗液。五志过极,郁而化火,积热于胃,熏灼于肺,肺热伤津,津液耗伤,欲饮水自救,故烦渴多饮;饮入虽多,肾失固摄,津液自趋下泄,故小便增多;胃为水谷之海,胃热过盛,则消谷善饥,大便次数多。

5. 临床治疗 治宜清泻胃火,润肺生津。用清胃润肺汤加减治之(经验方)。

处方：党参、石膏、寒水石各30克,麦冬、天冬、知母各15克,牡丹皮、黄连、黄柏、天花粉各10克,乌梅、五味子各8克。

服法:水煎服,5剂,每日1剂。忌辛辣食物。

8月6日诊:上方连服5剂后,三多症状减轻,查尿糖(±),血糖已下降,但不正常。现头晕、肢软、时怔忡,舌质红,苔淡白,脉细略数,用益气生津,滋阴潜阳法。

处方:党参、北沙参、黄芪各30克,天冬、麦冬、生龙骨、生牡蛎、石决明、玉竹、石斛、生地黄各15克,乌梅、五味子各8克。

服法:水煎服,每日1剂,连服5剂。

8月13日诊:饮水、食量正常,查尿糖、血糖均已正常,唯头晕、腰膝酸软,舌淡苔薄,脉沉细无力,此为阴损及阳,出现肾阳虚衰之象,用脾肾双补法。

处方:黄芪、党参、怀山药、熟地黄各30克,枸杞子20克,煅龙骨、煅牡蛎各15克,山茱萸、益智仁、桑螵蛸、补骨脂、覆盆子、怀牛膝各10克。

服法:同前方,连续服15剂。

以上方为基础加减服15剂后,至9月中旬复查尿糖、血糖均正常,诸症消失,面色转红润,乃停药,后随访3年未复发。

病例二:肝肾阴虚 脾气不足

吕某,女,60岁,农民。2009年12月21日诊。

1. 主诉 烦渴多饮、小便多、外阴瘙痒1年多,加重3个月。

2. 主症 患者有糖尿病史,已一年多,近3个月以来,小便次数增多,而且烦渴多饮,经治疗未见明显效果,故来我处求用中医药治疗。

体形偏瘦,面色㿠白少华,头晕耳鸣,腰膝酸软,心悸气短,失眠多梦,口干咽燥,渴喜冷饮,小便增多,外阴瘙痒,小便色白,尿液上面呈白色泡沫,泡沫上有黏膜附着,经久不散,食欲不振,身体逐渐消瘦,精神萎靡,呈慢性病容,舌上无苔少津,呈绛赤色,脉细数无力。

3. 临床检查与诊断

(1)检验报告:尿糖(＋＋＋＋),蛋白尿(PRO)(＋),空腹血糖(GLU)9.6mmol/L,餐后2小时血糖13.50mmol/L。

(2)诊断:2型糖尿病。

4. 辨证施治 证属肝肾阴虚,脾气不足。肝疏泄过度,肾固摄失常,封藏失司,水谷精微直趋膀胱,故尿多有泡沫;腰为肾之府,膝为筋之府,为肝所主,肝肾精亏,则腰膝酸软无力;精血亏虚,不能濡养清窍,故头晕耳鸣;

5. 临床治疗 治宜滋肾养肝,益气养阴。用脾肾双补汤加减治之(经验方)。

处方:熟地黄、怀山药、枸杞子、玉竹、石斛、地骨皮、大枣各20克,黄芪30克,天花粉、人参各15克,乌梅、五味子、知母、麦冬、女贞子各10克。

服法:水煎服,5剂,每剂服2天,第一天,煎1次,服3次,第二天,煎2次,混合服3次。

2010年1月4日诊:病情好转,仍照前方去乌梅、人参用5倍量,再加西洋参150克,天冬、白芍、牡丹皮、山茱萸、茯苓、泽泻、楮实子、胡黄连、银柴胡、秦艽各50克,墨旱莲、炒鳖甲、炙龟甲、生牡蛎各100克。制成水丸,每次服12克,每日3次,连续服3剂后,症状减轻,血糖正常,以后每年常服。

病例三:燥热伤阴 湿毒侵肝

吴某,女,70岁,城市居民。2010年3月23日诊。

1. 主诉 头晕乏力,上腹饱胀不适,烦渴多饮,尿频尿短1年多,加重2个月。

2. 主症 患者有糖尿病史及乙型肝炎病史10余年,近一年以来,出现头晕乏力,上腹饱胀,饮食减少,烦渴多饮,小便短频,经住院治疗,诊断为"糖尿病伴乙肝后早期肝硬化",治疗2个月后,疗效不十分满意,故患者要求改用中医药治疗。

体形矮胖,面色油腻晦滞,头晕耳鸣,精神萎靡不振,腰膝酸软,四肢疲乏无力,上腹饱胀不适,常出虚恭,食欲减退,口干口苦,烦渴多饮,尿频尿短,下肢水肿,大便不爽,健康状况日渐下降,舌质淡,苔白微腻,脉沉细而数。

3. 临床检查与诊断

(1)尿糖(GLU-U)(++++),蛋白尿(PRO)(±)。

(2)血糖:空腹血糖(GLU)9.6mmol/L,餐后2小时血糖13.50mmol/L。

(3)胰岛素测定空腹18mIU/L。

(4)肝功能检查:①乙肝病毒DNA $1.97×10^4$,总蛋白(TP)80.5g/L,白蛋白(A)35.0g/L,球蛋白(G)45.5g/L,丙氨酸氨基转移酶(ALT)95μ/L,天冬氨酸氨基转移酶(AST)85U/L,总胆红素(TB)28.1μmol/L,直接胆红素(DB)12.5μmol/L,间接胆红素(LB)15.6μmol/L,总胆汁酸(TBA)25.1μmol/L。

(5)诊断:糖尿病(2型)伴有乙肝后肝硬化。

4. 辨证施治 证属燥热伤阴,湿毒侵肝。其人体丰,早年湿痰郁滞,久而生热,热盛伤阴,阴虚而生燥热,燥热伤肺胃,故有消渴之证;湿毒壅滞三焦,凝于肝胆,肝经受湿热毒邪之侵,致肝失疏泄,肝气横逆犯胃,故食欲减退,上腹饱胀不适。

5. 临床治疗 滋阴泻火,疏肝和胃。用消渴固本汤合疏肝理气汤加减治之(经验方)。

处方:西洋参、太子参各100克,生地黄、枸杞子、白芍、苦参、生牡蛎、蛤壳粉、炒鳖甲、炙龟甲、苦味叶下珠、垂盆草、鸡骨草、蒲公英、败酱草、墨旱莲、金钱草、夏枯草各80克,麦冬、玄参、白术、茯苓各60克,五味子、广藿香、商陆、牵牛子、丹参、大枣、女贞子、楮实子各50克,龙胆草、牡丹皮、栀子、当归、黄芩、黄柏、黄连、知母、虎杖、浙贝母、三七、郁金、建曲、砂仁、三棱、莪术各40克,云木香30克,沉香20克。

服法:上药制成水丸,每次服12克,每日3次,饭后服,连续服6剂。

因有乙肝病毒低水平复制,医师建议服用抗乙肝病毒药:阿德福韦酯片,每日1次,每次10毫克,已服用6个月,建议病毒<1000以下时,逐渐递减法停药。

2011年2月18日诊:复查检验报告:尿糖、血糖、三酰甘油基本正常。乙肝病毒DNA<500肝功能正常。

经治疗近一年后,临床症状好转,各项指标基本正常,为巩固疗效,还需继续用中药(阿德福韦酯已停),仍照前方加青蒿、半枝莲各80克,制成水丸,服法同前,后基本治愈,以后每年适当吃1~2剂药,随访3年未复发。

病例四:气阴两虚 肝肾瘀滞

江某,男,56岁,干部。2008年6月14日诊。

1. 主诉 头晕耳鸣,心悸气短,口渴尿多6年多,加重半年多。

2. 主症 患者有糖尿病史6年多,平时服用二甲双胍、复方丹参片、复方罗布麻片治疗,病情时好时差,近半年以来,症状加重,血糖、血压一直不正常,并出现多种并发症,故患者来我处求用中医药治疗。

体形匀称,面色青灰而晦滞,头晕耳鸣,周身疲乏无力,精神萎靡不振,心悸气短,健忘失眠,肢体麻木,皮肤瘙痒,有蚁行感,皮肤干燥,上半身多汗,下半身无汗,视力减退,视物模糊不清,腰酸背痛,下半天足踝水肿,夜间口渴多饮,夜尿增多,尿混浊呈泡沫状,表面有一层膏脂,头顶部脱发秃顶,食欲减退,阳痿早泄,大便不爽,身体日渐消瘦,舌质淡,苔白,脉细数

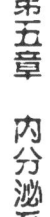

无力。

3. 临床检查与诊断

（1）检验报告：糖尿(GLU-U)（＋＋＋），蛋白尿(PRO)（±），空腹血糖(GLU)9.5mmol/L，餐后2小时血糖17.30mmol/L。

（2）胰岛素测定23mIU/L。

（3）心电图检查报告：心动过速，T波倒置，心律失常。

（4）血压：180/98mmHg。

（5）诊断：糖尿病（2型）。

4. 辨证施治 证属气阴两虚，肝肾瘀滞。早期因燥热伤阴，进一步耗伤阳气，致出现气阴两伤；壮火食气，阴伤及气，致肺气阴两伤，肝肾阴亏，肺脾不足，心脾两虚及胃气虚，气虚无力帅血运行，肝郁气滞，血行不畅，均可致瘀血内停，故诸证悉作。

5. 临床治疗 治宜益气养阴，潜阳散瘀。用益气滋阴降糖丸加减治之（经验方）。

处方：黄芪、西洋参各200克，罗布麻叶、天麻、杜仲各150克，生地黄、熟地黄、茯苓、水蛭、制何首乌、葛根、枸杞子、侧柏叶、墨旱莲、炙龟甲、炒鳖甲各100克，丹参、酸枣仁、石决明、珍珠母、生龙骨、生牡蛎、知母、黄柏、黄连、地骨皮各80克，麦冬、五味子、怀山药、白芍、女贞子、玉竹、石斛、菟丝子、覆盆子、肉苁蓉、锁阳、山茱萸、牡丹皮、夜交藤各60克，决明子、青葙子、刺蒺藜、山楂、楮实子、防风、石菖蒲、蝉蜕、泽泻、羌活、车前子各50克，当归、川芎、杭菊花各40克。

服法：上药制成水丸，每次服12克，每日3次，饭后服，连续服2剂。

2009年2月15日诊：上方服用2剂后，各种临床症状好转，复查血糖、血脂、血压、心电图等接近正常，脱发秃顶有细小绒毛再生长，拟在原方基础上，减生牡蛎，加白术、钩藤、三七、地龙、金樱子、蛇床子、僵蚕各60克，制成水丸，服法同前方。

该患者基本上以此方为基础，进行加减，每年上半年服1剂，下半年服1剂，坚持至今，未加用其他药物，血糖、血脂、血压基本正常，患者自我感觉良好。

释义：糖尿病是一组常见的代谢内分泌病，分原发性、继发性两类。前者占绝大多数，有遗传倾向，其基本病理生理为绝对或相对胰岛素分泌不足和胰升糖素活性增高所引起的代谢紊乱，包括糖、蛋白质、脂肪、水及电解质等，严重时常导致酸碱平衡失常，其特征为高血糖、糖尿、葡萄糖耐量降低及

(3)诊断:甲状腺功能亢进症。

4. 辨证施治 证属肝郁气滞,心肝阴虚。其人素体阴虚,遇有气郁,极易化火伤津,肝火旺盛,则怕热,多汗,消谷善饥;又易伤阴,心阴亏虚,则心慌心跳,惊悸怔忡,性急易怒。

5. 临床治疗 治宜疏肝解郁,宁心养肝。用甲亢疏肝散结汤合甲亢滋阴泻火汤加减治之(经验方)。

处方:柴胡、枳实、白芍、玉竹、石斛、玄参、北沙参、天冬、麦冬、生地黄、黄药子各 20 克,炙龟甲、炒鳖甲、酸枣仁、夏枯草各 15 克,当归、远志、决明子、桔梗、茯苓各 10 克。

服法:水煎服,5 剂,每剂服 2 天,第一天,煎 1 次,服 3 次,第二天,煎 2 次,混合服 3 次。

以上方为基础加减,加生龙骨、生牡蛎、青葙子、刺蒺藜、玉竹、石斛、五味子、浙贝母等,前后大半年,共服 60 余剂,基本治愈。

病例三:肝郁火旺 阳亢风动

奉某,女,38 岁,农民。2004 年 8 月 12 日诊。

1. 主诉 头晕眼花,惊悸怔忡,怕热多汗,双眼球突出 1 年多,加重 2 个月。

2. 主症 患者一年前,因情感纠纷,精神高度紧张,遂开始出现头晕,失眠紧张,多疑焦虑,怕热多汗,食欲亢进,眼球外突,经检查诊断为:"甲状腺功能亢进症"。用过西药甲巯咪唑等治疗 1 个月后,病情没有好转,而且逐渐加重,医院建议用放射线[131]I 治疗,由于家属怕造成"甲减症",故要求用中医药治疗。

体形稍胖,面色赤而晦滞,头晕耳鸣,性格改变,紧张急躁,忧虑失眠,心慌心累,心跳加快,说话颤抖,惊悸惶恐,两手伸出,掌心向下,十指张开,震颤不止,两眼干涩,眼球外突,甲状腺对称性肿大,质软,吞咽时上下移动,怕热喜凉,手足心潮湿多汗,善饥多食,体重减轻,两胁胀痛,口干苦涩,月经不调,舌质淡苔薄白,脉沉细而数。

3. 临床检查与诊断

(1)心电图检查:心率 110 次/分,异常心电图。

(2)甲状腺素检验:血清游离甲状腺素(FT_4)93.84pmol/L,血清游离三碘甲状腺原氨酸(FT_3)27.5pmol/L,促甲状腺素释放激素(TSH)0.016mU/L。

(3) 诊断：甲状腺功能亢进症。

4. 辨证施治　证属肝郁火旺，阳亢风动。其人遭遇精神创伤，情志抑郁，导致肝的疏泄功能失常，产生肝气郁结，气滞不能运行津液，津液乃凝聚成痰，痰气交阻颈前，逐渐形成甲状腺肿，眼球突出；肝气久郁化火，火盛伤阴，则为阴虚火旺，耗伤阴液，故有怕热多汗，善饥多食；阳亢风动，则双手震颤；心阴亏虚不足，则心慌心累，心跳加快。

5. 临床治疗　治宜潜阳熄风，理气豁痰。用甲亢熄风豁痰汤加减治之（经验方）。

处方：太子参、党参各 300 克，炙龟甲、炒鳖甲各 200 克，白芍、白术、茯苓、生地黄、酸枣仁、生牡蛎、墨旱莲、生龙骨、珍珠母、蒲公英、夏枯草各 150 克，玄参 120 克，柏子仁、五味子、浙贝母、刺蒺藜、女贞子、决明子、枸杞子、楮实子、柴胡各 100 克，当归、麦冬、天冬、远志、陈皮、法半夏、郁金、菊花、青葙子、黄药子、木贼草、石菖蒲、合欢皮、夜交藤、白芥子、丹参各 80 克，甘草 30 克。

服法：上药粉碎为粗末，每天用 150 克，装入棉布袋中，水煎两次后，混合分 3 次温服。以上为 1 个月量，连续服上方 18 个月，其中每 3 个月复查一次，每次复查各项指标均有下降。

2007 年 1 月 18 日诊：经一年多治疗后，各项指标基本正常，临床症状除双眼球稍突出外，其余基本正常，体重也有所增加，现为了巩固疗效将上方用一半药量，再加蛤壳粉、龙齿、牡丹皮各 80 克，知母、栀子、砂仁、黄连、龙胆草各 60 克。制成水丸，每次服 12 克，1 日 3 次，饭后服，连续服 3 剂。

此后，基本痊愈，后随访未再发。

释义：甲状腺功能亢进症（简称甲亢）是常见的内分泌疾病，系甲状腺分泌甲状腺激素过多所致。病理生理以机体内的氧化过程加速，代谢率增高为基本病变，病理解剖呈弥漫型、结节型及混合型甲状腺肿大。

本病多见于女性，男与女之比约为 1∶4。各种年龄均可发病，但以青、中年发病者最多，一般起病较缓慢。

中医学属"瘿气""瘿瘤""气瘿""肝郁""心悸""怔忡"等范畴。引起本病的病因病机，主要为素体阴虚，情志失调，饮食不节，肾虚火郁，房室劳倦等。

按照中医学辨证分析阴虚阳亢是本病的主要矛盾，用滋阴降火，潜阳熄风的治法；其次是肝郁气滞，治以疏肝理气，消痰散结，则眼突逐渐减轻；再配以补气生血，则心悸怔忡，肢软乏力较好转。

本病较为复杂，只要坚持治疗原则，合理用药，用中医药治疗是完全能够治愈的。

三、甲状腺功能减退症

病例一：脾肾阳虚 气血不足

陈某,男,35岁,农民。2007年9月9日诊。

1. 主诉 头晕耳鸣,畏寒肢冷,周身软弱无力半年多。

2. 主症 患者两年前患甲状腺功能亢进症,经多处治疗,效果不显著,后经某医院用放射线[131]I治疗,自此以后,"甲状腺功能亢进症"基本治愈,不久即出现"甲减"症状,经治疗未见好转,故来我处求用中医药治疗。

体形较瘦,面色苍白少华,头晕耳鸣,怕风,畏寒肢冷,暑热天需着毛线衣,周身疲乏无力,易感冒,精神迟钝,理解力、记忆力减退,嗜睡,表情淡漠,视力、听觉、触觉、嗅觉均迟钝,食欲不振,厌食腹胀,便秘,性功能减退明显,舌质淡,苔薄白,脉沉细而缓。

3. 临床检查与诊断

(1)检验报告:血红蛋白(HGB)988/L、红细胞(RBC)$3.1×10^{12}$/L、白细胞(WBC)$3.6×10^9$/L偏低。三碘甲状腺原氨酸(T_3)1.12nmol/L、血清甲状腺素(T_4)51nmol/L测值偏低。

(2)心电图检查:窦性心动过缓、T波低平。

(3)诊断:甲状腺功能减退症。

4. 辨证施治 证属脾肾阳虚,气血不足。脾为生化之源,肾为精血之根本,人体之气血,全赖阳气温蒸化行,脾肾阳虚,则脏腑经络失于温煦,人体脏腑血脉,四肢百骸,全赖阳气以温煦,形体失于温养,则表现出头晕耳鸣,畏寒肢冷,反应迟钝,周身软弱无力。

5. 临床治疗 治宜温补脾肾,补气生血。用复方甲减丸加减治之(经验方)。

处方:北黄芪300克,高丽参、白术、熟地黄各160克,枸杞子200克,茯苓120克,山楂、梅花鹿茸片各100克,砂仁、防风、白芍、大枣、山茱萸、补骨脂、菟丝子各80克,白豆蔻、当归、陈皮、建曲各60克,甘草20克。

服法:上药制成水丸,每次服12克,1日3次,饭后服,服1剂。

10月25日诊:止方服后,病情有好转,畏寒肢冷比较突出,脉仍缓慢,仍照前法加减用药。

处方:黄芪200克,高丽参150克,熟地黄、鹿角霜、枸杞子、山楂各100克,白芍、白术、茯苓各80克,补骨脂、菟丝子、建曲、沙苑子、怀山药、淫羊藿、覆盆子各60克,熟附片、干姜、陈皮、防风、砂仁、大枣、五味子、车前子、肉苁蓉、仙茅各50克,当归、桂枝、川芎、辽细辛各40克,白豆蔻、法半夏各30克,肉桂、甘草各15克。

服法:同前方服1剂。

2008年2月20日诊:上方服后,畏寒肢冷大有好转,脉搏已恢复到每分钟70次左右,食欲好转,体重增加,性功能已恢复正常。现睡眠较差,梦多易醒,仍照第二次处方,加酸枣仁、炙龟甲、生龙骨各80克,柏子仁、合欢皮、夜交藤、山茱萸、鸡血藤各60克,远志、石菖蒲各50克。制成水丸,服法同前方。

此后,病已治愈,基本恢复到患甲亢以前的水平,后随访5年未复发。

病例二:脾肾虚弱 阳气不足

康某,男,43岁,农民。2006年8月29日诊。

1. 主诉 头昏脑涨,耳鸣眼花,周身乏力,畏寒肢冷1年多。

2. 主症 患者原患有甲状腺功能亢进症3年多,经多处治疗,病情难以控制,后经某医院医师建议,用放射性[131]I治疗,治疗后"甲亢"有所好转,得以治愈,但逐渐出现怕风怕冷,身体日渐消瘦,周身疲乏无力,故来我处求用中医药治疗。

体形偏瘦,面色晦滞带有黑褐斑,头昏脑涨,耳鸣眼花,全身软弱无力,胃纳不佳,怕风,畏寒肢冷,三伏天要穿毛线衣才能御寒,容易感冒,精神萎靡不振,嗜睡,记忆力减退,严重阳痿,夜尿多,小便清长,大便溏薄,舌质淡,苔薄白,舌体胖大湿润,脉沉缓无力。

3. 临床检查与诊断

(1)检验报告:血红蛋白(HGB)100g、红细胞(WBC)3.5×10^9/L、白细胞偏低。血清甲状腺素(T_4)53nmol/L,血清三碘甲状腺原氨酸(T_3)1.14nmol/L,血清促甲状腺激素(TSH)>40.0mU/L。

(2)心电图检查:心动过缓,心率56次/分,T波低平。

(3)诊断:甲状腺功能减退症。

4. 辨证施治 证属脾肾虚弱,阳气不足。人体全赖阳气之温化运行,脾肾阳虚,则脏腑经脉失于温煦,气血之化源不足,故有头昏脑涨,耳鸣眼花,阳气不足,则畏寒肢冷,夜尿多。

5. 临床治疗 治宜温补脾肾,补气生血。用复方甲减丸加减治之(经验方)。

处方:黄芪200克,人参、熟地黄、枸杞子、龟甲胶各100克,茯苓、山茱萸、牡丹皮、泽泻、补骨脂、菟丝子、熟附片、当归、锁阳、肉苁蓉、鹿茸片、巴戟天、仙茅、沙苑子、五味子、车前子、覆盆子、淫羊藿、怀山药、大枣、干姜各50克,肉桂、甘草各15克。

服法:上药制成水丸,每次服12克,1日服3次,饭后服,连续服4剂。

服完后复查,一切正常,后随访未复发。

释义:甲状腺功能减退症(简称甲减),是指组织的甲状腺激素作用不足或缺如的一种病理状态。女性甲减较男性多见,且随年龄增长,其患病率则见上升,甲减为较常见的内分泌疾病。本病大多数为原发性,如自身免疫性甲状腺炎最为常见,或因甲状腺癌做甲状腺全切除术,或部分切除后,或抗甲状腺药物过量;或先天性激素生成障碍,或异位甲状腺,甲状腺缺如,或高碘、缺碘等均可引起甲减。少数患者为继发性甲减,如垂体功能或丘脑功能减退,或隐匿性和亚急性甲状腺炎,或席汉综合征患者进入老年期,或鼻咽管瘤等,也成为引起甲减的原因。

中医学属"五损""虚劳""呆病""血虚"等范畴。

治疗本病的关键,要抓住"温补脾肾,益气生血"这个根本,"阳气者若天与日,失其所则折寿而不彰",只要抓住了这个根本,多数病例是能够治愈的。

四、垂体微腺瘤

病例:肝郁化火 痰瘀内阻

欧某,女,21岁,大学生。2010年12月21日诊。

1. 主诉 头晕头痛,顽固性失眠伴右侧面肌痉挛半年多。

2. 主症 患者在某地读大学,半年前经常头晕头痛,顽固性失眠,不久出现右侧面肌痉挛,影响上课学习,学校劝其停学一年,治愈后再返校上课,因此回到重庆在某三甲医院住院治疗,经磁共振检查诊断为"垂体微腺瘤",住院治疗1个多月,无明显好转,医院劝其动手术治疗,但被告知,术后可能出现后遗症,患者听后心灰意冷,自己感到这辈子就这样完了,准备跳河自杀,其母不离左右,强行制止,后经人介绍,前来我处求用中医药治疗。

体形消瘦,面色晦滞,精神萎靡不振,视人眼神发直,神志清晰,谈吐自如,失眠时轻时重,重时可通宵达旦不睡,失眠后,次日无精神,周身软弱无力,右侧面肌痉挛,面部不定时向右侧抽搐,历时3～5分钟,痉挛抽搐一次,每次1～2下,自己无感觉,旁人能发现,月经失调,舌质淡,苔薄白,脉沉弦。

3. 临床检查与诊断
(1)出院诊断:垂体微腺瘤伴精神抑郁症。
(2)诊断:垂体微腺瘤。

4. 辨证施治 证属肝郁化火,痰瘀内阻。恼怒伤肝,肝失条达,气郁化火,上扰心神,故心烦而不寐;痰浊瘀血,阻于经脉、脑络,致清阳不升,故头晕头痛。清窍瘀阻,神明失养,致气机逆乱,故面部不定时痉挛抽搐。

5. 临床治疗
(1)水丸药处方:龙胆草、白芍、生龙齿各80克,柴胡、当归、牡丹皮、栀子、柏子仁、知母、合欢皮、夜交藤、广藿香、莪术、建曲、砂仁、石菖蒲各50克,酸枣仁、炙龟甲、生龙骨、生牡蛎、珍珠母各100克,白术、茯苓各60克,川芎、陈皮、法半夏、胆南星、郁金、禹白附子、僵蚕、全蝎、黄芩、黄连、枳壳、大枣各40克,远志、云木香、香附子各30克,琥珀、沉香、甘草各15克,蜈蚣15克。

服法:上药制成水丸,每次15克,每日3次,饭后服。

(2)煎剂处方:柴胡、酸枣仁、柏子仁、茯苓、炙龟甲、合欢皮、夜交藤各20克,生龙骨、生牡蛎、生龙齿各30克,知母、大枣各15克,远志、郁金、法半夏、胆南星、川芎、陈皮、石菖蒲、佛手、桃仁各10克,甘草5克。

服法:水煎服,5剂,每剂粉碎为粗末,分3包,每天1包,装入棉布袋中,水煎两次,混合分3次服。服3天,饭前服,与丸药同步。

(3)拍打疗法:每日早、中、晚双手掌交替拍打下列穴位:(由轻到重,以能忍受为度)以百会为中心,后为风府、脑户、强间,用左右手或右左手同时拍打200次。又以百会为中心,前为神庭、上星,方法同上。又耳尖寸半平率谷穴双手同时拍打200次。

2011年1月19日诊:精神、睡眠、食欲有好转,仍照前法用药(加用青春痘及白带药)。

(1)丸药处方:龙胆草、柴胡、柏子仁、当归、牡丹皮、栀子、知母、黄芩、黄连、丹参、广藿香、砂仁、莪术、建曲、赤芍、刺蒺藜各50克,白术、茯苓、地肤子、玄参、益母草各60克,白芍、苦参、珍珠母、生龙齿、铁磁石、天麻各80克,酸枣仁120克,炙龟甲、生龙骨、生牡蛎、乌梢蛇各100克,川芎、陈皮、法半夏、僵蚕、蝉蜕、全蝎、胆南星、郁金、禹白附子、枳壳、浙贝母、蕲蛇、泽兰、大枣各40克,远志、云木香、干姜、香附子各30克,琥珀、沉香各15克,甘草10克,蜈蚣15条。

服法:同前方。

（2）煎剂处方:柴胡、茯苓、酸枣仁、白果仁、芡实、柏子仁、车前子、怀山药、合欢皮、夜交藤、白鲜皮各20克,苍术、黄柏、知母、大枣各15克,生龙骨、生牡蛎、生龙齿、败酱草各30克,川芎、法半夏、胆南星、陈皮、郁金、荆芥、石菖蒲各10克,甘草5克。

服法:同前方5剂。

（3）继续拍打疗法。

至2011年2月18日在县人民医院磁共振复查:脑垂体未发现异常。

患者继续入学后,校方派专人辅导,将耽搁课程补上,一边读书,一边用前方丸药继续治疗,期间精神饱满,无任何不适,也无临床症状,顺利地完成了学业。

2013年6月大学毕业,现已参加工作,至今一切正常。

释义:垂体瘤是一组从腺垂体和垂体后叶及颅咽管上皮残余细胞发生的肿瘤,临床上有明显症状者约占颅内肿瘤的10%,在常规连续尸检中可见20%～25%的亚临床垂体微腺瘤。本病患者男性略多于女性,发病年龄大多在31～40岁之间,21～30岁及41～50岁两组次之。

本病例垂体微腺瘤伴精神抑郁症,临床中比较少见,这种病中医学无此病名,只是抑郁症中医学称谓"郁证"。由于这种病发病率比较低,临床治疗几乎没有经验,唯恐治不好,因此用药既大胆又谨慎,所以用煎剂与丸药一并使用,同行看来有些不妥,但治疗2个月后,磁共振两次复查:脑垂体未发现异常。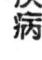

治疗此病例的体会,关键是抓住了病因病机中的"痰、瘀、热、风、虚"五个字,其中痰、瘀、虚属内因,热（火）、风（肝风属内因）属外因,用药处方虽庞杂,但各有所图,绝不是盲目的堆砌,这也符合"大病用大方,复病用复方"的格局。

第六章 神经系统疾病

一、脑动脉硬化症

病例一：气虚痰瘀 阳亢风生

曹某,男,67岁,农民。2005年6月19日诊。

1. 主诉 头晕耳鸣,步态不稳,记忆力减退半年多。

2. 主症 患者有烟酒嗜好史40余年,现已禁绝烟酒,近半年来,经常头晕头痛,耳鸣眼花,步态不稳,说话迟钝,经住院治疗,诊断为:"脑动脉硬化症",治疗后好转出院,出院后病情反复,故要求用中医药治疗。

体形稍胖,面色青而晦滞,头痛头晕,耳鸣眼花,视力减退,记忆力差,瞌睡多,注意力不集中,精神萎靡不振,思维迟钝,言语不清,易激动,情绪不稳,性格固执,走路有摇晃的感觉,如醉酒一样,左侧上下肢活动欠佳,周身无力,膝关节软弱,上楼无力,食纳不佳,大便不爽,夜尿短频,眼睛角膜边缘有一圈灰白色的老人环,舌质淡,苔薄白,脉弦硬而大。

3. 临床检查与诊断

(1)血压160/95mmHg,三酰甘油(TG)2.8mmol/L,血糖(GLU)7.6mmol/L,总胆固醇(TC)8.4mmol/L,均偏高。

(2)头颅CT扫描检查:脑动脉血管硬化。

(3)诊断:脑动脉硬化症。

4. 辨证施治 证属气虚痰瘀,阳亢风生。气虚则清阳不升,痰阻则浊阴不降,血瘀则络脉不通,故有头痛头晕,步态不稳,嗜烟酒过久,致情志郁勃,郁而化火,火极生风,阴不敛阳,肝阳上亢则耳鸣眼花,记忆力差。

5. 临床治疗 治宜益气活血,化痰清脑,潜阳熄风。用益气活血清脑丸加减治之(经验方)。

处方:黄芪150克,太子参、天麻、熟地黄、制何首乌、枸杞子、葛根各100克,黄精、赤芍、杜仲各80克,珍珠母、石决明、生龙骨、炙龟甲、炒鳖甲、茯苓、水蛭、龙胆草、夏枯草各60克,钩藤、三七、山楂、丹参、羌活、独活、防风、僵蚕、全蝎、地龙、白芍、陈皮、刺蒺藜、牡丹皮、蝉蜕各 50 克,川芎、当归、菊花、鸡血藤、法半夏、胆南星、石菖蒲、远志、桃仁、红花、川牛膝、桑寄生、广藿香、建曲、砂仁、莪术各 40 克,甘草 15 克,蜈蚣 15 条。

服法:上药制成水丸,每次 12 克,每日 3 次,饭后服。严禁烟酒,低脂、低盐、少糖饮食。此药方上半年服 1 剂,下半年服 1 剂,根据病情可增减药味。每于早上做如下拍打疗法:①用左手掌或右手掌对准百会穴及风府穴,同时拍打各 100 次。②用左手掌或右手掌对准百会穴及印堂穴,同时拍打各 100 次。③用左右手掌对准双侧天牖穴(耳下),同时拍打各 100 次。④用左右手掌对准双侧太阳穴,同时拍打各 100 次。⑤用左右手掌对准双侧率谷穴,同时拍打各 100 次(以上方法要长期坚持效果才好)。

通过上述方法治疗后,病情有很大的改善,现仍在坚持治疗。

病例二:肝阳上亢 气虚痰瘀

彭某,女,58 岁,农民。2008 年 12 月 8 日诊。

1. 主诉　头晕头痛,耳鸣眼花,健忘失眠 1 年余。

2. 主症　患者一年前经常头痛伴头晕,耳鸣眼花,健忘,顽固性失眠,性格改变,曾经按神经衰弱治疗,疗效不十分明显,近半年以来逐渐加重,遂来我处求用中医药治疗。

体形较胖,面色晦滞少华,头痛头晕,耳如蝉鸣,视物昏花,记忆力减退,注意力不集中,思维迟钝,易激动,情绪不稳,顽固性失眠,有时通夜不眠,白天精神萎靡不振,面部发热,心烦意乱,手足阵发性麻木,食欲不佳,舌质淡,苔薄白,脉沉弦。

3. 临床检查与诊断

(1)血液检查:三酰甘油(TG)2.7mmol/L,血糖(GLU)7.6mmol/L,总胆固醇(TC)8.4mmol/L,均偏高。

(2)头颅磁共振检查:脑动脉血管硬化。

(3)血压:165/96mmHg 偏高。

(4)诊断:脑动脉硬化症。

4. 辨证施治　证属肝阳上亢,气虚痰瘀。其人素盛,七情郁结,郁而化火,火极生风,风阳上扰,肝肾阴虚,阴不敛阳,肝阳上亢,上冒清空,故头痛头晕、面部发热;气虚则清阳不展,痰浊则浊阴不降,血瘀则络脉不通,气血不能正常运行,脑失所养,故耳如蝉鸣,视物昏花,失眠健忘,手足麻木。

5. 临床治疗　治宜滋肾活血,化痰清脑。用滋肾活血清脑丸加减治之

(经验方)。

处方：黄芪150克，龙胆草、天麻、葛根、石决明、珍珠母、生地黄、生龙骨、生牡蛎、蒲公英各80克，夏枯草、橘核各60克，丹参、青蒿、决明子、赤芍、地龙、三七、鸡血藤、青葙子、蝉蜕、桃仁、红花、血竭、当归各50克，钩藤、菊花、黄芩、牡丹皮、栀子、山楂、羌活、独活、防风、川芎、白芷、怀牛膝、莪术、僵蚕、刺蒺藜、石菖蒲、远志各40克。

服法：上药制成水丸，每次服12克，1日服3次，饮后服。

2009年4月25日诊：上药服后，病情有改善，头晕、失眠好转不大，仍照前法加减用药。

处方：黄芪150克，太子参、天麻、炙龟甲、炒鳖甲、龙胆草各100克，珍珠母、石决明、生龙骨、生牡蛎、生地黄、酸枣仁、夏枯草、蒲公英、枸杞子各80克，葛根、茯苓、赤芍、知母各60克，决明子、黄芩、青蒿、丹参、地龙、三七、僵蚕、远志、柏子仁、合欢皮、夜交藤、石菖蒲、陈皮、胆南星各50克，钩藤、菊花、牡丹皮、栀子、刺蒺藜、山楂、羌活、独活、防风、川芎、砂仁、蝉蜕、怀牛膝、桃仁、红花、当归、法半夏、血竭、益智仁各40克，琥珀20克，甘草15克。

服法：同前方。

上药服后，各种症状明显好转，嘱其每年服2剂，坚持4～5年，并教会患者运用拍打保健疗法配合治疗。3年后，患者的病情好转，精神面貌极佳，并经常参加体育锤炼。

释义：脑动脉硬化症是由脑血容量和流量减少，供血不足，使脑逐渐萎缩的一种脑血管疾病。脑动脉硬化的发病原理是：先天性血管扭曲或扩张，血管阻塞，动脉管径小，侧支循环不良，管腔狭窄，粗细不匀或长期高血压，使动脉内膜增厚，血管阻力增加，血流缓慢，血流量减少，逐步形成动脉硬化。

有少数病例伴有全身动脉硬化，特别是常与心脏的冠状动脉硬化和肾动脉硬化并存，而且呈进行性发展。此证的治疗比较棘手。

中医学属"眩晕""肝风""虚劳"等范畴。

中医学治疗此证，重点是痰、瘀、虚，要抓住"痰蒙清窍"这个关键，在此基础上，或辅以"益气活血"，或辅以"滋肾活血"，坚持连续治疗，并运用拍打保健疗法，多数病例能收到良好的效果。

二、小脑萎缩

病例一：髓精亏损 脾肾不足

寇某,男,49岁,工人。2012年10月7日诊。

1. 主诉 肢体共济失调,语言障碍,眼球活动障碍已3年多。

2. 主症 患者3年前患橄榄脑桥小脑萎缩症伴双侧腔梗,经全国多家三甲医院治疗,病情没有得到有效控制,反而逐渐加重,最后没有办法,经人介绍来我处求用中医药治疗。

体形瘦高,面色青而晦滞,头晕耳鸣,思维清晰,神疲乏力,言语謇涩,口齿不清,走路蹒跚,摇摆不定,需人搀扶或持拐杖才能行走,眼球活动障碍,呈凝视状,视物不清,胃纳不佳,尿多,尿失禁,经常使用"尿不湿",大便秘结,失眠多梦,性功能丧失,舌质淡,苔薄白,脉沉细而弦。

3. 临床检查与诊断

(1)住院检查诊断:橄榄脑桥小脑萎缩、多系统萎缩、双侧腔梗(其母有类似症状,但很轻微,现75岁仍健在)。

(2)诊断:橄榄脑桥小脑萎缩(遗传性共济失调)。

4. 辨证施治 证属髓精亏损,脾肾不足。脑为元神之府,肾主骨生髓而上通于脑,脑为髓海,赖先天肾精所充养,若先天禀赋不足,肾元精血不充,则元神失养,致言语謇涩,口齿不清;脾肾不足,不能化精微生气血,不能充养先天之本,致使肾之精气渐亏损,进而脑髓失养,元神失用,致走路摇摆蹒跚。

5. 临床治疗 治宜补肾填精,益气生血。用精明丹加减治之(经验方)。

处方:黄芪300克,天麻、高丽参各200克,葛根150克,熟地黄、枸杞子、乌梢蛇、炙龟甲、生龙骨各100克,赤芍、酸枣仁、茯苓、白术、鹿角霜、禹白附子、水蛭、全蝎各80克,丹参、制何首乌、淫羊藿、建曲、木瓜、金樱子、覆盆子各60克,当归、羌活、独活、防风、海龙、地龙、蝉蜕、僵蚕、陈皮、法半夏、胆南星、郁金、补骨脂、菟丝子、车前子、大枣、莪术、广藿香、山茱萸、柏子仁、肉苁蓉、锁阳、三七、益智仁、石菖蒲、砂仁、仙茅、巴戟天、沙苑子各50克,桂枝、白芥子、菊花、白芷、五味子、川芎、泽泻、牡丹皮、远志、浙贝母、天竺黄、细辛、土鳖虫、怀牛膝、蔓荆子、藁本各40克,木香30克,琥珀、甘草各20克,蜈蚣30条。

服法：上药制成水丸，每次服12克，每日3次，饭后服。

2013年9月30日诊：经用上药服用3剂治疗后，病情得到有效控制，尿已不失禁，大便不秘结，眼球凝视，言语謇涩，走路蹒跚都有好转，据患者及家属讲，现在最主要的问题是走路蹒跚，容易跌倒，故在原方基础上加用核桃仁150克，海龙100克，桃仁80克，红花60克，仍制成水丸服。

至目前为止，各种临床症状在很缓慢的减轻，患者及家属要求坚持治疗，现仍在治疗中。

病例二：肝肾亏损 湿热浸淫

蒋某，男，43岁，农民。2006年3月22日诊。

1. 主诉 走路步态不稳，向左偏斜，言语障碍已半年多。

2. 主症 患者半年前出现头晕头痛，走路摇摆不定，始终向左侧偏斜，说话口吃费力，视物昏花，经住院治疗半个月，病情稳定出院，出院后经人介绍，来我处求用中医药治疗。

体形偏瘦，面色青黄而晦滞，头昏脑涨，腰膝酸软，不能久立，视物不清，走路步态不稳，始终向左侧偏斜，进门时，主观上认为是由门的中央进去，但一踏入，正好撞在左侧的门框上。过水坑时，自己主观上认为是已迈过去了的，但正好脚落在水坑中。说话吐字不清，右大腿后侧皮肤有发热感，手足心夜间发热，食欲减退，大便不调，小便色黄，舌质红，苔白微腻，脉弦细而数。

3. 临床检查与诊断

（1）住院检查结果：小脑萎缩，轻度脑梗死，椎-基底供血不足。

（2）诊断：小脑萎缩伴轻度脑梗死。

4. 辨证施治 证属肝肾亏损，湿热浸淫。肝肾亏虚，精血不能濡养筋骨经脉，故腰膝酸软，步态不稳；湿热浸淫经脉，气血阻滞，筋脉失养，故视不同步，手足心热。

5. 临床治疗 治宜补益肝肾，清热利湿。用滋肾升力方加减治之（经验方）。

处方：秦艽30克，生地黄、银柴胡、青蒿、西洋参、知母、黄柏、地骨皮、牡丹皮、栀子、龙胆草各20克，地龙、怀牛膝、炙龟甲、炙鳖甲、胡黄连各15克，当归、白芍各10克，甘草5克。

服法：水煎服，5剂，每剂服2天，第一天，煎1次，服3次，第二天，煎2次，混合服3次。上方服5剂后，病情有好转，仍照前方加减服30剂后，走路、说话、视物基本稳定。

7月28日诊:仍用前方5剂加枸杞子、熟地黄、山药、茯苓各100克,泽泻、麦冬、五味子各50克,制成水丸,每次服12克,每日服3次,连续服3剂后,病情好转,后已康复。

释义:小脑萎缩是一组以共济失调为主要表现的疾病,病变主要累及脊髓、小脑和脑干。其次,脊神经、脑神经、自主神经、基底节、丘脑、丘脑下部及大脑皮质均可累及,且可伴有骨骼、眼、心脏、内分泌及皮肤病变,且大多数属于遗传性,因此临床表现比较复杂,类型繁多,有时很难区分。

本组疾病的共同特征是进行性共济失调,现代医学诊断并不困难,临床病例不多,无特效治疗方法。

中医学属"风证""颤证""言謇"等范畴。

中医药治疗此病的案例,临床报道较少,特别是治愈的病例,更为鲜见。

根据临床治疗的实践体会,本病属于复病用复方的范畴,其病因病机与"虚""痰""瘀"相关,其病位在心、肝、脾、肾。用药时间宜长,宜守方守法,以缓图取效为佳。

三、帕金森病

病例一:肝郁气滞 风痰阻络

黎某,男,51岁,教师。2001年7月7日诊。

1. 主诉　全身颤抖,口角流涎,口齿不清已1月余。

2. 主症　患者因患严重的"精神分裂症",在某精神病医院长期住院治疗,近因天气炎热,加之复感外邪,口服抗精神病的镇定药物后,近1个月以来,出现全身颤抖、口角流涎、口齿不清、鼻涕不断的症状,出院后,用过中西药物治疗,因效果不佳,故来我处求用中医药治疗。

体形瘦高,面色晦滞,震颤先从左侧手部开始,逐渐波及对侧上下肢,出现全身颤抖,步态不稳,行走困难,生活不能自理,神志清楚,口齿不清,口角流涎,鼻涕状如泉涌,成线地往下掉,周身疲乏无力,胃纳不佳,表情呆板,书写困难,舌质淡白微腻,脉沉细而迟涩。

3. 临床检查与诊断

(1)住院检查结果:①精神分裂症(治疗后缓解);②震颤麻痹(继发性帕金森病)。

(2)诊断:继发性帕金森病。

4. 辨证施治 证属肝郁气滞,风痰阻络。其人情志不遂,郁怒伤肝,饮食失节,复因天气炎热生湿,湿聚为痰,痰浊内停,虚风内动,风痰相搏,闭阻脉络,故致全身颤抖,诸症悉作。

5. 临床治疗 治宜疏肝解郁,化痰熄风。用理气导痰汤加减治之(经验方)。

处方:柴胡、茯苓、白芍各 20 克,泡参 30 克,防风、黄芩、胆南星、大枣、紫苏叶各 15 克,陈皮、法半夏、僵蚕、全蝎、远志、菊花、生姜各 10 克,蜈蚣 5 条,甘草 3 克。

服法:水煎服,5 剂,每日 1 剂。

7 月 15 日诊:上方服后,颤抖、流涎、流鼻涕已停止,言语清楚,谈笑自如,仍用前方加青蒿、佩兰、山楂各 30 克,生龙骨、生牡蛎各 20 克,5 剂,服法同前方。

后随访已治愈,未复发。

病例二:肾阴不足 肝风内动

冷某,女,70 岁,农民。2010 年 7 月 8 日诊。

1. 主诉 双上肢震颤,运动缓慢,生活自理困难已 2 年多。

2. 主症 患者两年前有手足重滞,运动缓慢,双上肢颤抖,肌肉僵硬,关节屈伸不利等症状,以后逐渐加重,用过西药多巴胺、左旋多巴等治疗,开始有效,以后逐渐无效,遂来我求用中医药治疗。

体形匀称偏胖,面色青而晦滞,头晕眼花,耳如蝉鸣,腰膝酸软,四肢肌肉关节僵硬,重滞麻木,屈伸不利,运动缓慢,双手颤抖不已,随意动作时震颤减轻,睡眠时完全停止,情绪激动时震颤加重,生活自理困难,语言障碍,吐词不清,面部表情呆滞,饮食减少,经常出汗,顽固性便秘,舌质红,苔薄白,脉弦细。

3. 临床检查与诊断

(1)磁共振成像检查提示:脑室旁白质硬化。

(2)血液检查:空腹血糖(GLU)9.5mmol/L,三酰甘油(TG)2.70mmol/L。

(3)诊断:震颤麻痹(原发性帕金森病)。

4. 辨证施治 证属肾阴不足,肝风内动。其人年老久病,肝肾精血日渐亏虚,气血阴阳不足,脏腑功能失调,阴亏阳亢,风阳内动,筋脉失养,颤动振掉而为颤证。

5. 临床治疗　治宜滋肾养肝,潜阳熄风。用震颤止痉丸加减治之(经验方)。

处方:天麻、炙龟甲、炒鳖甲、生龙骨、生牡蛎、石决明各100克,葛根120克,枸杞子、生地黄、熟地黄各80克,茯苓、木瓜、地龙、白芍、山楂、制何首乌各60克,丹参、怀山药、钩藤、刺蒺藜、蝉蜕、全蝎、僵蚕、白附子、夜交藤、知母各50克,川芎、牡丹皮、防风、桃仁、红花、麦冬、砂仁、五味子、大枣、石菖蒲、怀牛膝、当归各40克,蜈蚣15克。

服法:制成水丸,每服12克,每日3次。

连服5剂后,基本缓解,后每年服2剂。

释义:帕金森病又称"震颤麻痹",好发于中年以上人群,以黑质纹状体通路为主的变性疾病。患者纹状体中多巴胺含量显著减少而产生此病,有原发性和继发性之分,原发性病因未明,称震颤麻痹;继发性由各种病因引起,称震颤麻痹综合征或帕金森综合征,如脑炎,脑动脉硬化,颅脑外伤,一氧化碳中毒,脑肿瘤、结核、吩噻嗪类与利舍平等药物引起。

本病主要症状为震颤、肌强直、运动徐缓和姿势反射丧失。以60～70岁最多,隐匿起病,病程很长,可持续数年或数十年之久,震颤常以肢体远端最为明显,手及手指呈搓丸样动作,在静止时发生,活动时减轻,情绪激动时加重,睡眠时消失。

中医学属"颤证""内风""肝风内动"等范畴。临床治疗应当分辨虚实,以肝肾不足,气血虚弱者为虚;以风火夹痰者为实。本病预后,多因迁延久治不愈,致气血大衰,脏腑虚损,最后因并发他症而不治。

四、运动神经元病

病例一:气血虚弱　瘀阻络脉

夏某,男,66岁,农民。2008年3月29日诊。

1. 主诉　双下肢软弱无力,步态不稳,易跌倒已1年多。

2. 主症　患者有高血压病史,并有脑动脉血管硬化的临床症状,继而双下肢软弱无力,步态不稳,走路容易跌倒,经住院治疗2个月,诊断为"运动神经元病",因疗效不十分明显,故来我处求用中医药治疗。

体形偏瘦,面色青而晦滞,头昏脑涨,耳鸣眼花,胸腹满闷不舒,双下肢软弱无力,麻木疼痛,走路需用双拐杖扶持,离开拐杖,几乎不能行走,并且逐渐加重,双上肢能活动,并能持重举物,食少便溏,心悸气短,神疲乏力,舌质淡苔薄白,脉沉细而弱。

3. 临床检查与诊断

(1)住院检查结果:运动神经元病。

(2)诊断:运动神经元病(进行性脊肌萎缩症)。

4. 辨证施治　证属气血虚弱,瘀阻络脉。气血不足,筋脉失荣,五脏失濡,故下肢软弱无力;久则瘀滞络脉,气血被阻,肢体失养,故加重下肢失用。

5. 临床治疗　治宜补气生血,祛瘀通络。用舒筋活络丹加减治之(经验方)。

处方:黄芪、高丽参各50克,熟地黄、薏苡仁、乌梢蛇、枸杞子各100克,山茱萸、白芍、茯苓、海龙、杜仲、脆蛇、砂仁、广藿香、淫羊藿、白术、苍术、黄柏各50克,川牛膝、桑寄生、当归、羌活、独活、防风、威灵仙、秦艽、桂枝、续断、木瓜、补骨脂、菟丝子、莪术、桃仁、红花、全蝎、血竭、建曲、川芎、土鳖虫各40克,制川乌、制草乌、巴戟天、仙茅、细辛、木香各30克,制马钱子、甘草各15克,蜈蚣15条。

服法:制成水丸,每次服12克,每日服3次。

连续服3剂后,病情有很大的改善。

病例二:肝肾亏损 痰瘀阻络

蒋某,女,57岁,农民。2011年12月9日诊。

1. 主诉　右上肢瘫痪,右下肢痿软无力,言语謇涩,口角流涎已2年多。

2. 主症　患者从两年前开始出现周身软弱无力,渐至右上肢肌肉无力萎缩,逐渐向前臂、上臂、肩胛带发展,并有言语障碍、颤抖等症状,遂往某三甲医院住院治疗半个月,诊断为:运动神经元病,因疗效不满意,故来我处求用中医药治疗。

体形矮瘦,面色淡白,病态面容,头晕耳鸣,言语謇涩,说话颤抖,口齿不清,说话时右侧口角流涎,呈慌张状态,走路蹒跚,右手向下垂伸,麻木瘫痪萎缩,右下肢麻木无力,肌肉逐渐萎缩,手足冰凉,食纳不佳,生活起居需人照料,舌质淡,苔白微腻,脉沉细而弱。

3. 临床检查与诊断

(1)住院检查结果:运动神经元病。

(2)诊断:运动神经元病(远端型)。

4. 辨证施治 证属肝肾亏损,痰瘀阻络。肝肾亏虚,精血不能濡养筋骨经脉,因虚而生痰,因痰而致瘀,痰瘀致络脉不通,气血被阻,肢体失养,故上、下肢痿软麻木。

5. 临床治疗 治宜滋肾补肝,舒筋活络。用舒筋活络丹加减治之(经验方)。

处方:黄芪200克,天麻、红参、葛根各150克,熟地黄、枸杞子、白芍、茯苓、白术、薏苡仁、禹白附、淫羊藿、白花蛇、海龙各80克,木瓜、建曲、鹿角霜各60克,当归、羌活、独活、防风、陈皮、僵蚕、全蝎、广藿香、大枣、桃仁、红花、砂仁、莪术、丹参、仙茅、巴戟天、补骨脂、菟丝子、山茱萸、干姜、土鳖虫各50克,桂枝、川芎、细辛、法半夏、胆南星、川牛膝、桑寄生各40克,制川乌、制草乌、木香、苏木各30克,制马钱子、甘草各20克,蜈蚣20条。

服法:制成水丸,每次服12克,每日服3次。

连续服3剂后,病情好转,继续治疗。

释义:运动神经元病是一组原因不明,选择性损害脊髓前角和脑干运动神经核,缓慢进展的神经系统变性性疾病。

临床表现为肢体的上、下运动神经元瘫痪共存,而不累及感觉系统、自主神经、小脑功能为特征。临床上可表现为肌萎缩侧束硬化症,进行性脊肌萎缩病,进行性延髓麻痹和原发性侧束硬化症。

此病临床病例不十分常见,无论用中西医治疗,都感到非常棘手,不过有部分病例经积极治疗后,病情有改善,甚至恢复健康。

中医学属于"痿证""风痱"的范畴,根据中医的理论认识,认为本病与"肺热伤津""湿热浸淫""脾胃虚弱""肝肾亏损""痰瘀阻络"等因素有关,但往往是几种因素交织在一起,所以临床用药配伍组方要灵活运用。

五、出血性中风后遗症

病例一:风痰瘀血 痹阻脉络

程某,男,68岁,农民。2007年6月1日诊。

1. 主诉 左侧偏瘫失语已近2个月。

2. 主症 患者发病前,经常手指麻木,不定时眩晕,由于血压高,间断服用降压西药,4月5日早上起床后扫地,突然昏倒,不省人事,昏睡不语,频繁呕吐,口眼㖞斜,大小便失禁,立即送往某医院救治,经抢救治疗后,出血已止,神志清楚,语言障碍,口眼㖞斜,左侧偏瘫,出院后回家请求用中医药治疗。

体形偏瘦,面色青而晦滞,神志清楚,言语謇涩,口眼均歪斜,鼻唇沟变浅,左侧上下肢偏瘫不遂,眩晕耳鸣,食欲不佳,胸膈痞闷,痰多流涎,大便秘结,小便短黄,生活不能自理,行动需人搀扶,舌质红,苔白微腻,脉弦细而硬(有烟酒嗜好40余年)。

3. 临床检查与诊断

(1)住院检查结果:脑血管意外(内囊出血)。血压160/95mmHg、血糖(GLU)8.3mmol/L,三酰甘油(TG)2.8mmol/L,总胆固醇(TC)8.6mmol/L,均偏高。

(2)诊断:出血性中风后遗症(偏瘫)。

4. 辨证施治 证属风痰瘀血,痹阻脉络。脏腑失调,气机失和,痰浊瘀血内生,借助肝风鼓动,则风痰瘀血上犯于脑,壅塞脑脉,故见左侧偏瘫,口眼㖞斜,言语謇涩;肝阳上扰,则眩晕耳鸣。

5. 临床治疗 治宜化痰醒脑,祛风活络。用偏瘫复原丸加减治之(经验方)。

处方:黄芪150克,天麻、太子参各100克,赤芍80克,生地黄、杜仲、水蛭各60克,僵蚕、地龙、全蝎、白花蛇、三七、葛根各50克,蜈蚣10条,当归、桃仁、红花、丹参、茯苓、羌活、独活、秦艽、威灵仙、禹白附子、鸡血藤、川牛膝、桑寄生、石菖蒲各40克,防风、决明子、菊花、川芎、陈皮、法半夏、土鳖虫、血竭、木瓜、胆南星、蝉蜕、五加皮、钩藤各30克,天竺黄、桂枝各20克,甘草10克。

服法:上药制成水丸,每次服12克,每日服3次,饭后服。

10月15日诊:前面第一剂处方服后,病情有好转,行动不需搀扶,能用单拐杖自己行走,将前处方又连续服两剂后,基本上能丢掉拐杖行走,说话正常,口眼已不歪斜,仍照前法加减治之。

处方:黄芪200克,天麻、太子参各100克,赤芍、乌梢蛇、水蛭、葛根各80克,钩藤、僵蚕、全蝎、白花蛇、杜仲、地龙、三七、生地黄各50克,当归、桃仁、红花、蝉蜕、丹参、茯苓、胆南星、羌活、独活、防风、威灵仙、秦艽、禹白附子、山楂、鸡血藤、川牛膝、桑寄生、石菖蒲、莪术、建曲、砂仁各40克,菊花、决明子、川芎、陈皮、法半夏、天竺黄、土鳖虫、桂枝、血竭、云木香各30克,蜈蚣10条,甘草10克。

服法:同前。

上药服完以后,患者基本治愈,血压、血糖、血脂、胆固醇均维持在正常范围内。嘱其每年服两剂丸药巩固疗效,要求连续巩固5年,患者能参加轻体力劳动,随访3年未复发。

病例二:气虚血瘀 阴虚风动

王某,男,64岁,农民。2007年3月22日诊。

1. 主诉 左侧上下肢偏瘫已20天。

2. 主症 患者素有高血压病史15年,间断服降压药物治疗,最近有眩晕耳鸣,下肢软弱麻木的症状,未引起重视,3月2日早上起床后下地劳动,刚用力挖地,突然倒地昏迷,不省人事,家属急送某医院救治。诊断为:右侧壳核出血,经住院治疗20天,病情有很大好转,遗留左侧上下肢半身不遂,故出院要求改用中医药治疗。

体形偏胖,面色青灰色暗,神志清晰,头目眩晕,耳如蝉鸣,手足心自觉发热,言语吐词不清,左侧上下肢偏瘫,勉强能用单拐杖行走,口眼向右侧㖞斜,食欲欠佳,睡眠不好,大便干结,3~4日一行,小便色黄,舌质红,苔薄黄腻,脉沉弦细数。有烟酒嗜好。

3. 临床检查与诊断

(1)血压:168/92mmHg。

(2)住院检查结果:脑血管意外(壳核出血),血压155/95mmHg,血糖(GLU)7.5mmol/L,三酰甘油(TG)2.6mmol/L,总胆固醇(TC)8.1 mmol/L。

(3)诊断:出血性中风后遗症(偏瘫)。

4. 辨证施治 证属气虚血瘀,阴虚风动。其人体胖而多气虚,气虚不能鼓动血液运行,血滞脑脉而见半身不遂,口眼㖞斜,言语謇涩;肝肾阴虚,阴不制阳,阳浮于外,肾精不足,水不济火,则火扰神明,故手心热,睡眠不好,大便干结。

5. 临床治疗 治宜益气活血,育阴潜阳。用益气活血汤合平肝祛瘀方加减治之(经验方)。

处方:黄芪150克,天麻100克,赤芍80克,炙龟甲、炙鳖甲、石决明、珍珠母、葛根、三七、水蛭、生地黄各60克,钩藤、地龙各50克,桃仁、红花、茯苓、鸡血藤、银柴胡、秦艽、胡黄连、龙胆草、丹参、夏枯草各40克,僵蚕、全蝎、蕲蛇、羌活、防风、决明子、菊花、川芎、陈皮、法半夏、土鳖虫、血竭、木瓜、当归、胆南星、牡丹皮、石菖蒲、川牛膝、桑寄生各30克,蜈蚣10条,天竺黄20克,大黄、甘草各10克。

服法：上药制成水丸，每次服12克，每日3次，饭后服。

上方服完第一剂后，各种临床症状好转，不用拐杖能自由行走，连续用3剂后，可下地干轻体力农活。

12月28日诊：目前左侧上下肢有时有麻木疼痛感，仍照前方加减用药以巩固疗效。

处方：黄芪200克，天麻、太子参各100克，赤芍、生地黄各80克，葛根、珍珠母、石决明各80克，白芍、钩藤、乌梢蛇、三七、杜仲、水蛭、炙龟甲、秦艽、威灵仙、决明子、砂仁各50克，羌活、独活、防风、桃仁、红花、茯苓、丹参、川芎、法半夏、胆南星、鸡血藤、川牛膝、桑寄生、五加皮、山楂、建曲各40克，当归、僵蚕、蝉蜕、地龙、全蝎、蕲蛇、陈皮、土鳖虫、血竭、菊花各30克，制川乌、制草乌、大黄各20克，制马钱子、甘草各15克。

服法：同前方。

治愈后，患者能劳动，后随访未再发。

病例三：胃气上逆 痰湿内生

吴某，女，56岁，农民。2010年4月7日诊。

1. 主诉 头晕头痛，周身疼痛，连续呃逆已2月余。

2. 主症 患者2个月前，白天突然起病，发病时感到剧烈头痛伴频繁呕吐，意识逐渐模糊，十几分钟后转为昏迷，家人遂拨打120急救车送某医院住院治疗，经磁共振检查诊断为左侧颞叶出血，住院1个多月后出院，出院后继续服药治疗，近来因头晕头痛，周身疼痛，经常呃逆声，用过中西药物治疗，因疗效不佳，故来我处求用中医药治疗。

体形稍胖，面色青而晦滞，病苦面容，头痛眩晕，四肢乏力，周身疼痛，躯体、四肢、言语、认知功能正常，生活能自理，上腹饱胀，不定时腹中一股气往上冲至咽喉，马上连声呃逆（俗称打嗝），呃声清澈洪亮，50米内都能听见，周围之人都驻足惊叹，一般要1～3分钟方能停止，移时又复发作，患者自感痛苦，听者颇感心烦，经用中西药物治疗，未见明显好转，口苦口干，食欲不佳，大便不爽，舌质红，苔厚腻，脉沉滑而弦。

3. 临床检查与诊断

(1) 住院检查诊断：脑血管意外（左侧颞叶出血），血压、血糖、血脂、胆固醇正常。

(2) 诊断：出血性中风后遗症（膈肌痉挛）。

4. 辨证施治 证属胃气上逆，痰湿内生。后遗症期，脏腑功能失调，脾胃损伤,则胃气上逆,肝阳亢则克脾土,肝胃失和,胃气上逆则呃逆声不断;脾胃损伤,运化失司,痰湿内生,痰郁化热,痰热互结,借风阳之鼓动,上犯于脑,壅滞脑脉,则头痛眩晕,周身疼痛。

5. 临床治疗　治宜平冲降逆,祛痰利湿。用脑中风膈肌痉挛汤加减治之(经验方)。

处方:珍珠母、石决明、代赭石、广藿香、青蒿、石膏各30克,天麻、钩藤、葛根、建曲、茯苓、龙胆草各20克,羌活、独活、防风、川芎、白芷、云木香、旋覆花、法半夏、僵蚕、陈皮、知母、砂仁各10克,沉香、甘草各5克。

服法:水煎服,5剂,每剂服2天,第一天,煎1次,服3次,第二天,煎2次,混合服3次。

4月21日诊:上药服完后,病情稍有改善,疗效不十分满意,究其原因,病重药轻,没有抓住痰热郁结于胃的辨证要点。现主要症状为:口干口苦,上腹部火热感,胸闷欲呕,打嗝,头昏脑涨,拟清泄胃火,育阳潜阳法治之。

处方:北沙参、太子参、天麻、蒲公英、败酱草、夏枯草、墨旱莲、珍珠母、石决明各100克,石膏、寒水石各180克,炙龟甲、炙鳖甲各120克,玄参、白芍、枸杞子、僵蚕、葛根、龙胆草、生地黄、知母、滑石、青蒿、广藿香、连翘、女贞子、地骨皮各80克,柴胡、黄芩、黄柏、黄连、荆芥、防风、白芷、牡丹皮、栀子、建曲、砂仁、莪术、天冬、麦冬、菊花各60克,川芎、石菖蒲各50克,云木香40克,香附子、沉香各30克,甘草20克。

服法:上药粉碎为粗末,每天将粗药末120克装入棉布袋中,水煎2次后,混合分3次温服。

4月26日诊:上药服完后,呃逆声基本停止,偶尔有轻微发作,现头晕眼花,心悸怔忡,上腹饱胀,失眠多梦,拟后方治之。

处方:黄芪150克,党参120克,天麻100克,北沙参、枸杞子、炙龟甲各80克,白芍、白术、茯苓、熟地黄、广藿香、生龙骨、生牡蛎、山茱萸各60克,知母、合欢皮、夜交藤、大枣、紫苏叶、丹参各50克,柴胡、当归、麦冬、五味子、旋覆花、菟丝子、川芎、砂仁、青皮、陈皮、佛手、莪术、补骨脂、延胡索、防风、香附子、石菖蒲、怀山药、牡丹皮、泽泻、栀子、羌活、独活、山楂各40克,云木香、檀香、白豆蔻、三棱、僵蚕、菊花、郁金、白芷、紫菀、法半夏各30克,降香、沉香、远志各20克,甘草15克。

服法:上药制成水丸,每次服12克,每日3次,饭后服。

上药服完后,基本治愈,后随访未复发。

释义:出血性中风后遗症的临床症状比较多,多数为瘫痪,其他有膈肌痉挛,肌痉挛,脑血管性痴呆。

脑出血急性期死亡率高于脑梗死,但当病人从急性期抢救存活后,以后的肢体躯体功能,日常生活能力及认知功能,通常均比脑梗死要恢复得好。和蛛网膜下隙出血相比较,脑出血复发和再出血的危险性也要低得多,治疗中风的各种危险因子,特别是高血压病,是预防脑出血发生及再发的重要方法。

比如病例二,服1剂药后,不用拐杖能自由行走,连续服用3剂后,基本治愈,还可下地干农活。

现代医学的手术治疗,对某些病例能够得到良好的疗效。

中医学对此病的治疗也有一定的优势,补气活血,祛痰通络是治疗此病的主要方法,配合针灸、体疗等对患者的康复有重要的作用。

六、缺血性中风后遗症

病例一:气虚痰瘀 痹阻脉络

徐某,男,76岁,农民。2005年7月30日诊。

1. 主诉　左侧偏瘫,言语謇涩已1月余。

2. 主症　患者1个月前经常头晕头痛,由于有高血压病,只服了点降压药及感冒镇痛药,没有规范治疗。患者老伴已去世10余年,没有与子女共同生活,自己一人单独生活,6月份的某天,子女未见老人起床,遂去查看,只见老人神志清楚,言语謇涩不清,左侧上下肢不能动弹,口眼向右侧㖞斜,流清口水,由于高龄,子女恐怕死在外头,故没有送医院治疗,遂请我老用中医药治疗后,再做检查。

体形稍胖,面色淡白,神志清晰,言语謇涩,吐词不清,左侧上下肢偏瘫无力,口眼向右侧㖞斜,右嘴角流清口水,食欲不佳,大便干结,舌质红,苔微腻,脉弦滑。有高血压病史25年,不嗜烟酒。

3. 临床检查与诊断

(1)血压(BP):150/96mmHg。

(2)血液检查:血糖(GLU)7.7mmol/L,三酰甘油(TG)2.8mmol/L,总胆固醇(TC)8.6mmol/L。

(3)磁共振检查:右侧基底节区异常信号,右侧脑梗死。

(4)心电图检查:室性期前收缩,左束支传导阻滞,T波倒置,心肌供血不足,冠心病。

(5)左内踝因糖尿病诱发严重脉管炎,医院劝其截左下肢治疗,患者不同意,后治脑梗死时,一并治脉管炎,已基本治愈。

(6)诊断:缺血性中风后遗症(脑血栓)。

4. 辨证施治 证属气虚痰瘀,痹阻脉络。肥人多气虚湿盛,其人素体易生湿痰,气虚痰盛,容易作祟,气虚不能鼓动血液运行,痰湿郁久则易生瘀,痰瘀凝结,阻滞脑脉,则见半身不遂,口眼㖞斜,言语謇涩不清;气虚则面色淡白,气短乏力;脾气不足,气化失司,则流清口水,大便干结,食欲不佳。

5. 临床治疗 治宜益气活血,燥湿化痰。用益气活血祛痰汤加减治之(经验方)。

处方:黄芪150克,赤芍、天麻、葛根、石决明、珍珠母、水蛭、益母草各60克,丹参、茯苓、三七、全蝎、地龙、蕲蛇各50克,法半夏、钩藤、鸡血藤各40克,当归、胆南星、桃仁、红花、陈皮、禹白附子、僵蚕、川芎、蝉蜕、羌活、独活、防风、血竭、石菖蒲、川牛膝各30克,蜈蚣10条,天竺黄、远志各20克,甘草15克。

服法:炼蜜为丸,每丸重30克,每次1丸,每日3次,饭后服,连续服4剂,计6个月。

另用治脉管炎处方:金银花120克,连翘100克,北黄芪、蒲公英、败酱草、玄参各50克,生地黄、牡丹皮各30克,当归、制乳香、制没药各10克,甘草5克。

用法:①水煎两次后,混合分3次饭前服。②再水煎1次,过滤后熏洗热敷患部,每日1剂,用至脉管炎治愈为止。

2006年4月3日诊,由于患者无奈,只有自己独立生活,第一剂药还未服完,基本上能在室内靠物行走,自己用电饭煲、电炒锅煮饭烧菜,买东西有时是子女孙辈,有时靠邻居帮忙,我对他说:"幸好没有截左下肢,假如截了,你的情况这么特殊,不知你怎样生活? 现在症状是头晕头痛,手足麻木刺痛,便秘,脉管炎只有一小点溃疡,仍照前面方法治之。"

处方:黄芪150克,天麻、乌梢蛇各100克,赤芍80克,生地黄、茯苓各60克,葛根、三七、山楂、决明子、威灵仙、杜仲、续断、木瓜、丹参、鸡血藤、川牛膝、桑寄生各50克,羌活、独活、防风、血竭、桃仁、红花、法半夏、陈皮、胆南星、地龙、土鳖虫、僵蚕、秦艽、刺蒺藜、青葙子、锁阳、肉苁蓉、砂仁、五加皮、蝉蜕、当归、川芎各30克,蜈蚣10条,全蝎、蕲蛇、天竺黄、菊花、桂枝、檀香各30克,甘草15克。

服法:上药制为水丸,每次服12克,每日3次。

以后间断服5年,84岁时因患肺炎心衰离世。

病例二:阳亢于上 痰热壅滞

张某,男,64岁,工人。2004年3月21日诊。

1. 主诉 头痛眩晕,左侧上下肢瘫痪,言语障碍已1月余。

2. 主症 患者家中因事请客,中午同桌饮酒吃饭,饭后玩扑克,至下午3点左右,突然昏倒,不省人事,须臾复苏,急送某医院急诊住院治疗,治疗1个月多后,病情有好转,遗留左侧偏瘫,头痛眩晕,言语障碍,患者要求出院服中药治疗,故来我处诊治。

体形较胖,面色淡白晦滞,头痛眩晕,耳鸣眼花,左侧上下肢偏瘫,肢体抽掣疼痛,口眼向右侧㖞斜,言语謇涩,口音迟钝,食欲减退,大便硬结,小便色黄,舌质红,苔厚腻,中心色黑,脉弦滑。有烟酒嗜好史40余年。

3. 临床检查与诊断

(1)血压(BP):166/112mmHg。

(2)血液检查:血糖(GLU)7.8mmol/L,三酰甘油(TG)2.8mmol/L,胆固醇(TC)8.3mmol/L,尿酸(UA)478mmol/L,均偏高。

(3)磁共振检查单:右侧脑血栓形成脑梗死。

(4)心电图检查:室性期前收缩、右束支传导阻滞、T波倒置、冠心病。

(5)诊断:缺血性中风后遗症(脑血栓)。

4. 辨证施治 证属阳亢于上,痰热壅滞。其人肥胖,饮酒动阳,阳亢风动,上犯于脑,闭塞脑脉,故突然昏倒,不省人事;饮食不节,损伤脾胃,运化失司,痰浊内生,盛阳之体,痰郁化热,痰热互结,借风阳之鼓动,上犯于脑,壅滞脑脉,故半身不遂,肢体疼痛,口眼㖞斜,言语不清。

5. 临床治疗 治宜平肝潜阳,活血熄风。用平肝祛瘀方加减治之(经验方)。

处方:石决明、生龙骨、生牡蛎、钩藤、代赭石、葛根、茯苓、桑寄生各20克,菊花、僵蚕、全蝎、胆南星、陈皮、法半夏、大黄、怀牛膝各10克,蜈蚣3条,刺蒺藜15克。

服法:水煎服,5剂,每日1剂,大便通后,减大黄为3克。

3月28日诊:上药服后,头痛眩晕已愈,血压正常,现肢体锥刺样疼痛,其他如前,现拟祛风胜湿,涤痰活络法治之。

处方:秦艽、茯苓、苍术、白术、桑枝各20克,制川乌、制草乌、羌活、独活各 15 克,防风、全蝎、僵蚕、胆南星、陈皮、法半夏、当归、川芎、怀牛膝各 10 克,桂枝 5 克。

服法:水煎服,10 剂,两日 1 剂,第一天,煎 1 次,服 3 次,第二天,煎 2 次,混合服 3 次。

4 月 20 日诊:上方服后,渐趋好转,现偏瘫、肢体麻木未恢复正常,用马钱偏瘫丸加减治之(经验方)。

处方:黄芪、杜仲各 10 克,葛根、水蛭、白花蛇各 100 克,茯苓、赤芍、丹参、决明子、生地黄、地龙各 80 克,三七、禹白附子各 60 克,蝉蜕、僵蚕、全蝎、陈皮、法半夏、桃仁、红花、羌活、独活、防风、胆南星、土鳖虫、川牛膝、桑寄生、续断各 50 克,当归、川芎、桂枝各 40 克,制川乌、制草乌各 30 克,制马钱子 15 克,蜈蚣 10 条,甘草 10 克。

服法:制为水丸,每次 12 克,每日 3 次。

后随访已治愈,连续服 2 剂,未再发。

病例三:气虚血滞 痰瘀阻络

石某,女,55 岁,农民。2004 年 9 月 26 日诊。

1. 主诉 右侧上下肢偏瘫,口眼㖞斜,言语不清已 1 月余。

2. 主症 患者从 12 岁时起,发现有"风湿热",家长认为是小病,未经根治而遗留有"风湿性心脏病",后断续用中西药物治疗过,病情时好时差,21 岁时结婚,婚后育有 3 个子女。本年 8 月 3 日突然发病,口眼向左侧㖞斜,言语謇涩不清,右侧上下肢麻木瘫痪,神志清晰,遂送入某医院住院治疗,一个半月后出院,遗留右侧上下肢瘫痪,故来我处求用中医药治疗。

体形偏瘦,面色青而晦滞,口唇苍白,慢性病容,头目眩晕,神志正常,说话吐字不清,口眼向左侧阵发性痉挛抽掣,右侧上下肢麻木,软弱无力,不能活动,行走困难,虽人搀扶,心悸怔忡,气短多汗,大便秘结,食纳不佳,生活不能自理,舌质红,苔薄白略紫,两侧有瘀点,脉沉细结代。

3. 临床检查与诊断

(1)住院诊断:①左侧脑栓塞;②二尖瓣狭窄、三尖瓣狭窄(伴轻度关闭不全)。

(2)诊断:缺血性中风后遗症(脑栓塞)。

4. 辨证施治 证属气虚血滞,痰瘀阻络。气血虚弱,不能营养脏腑,故面青唇白,头目眩晕,心悸怔忡,气短多汗;气虚不能鼓动血液运行,脾气不足,运化失司,脏腑失调,气机失和,痰浊瘀血内生,借助风阳上逆之势,上犯于脑,壅塞脑脉,蒙蔽清窍,故见口眼㖞斜,言语謇涩不清,半身不遂。

5. 临床治疗　治宜益气活血,祛痰通络。用偏瘫复原丸加减治之(经验方)。

处方:北黄芪 150 克,党参 120 克,赤芍、水蛭各 60 克,葛根、酸枣仁、柏子仁、生地黄、全蝎各 50 克,当归、川芎、丹参、山楂、威灵仙、三七、鸡血藤、茯苓各 40 克,桃仁、红花、土鳖虫、血蝎、地龙、僵蚕、蝉蜕、秦艽、麦冬、远志、羌活、独活、防风、五加皮、桂枝、白芷、知母、黄芩、川牛膝、桑寄生、决明子各 30 克,蜈蚣 10 条,制川乌、制草乌、甘草各 20 克。

服法:上药制成水丸,每次服 12 克,每日 3 次,饭后服。

上药服完后,病情有很大好转,能在室内扶物行走,服完 3 剂后,能做家务事,服完 10 剂后,可在外面行走,与人正常交谈。

2011 年 4 月 15 日诊:右侧上下肢麻木疼痛、乏力、纳差,仍照前法治之。

处方:黄芪 150 克,人参、天麻各 100 克,赤芍、酸枣仁各 50 克,葛根、丹参各 60 克,当归、三七、川芎、茯苓、广藿香、白芍、鸡血藤各 40 克,桃仁、红花、土鳖虫、血竭、地龙、僵蚕、柏子仁、陈皮、法半夏、胆南星、羌活、独活、防风、桂枝、麦冬、砂仁、建曲、莪术、石菖蒲、川牛膝、桑寄生、杜仲、续断、生地黄各 30 克,制马钱子、甘草、沉香各 10 克,制川乌、制草乌、木香、远志、蜈蚣各 20 克。

服法:同前方,嘱其每年服 2 剂,后恢复良好,各种情况,基本正常。

释义:缺血性中风后遗症,主要是脑血栓形成和血栓塞,引起脑梗死。

脑血栓形成的原因,主要为脑动脉硬化,脑血管壁粥样硬化斑形成,糖尿病和高血脂可加速脑动脉硬化过程。脑动脉硬化后,血管腔变窄,弹性差,血管壁化学感受器丧失调节功能,因此脑血栓形成,阻塞脑血管成为动脉硬化性脑梗死。

脑栓塞形成的原因,主要为心源性和非心源性两大类。以心源性最常见,以风湿性心脏病,心房颤动,心肌梗死,心内膜炎,二尖瓣脱垂,胸腔手术,骨科手术,肺部化脓性感染,肺部癌细胞等所产生的血凝块,而成为脑栓塞的栓子来源。

缺血性中风后遗症,在中医学里,属于"中经络"的范围为最多,由于原发病症的原因,因此要兼治原发病。临床上出血性和缺血性具有者,称为"混合性中风",中医学对中风后遗症的治疗,其理法方药,基本上都差不多。

七、重症肌无力

病例：气血不足　肝肾亏损

徐某,女,31岁,农民。2008年6月30日诊。

1. 主诉　双眼睑下垂,上下肢无力已半年余。

2. 主症　患者半年前首先出现双眼睑下垂,一段时间后,出现上下肢进行性瘘弱无力,开始为间歇性,活动时加重,休息后好转,以后逐渐加重,行动较为困难,需要有人搀扶才能上楼,经某三甲医院住院检查诊断为重症肌无力,用过新斯的明、维生素 B_1、泼尼松等治疗,开始有好转,过一段时间后,基本没有疗效,经人介绍来我处求用中医药治疗。

体形偏瘦,面色淡白少华,头晕额痛,双眼睑下垂,上眼皮往下坠,欲睁无力,复视,眼球歪斜,转动障碍,面肌无力,说话闭目,咀嚼无力,下颌下垂,洗脸梳头无力,颈项抬不起,喝水从鼻中流出,上下肢痿软无力,走路困难,容易跌倒,活动后加重,休息后缓解,以致生活靠人帮助,腰膝酸软,形寒肢冷,大便溏薄,食少纳呆,日轻夜重,舌质淡,苔薄白,脉沉细而弱。

3. 临床检查与诊断

(1)住院诊断:重症肌无力 MG(成年人型)。

(2)诊断:重症肌无力。

4. 辨证施治　证属气血不足,肝肾亏损。脾胃为气血生化之源,气血生化不足,致筋脉失养,故眼睑下垂、肢体痿软无力;肝主筋,肾主骨,肝肾亏损,致精血不能濡养筋骨经脉,故眼睑下垂,肢体痿软无力逐渐加重;脾失健运,则食少便溏。

5. 临床治疗　治宜益气补血,滋肾活络。用重肌大力丸加减治之(经验方)。此病种临床病例不多,故先用丸药试服,观察疗效后,再根据效果用药。

处方:黄芪80克,天麻、红参、乌梢蛇各50克,熟地黄、龟甲各40克,白芍、威灵仙、葛根、锁阳、茯苓、白术、海龙、木瓜、山药、枸杞子、淫羊藿各30克,当归、桂枝、川芎、秦艽、全蝎、桃仁、红花、羌活、独活、鸡血藤、蕲蛇、细辛、杜仲、续断、补骨脂、菟丝子、血竭、知母、黄柏、陈皮、制乳香、制没药、苍术、僵蚕、砂仁、川牛膝、五加皮、白芷、山楂、防风各20克,制马钱子、甘草各10克,蜈蚣5条。

服法:上药制成水丸,每次服12克,每日3次,饭后服。

8月20日诊:前药服完后,各种临床症状有所改善,说明药已对症,仍照前法用药。

处方:黄芪150克,高丽参100克,天麻、乌梢蛇、炙龟甲、鸡内金、金钱草、熟地黄各80克,茯苓、白术、枸杞子、木瓜、淫羊藿、杜仲各60克,白芍、葛根、鸡血藤、怀山药、锁阳、海龙各50克,当归、桂枝、川芎、秦艽、威灵仙、全蝎、羌活、独活、防风、细辛、蕲蛇、续断、补骨脂、菟丝子、血竭、知母、苍术、黄柏、僵蚕、砂仁、山楂、制乳香、制没药、白芷、川牛膝、五加皮各40克,桃仁、红花、陈皮各30克,制马钱子、甘草各15克。

服法:同前方。

2009年2月3日诊:前药有疗效,临床症状减轻一些,上下肢有疼痛,仍照前法治之。

处方:黄芪200克,高丽参、天麻各150克,乌梢蛇、炙龟甲、杜仲、熟地黄各100克,枸杞子、海龙各80在,白芍、木瓜、淫羊藿、薏苡仁、白术各60克,山茱萸、茯苓、威灵仙、秦艽、葛根、羌活、独活、防风、锁阳、山药、鸡血藤、肉苁蓉、补骨脂、菟丝子各50克,当归、桂枝、泽泻、川芎、全蝎、桃仁、红花、细辛、蕲蛇、续断、血竭、知母、陈皮、苍术、黄柏、僵蚕、砂仁、制乳香、制没药、白芷、川牛膝、桑寄生、刺五加皮、土鳖虫、苏木、丹参、地龙、蝉蜕、熟附片、巴戟天、仙茅、莪术、干姜、砂仁、大枣各40克,制川乌、制草乌、制马钱子各20克,蜈蚣12条,麻黄30克,甘草、沉香各15克。

服法:同前方,后续服1剂,病情有改善。

释义:重症肌无力是比较难治的疾病,治疗相当棘手,能够治愈的病例不是很多。

现代医学认为,重症肌无力是神经肌肉接头传递障碍所致之慢性疾病,表现为受累骨骼肌肉的极易疲劳,经休息和抗胆碱酯酶药物治疗后部分能够恢复。

中医学属"痿证"的范畴,与肺、脾、肾有关。

由于病较重,所以处方用药也比较复杂,属于"大病用大方"的范畴。其中制马钱子的用量,要严格掌握,以每日不超过0.3克为原则,我常用,从未发生过中毒。

并且用药时间也要长,像这样的疑难重症,服1~2年也是常有的。

治疗这种疑难重症,临床治疗病例不是很多,所以录此病案供同道参考,共同研究,以探讨更有效的治疗方法。

八、肌萎缩症

病例：气血虚弱 肝肾亏损

周某，女，29岁，农民。2007年12月22日诊。

1. 主诉　左侧面部及上下肢萎缩伴功能障碍已2年余。

2. 主症　患者2年前，出现左侧面部及上下肢肌肉逐渐变小萎缩，上下肢萎软无力，左侧面部及上下肢不出汗，皮肤冰凉，在某三甲医院住院治疗，诊断为肌萎缩症，治疗后效果不十分理想，经人介绍来我处求用中医药治疗。

体形偏瘦，面色苍白无华，身高1.52米，体重41千克，双下肢"O"形腿（因幼时缺钙所致），走路蹒跚，头晕眼花，周身乏力，精神萎靡，食欲不振，左侧面部及上下肢肌肉萎缩，左侧面部较右侧小1/3，面部表情怪异恐怖，左侧上下肢肌肉瘦小，弹性差，以鼻尖为中线，左半身不出汗，肢冷畏寒，皮肤冰凉，上下肢萎软无力，握力不稳，24岁时育有一子，月经失调，大便不爽，舌淡有裂纹，苔白，脉沉细而弱。

3. 临床检查与诊断

（1）住院诊断：肌萎缩（肌营养不良症，神经源性）。

（2）诊断：肌萎缩症。

4. 辨证施治　证属气血虚弱，肝肾亏损。脾胃为气血生化之源，气血生化不足，不能濡养筋脉，筋脉失荣，故肌肉萎缩，肢软无力；肝主筋，肾主骨，肝肾亏损，精血不能濡养筋骨、筋脉，故渐成肌肉萎缩，肢软无力之证。

5. 临床治疗　治宜益气生血，补益肝肾，健脾活血，温经通络。用强力生肌丸加减治之（经验方）。

处方：黄芪200克，高丽参、太子参、北沙参各150克，熟地黄、熟附片、杜仲、生龙骨、生牡蛎、乌梢蛇、地骨皮、天麻各80克，当归、茯苓、白术、白芍、赤芍、海龙、威灵仙各50克，麦冬、北五味子、细辛、砂仁、建曲、山楂、莪术、广藿香、全蝎、蕲蛇、海马、秦艽、鸡血藤、血竭、防风、独活、丹参、千年健、补骨脂、菟丝子、骨碎补、刺五加皮、川牛膝、桑寄生、巴戟天、仙茅、山茱萸、伸筋草、舒筋草各40克，白豆蔻、云木香、桂枝、川芎、制川乌、制草乌、干姜、桃仁、红花各30克，沉香、制马钱子、甘草各15克，蜈蚣15克。

服法：上药制成水丸，每次服12克，每日3次，饭后服。

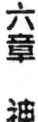

2009年3月18日诊：上药服1剂后，左侧面部及上下肢肌肉略有增长，活动功能也稍有改善，连续服用3剂后，面部肌肉基本复原，上下肢肌肉已恢复4/5，体重已增加至51千克，自述衣服裤子皆小，无法穿戴，现已全部更新，后嘱加强功能锻炼，现左侧上下肢功能仍较差，汗腺还未通，拟用原方去麦冬、北五味子、生龙骨、生牡蛎、地骨皮、北沙参、加土鳖虫、苏木、三七、羌活、沙苑子各40克，淫羊藿60克。服法同前方，暂服1剂后，左侧稍有一点毛毛汗出，说明汗腺已通，已停药，能参加一般农业劳动的轻活。

释义：肌萎缩症是因肌肉营养不良发生正常体态萎陷或肌纤维减少甚至消失，或两者同时存在，称为"肌萎缩"。肌萎缩应与消瘦相鉴别，前者多为局部现象，伴有肌力减退，后者为全身现象，肌力一般正常。导致肌萎缩的原因不一，包括肌源性、神经源性及失用性等，故肌萎缩可认为是各种肌肉萎缩的结局。

(1)肌源性肌萎缩：肌源性肌萎缩不按神经分布，常为远端型(骨盆带与肩胛带)对称性肌萎缩，无感觉障碍，无肌纤维震颤。

(2)神经源性肌萎缩：下运动神经元及其纤维损害时可发生肌萎缩，根据病变部位不同，可分为脊髓前角运动神经元病损及周围神经损伤。

(3)失用性肌萎缩：患者肌萎缩与肢体长期不运动有密切关系。

中医学属于"痿证""风痹"的范畴，其治疗原则按"肝风""痰瘀"的辨证方法治疗。

九、癫痫

病例一：痰瘀交阻 肝风内动

谭某，男，27岁，农民。1997年10月18日诊。

1. 主诉 发作性突然倒扑，四肢抽搐，口吐白沫已半年多。

2. 主症 患者无明显原因，突然神志丧失，跌倒在地，牙关紧闭，全身肌肉呈强直性痉挛，面色由苍白转为青紫，口吐白沫，有时候为血沫，历时3~5分钟后抽搐停止，呼吸渐趋平稳，面色也逐渐恢复正常，对发作无记忆，每月发作2~3次，服用过西药苯妥英钠等药物治疗，在服药时仍有发作，故特来我院求用中医药治疗。

体形偏瘦，面色青而晦滞，痫症发作后，精神萎靡不振，头晕头痛，全身软弱无力，食欲不振，要经过1~2天症状才会消除。症状消除后，与正常人无异,每间隔十天或半月发作1次,因怕出事故,一个人不敢外出,要外出必须有人跟随监管。23岁结婚,婚后育有1子,身体正常。现苔白滑腻,脉沉弦而滑。

3. 临床检查与诊断
(1)脑电图检查:弥漫性多棘慢波(发作间歇期检查)。
(2)诊断:癫痫。

4. 辨证施治 证属痰瘀交阻,肝风内动。痰浊内蕴,深伏于脑,久则瘀阻脑络,复因将息失宜,则气机逆乱,肝阳暴涨,阳亢化风,风夹痰瘀上蒙清窍,则突然跌倒在地,牙关紧闭;肝风内动,则全身强直痉挛,抽搐气促,口吐白沫;痰瘀伤神,苏醒后头晕头痛,精神萎靡不振。

5. 临床治疗 治宜化痰祛瘀,熄风止痉。用痰痫汤加减治之(经验方)。

处方:茯苓、生龙骨、生牡蛎各30克,禹白附子、丹参、僵蚕、麦冬、竹茹各20克,法半夏、胆南星、浙贝母、全蝎、石菖蒲、郁金各15克,陈皮、远志、琥珀(研末冲中药汁服)各10克,甘草3克。

服法:同前方,5剂。

11月10日诊:已停止发作,无全身不适,仍照前法用药巩固疗效。

处方:党参、茯苓各150克,生龙骨、生牡蛎、白术各80克,陈皮、法半夏、胆南星、钩藤、郁金、石菖蒲、夜交藤、合欢皮、丹参各50克,天麻100克,禹白附子60克,远志、竹茹、浙贝各40克,琥珀、白矾各30克,甘草10克。

服法:上药制成水丸,每次服12克,每日3次。

从此以后未再发作,随访3年未复发。

病例二:瘀血夹痰 上犯神明

龚某,女,18岁,城市居民。2009年7月18日诊。

1. 主诉 发作性突然昏仆,不省人事已2年多。

2. 主症 患者2年前因一次意外车祸撞击伤后,当时重度昏迷,3天后苏醒,诊断为"颅脑损伤,脑震荡",住院治疗1个月后,基本治愈出院,出院3个月后,某天突然发作昏仆,不省人事,面色由苍白转为青紫,口吐白泡沫,两目上视,肢体痉挛抽搐,历时3~5分钟,苏醒后一如常人,对发作时情况一无所知,以后间断发作,或3~5日1次,或半个月1次,1个月1次,发作时间不定,经用西药治疗后,疗效不十分满意,服药时间照常发作,故家长要求改用中医药治疗。

体形偏胖,面色青而晦滞,发作前一瞬间自觉头目眩晕,心悸气促,随即跌倒,不省人事,口吐白色泡沫,双眼上翻,全身肌肉强直性收缩,肢体痉挛抽搐,历时3~5分钟,苏醒后无精打采,精神萎靡,舌质淡,苔白微腻,脉弦细而数。

3. 临床检查与诊断

(1)脑电图检查:棘慢综合波(发作间歇期检查)。

(2)诊断:癫痫。

4. 辨证施治 证属瘀血夹痰,上犯神明。颅脑被撞击,脑窍瘀血停滞,郁久产生系列证候。受伤之后,气血瘀阻,脉络不和,其人素丰盛,易生湿痰,痰浊瘀血内伏于脑,遇有诱因,则气机逆乱,痰瘀蒙蔽清窍,故突然昏仆,不省人事;气血运行不畅,经络失养,则肢体痉挛抽搐;脑窍失养,脑神受损,则头目眩晕,心悸气促,精神萎靡。

5. 临床治疗 治宜豁痰开窍,化瘀熄风。用癫痫平安丸加减治之(经验方)。

处方:天麻120克,生龙骨、生牡蛎各100克,白芍、白术、茯苓、乌梢蛇各60克,丹参、禹白附子各50克,法半夏、连翘、胆南星、天竺黄、郁金、钩藤、瓜蒌仁、僵蚕、全蝎、麦冬、黄连、枳壳、玄参、地龙、浙贝母、酸枣仁、葛根、蝉蜕、桃仁、红花、合欢皮、夜交藤、石菖蒲各40克,柴胡、当归、远志、陈皮、云木香、川芎、柏子仁、干姜、白矾、香附子、羚羊角粉(代)、蛇蜕各30克,琥珀、沉香各15克,甘草10克。

服法:上药制成水丸,每次服12克,每日3次,饭后服,连续服2剂。

2010年1月18日诊:上药服完后,至现在为止,癫痫已基本未发作,为防止病情反弹,拟益气健脾,滋肾养肝法治之。

处方:黄芪150克,天麻、西洋参、枸杞子、紫河车各100克,白术、茯苓、钩藤、丹参、熟地黄、白芍、鳖甲(炙)、龟甲(炙)各80克,远志、麦冬、山茱萸各60克,胆南星、当归、禹白附子、石菖蒲、夜交藤、合欢皮各50克,川芎、琥珀各30克,甘草20克。

服法:炼蜜为丸,每丸重25克,每日3次,温开水送服,每次1丸。

后随访3年,病未复发。

病例三:痰浊肝风 蒙蔽清窍

胡某,男,3岁,城市居民。2005年1月9日诊。

1. 主诉 突然发作性神志不清,全身痉挛,四肢抽搐已1月余。

2. 主症 患儿1个月前的某天晚上,在床上玩耍,突然神志丧失,全身肌肉痉挛,四肢抽搐,两眼上翻,口吐少量白沫,历时2分钟左右,曾在某卫生院按"病毒性脑炎"治疗,仍三五天发作1次,后经某医院确诊为"癫痫",用西药治疗效果不十分满意,故来我处求用中医药治疗。

体形虚胖,面色淡黄,目光呆滞,表情冷漠,饮食减少,3~5天发作1次,持续1~2分钟,发作突然,神志丧失,肢体痉挛抽搐,两眼上翻,口吐少量白沫,苏醒后神情呆滞,不愿做一般活动,小便短赤,大便稀溏色白,舌质,红苔中心微黄腻,指纹暗滞色紫。

家族无类似病状发生,系第三胎,产程正常,无外伤史,无其他疾病史。

3. 临床检查与诊断

(1)脑电图检查:棘慢综合波阵发性发放(发作间歇期检查)。

(2)诊断:癫痫。

4. 辨证施治 证属痰浊肝风,蒙蔽清窍。禀赋虚弱,脏腑失调,痰浊阻滞,深伏于脑,久之气机逆乱,肝风内动,则见目睛上视,肢体痉挛抽搐;痰湿内盛,则口吐白沫。

5. 临床治疗 治宜化痰祛瘀,熄风止痉。用痫痫汤加减治之(经验方)。

处方:茯苓、天麻、陈皮、白芍、生龙骨、生牡蛎各50克,法半夏40克,禹白附子、全蝎、胆南星、钩藤、僵蚕、远志、石菖蒲、枳实、竹茹、生姜、黄连各30克,甘草10克,蜈蚣10条。

服法:上药水煎3次后,取药汁1500毫升,再加入适量白砂糖或蜂蜜熬成膏1200克,装钵备用。服用时每次10~15克,用开水冲服,每日3次,1剂为1个疗程。

3月20日诊:上药服后,已基本控制癫痫发作,精神状态、食欲、活动基本正常,为巩固疗效,仍按前方再服用1剂,服法同前。

后经脑电图复查:基本正常。

6月18日诊:患儿各种情况已经正常,只是体形虚胖,不结实,易感冒,家长有怕复发的恐惧心理,要求再适当服一点药巩固治疗,拟用健脾益气,利湿祛痰法治之。

处方:黄芪、党参、薏苡仁、紫河车各50克,白术、茯苓各60克,陈皮、防风、泽泻、砂仁、怀山药、莲米、芡实、扁豆、大枣各30克,当归、法半夏、石菖蒲、白豆蔻各20克,甘草10克,生姜5片。

服法:上药粉碎为粗末,每日用40克药末装入棉布袋中,水煎2次后,混合加入适量之白砂糖分3次温服。

以后,患儿健康地成长,后随访3年未复发。

释义:癫痫是一组由神经元突然异常放电所引起的短暂大脑功能失调的慢性综合征。它可由多种原因引起,根据异常神经元放电所涉及的部位,以及异常放电扩散的范围不同,患者可有短暂的运动、感觉、意识、自主神经等不同的障碍。这种发作性异常放电是不伴发热的,一次突然异常放电所致之神经功能障碍称为一次癫痫性发作,癫痫的三大共同特点是发作性、异常放电和慢性脑部疾病。癫痫还应具备反复发作这一特征,至少应有一次以上发作。

癫痫可分为原发性和继发性两类。原发性癫痫未找到引起的原因,可能与遗传因素有关;继发性癫痫可见于颅脑损伤、脑先天性异常、炎症、寄生虫、脑血管病、颅内肿瘤、脑变性疾病、高热惊厥、子痫、中毒等。

中医学属"痫病"的范畴,其病因病机为:有痰瘀的病理产物存在,痰瘀阻滞经络,致气血失和,则阴阳乖张,清窍失灵,而发为癫痫。

十、头痛

病例一:风邪入络 湿痰内生

余某,男,31岁,农民。2006年8月19日诊。

1. 主诉 头痛已半年多。

2. 主症 患者自插秧时起开始头痛,经用中西药物治疗,未见明显好转,由于剧烈头痛,头部皮肤已有斑秃出现,经某医院门诊医师建议,到上一级医院做进一步检查,结论为"偏头痛",用西药治疗后,几乎没有疗效,后经人介绍,来我处求用中医药治疗。

体形匀称,面色晦滞少华,头部胀痛,重点在左侧额角入发际5cm处,呈阵发性疼痛,痛时呈搏动性,伴恶心呕吐,体力活动使头痛加剧,缓解时全头昏胀,整天昏昏沉沉,食欲欠佳,胸闷不舒,厌食油腻,口干口苦,四肢沉重困乏,小便色黄,大便不爽,舌质红,苔腐腻,脉弦数。

3. 临床检查与诊断

(1)脑电图检查:异常脑电图。

(2)诊断:偏头痛。

4. 辨证施治 证属风邪入络,湿痰内生。初起时为外感风湿头痛,由于用药未能中病机,致使湿聚痰生,清窍被扰,清阳不升,浊阴不降,故头部胀痛,恶心呕吐,胸闷不舒;经络阻塞,脾阳被湿痰所困,故四肢困乏,口干口苦,小便色黄。

5. 临床治疗 治宜祛风胜湿,化痰泄热。用祛风胜湿汤合清肝泻火汤加减治之(经验方)。

处方:柴胡、龙胆草、白芍、石菖蒲、川芎、羌活、独活、茯苓、藿香、佩兰、薄荷各20克,细辛、白芷、防风、法半夏、黄芩各15克,甘草5克。

服法:水煎服,2剂,每剂服2天,第一天,煎1次,服3次,第二天,煎2次,混合服3次。服2剂后,病已减轻,续服2剂。

8月28日诊:头已不痛,由于病久体虚,四肢软弱无力,舌腐腻苔已退净,现舌质淡,苔薄白,脉沉细,拟补益升阳法治之。

处方:黄芪、党参各50克,柴胡、茯苓各20克,当归、白术、防风、白芷、天麻、大枣各15克,羌活、独活、川芎、地龙、升麻、辽细辛各10克,甘草5克。

服法:水煎服,2剂,每剂服2天,服法同前方。

9月8日诊:患者认为可以停药,现头痛又反复,舌苔薄腻而带紫,拟祛风胜湿合活血化瘀治之。

处方:柴胡、白芍、羌活、独活、川芎、龙胆草、广藿香、佩兰、石菖蒲、薄荷各20克,当归、防风、桃仁、红花、细辛、白芷各15克,甘草5克。

服法:同前方,2剂。

9月15日诊:头痛已止,拟丸药治之。

处方:黄芪150克,天麻、西洋参各100克,白术、茯苓各60克,柴胡、当归、川芎、升麻、羌活、独活、防风、白芷、细辛、僵蚕、菊花、陈皮、蔓荆子、藁本、桃仁、红花、砂仁、大枣各50克,甘草10克。

服法:上药制为水丸,每次服12克,每日3次。

从服上药后,头痛基本没有复发,身体也比较健康,后随访3年未再发。

病例二:气血虚弱 脾阳不足

郑某,女,38岁,农民。2005年3月2日诊。

1. 主诉 头痛畏寒已2月余。

2. 主症 患者自去冬以来,经常头痛头晕,手足指(趾)冰凉,偶因风寒,则头痛更甚,因此裹头重衣,夜卧重加被褥也不觉得暖热,经用中西药物治疗,因疗效不满意,故来我处求用中医药治疗。

体形瘦长,面色淡白无华,精神萎靡不振,口唇、眼结膜颜色浅淡,饮食减少,气怯神弱,头顶胀痛,以白天上午为甚,入夜则稍微好转,畏寒怕风,四肢冰凉,大便溏薄,小便清长,舌质淡苔薄白,脉沉细涩。

3. 临床检查与诊断

(1)血常规检查:血红蛋白、红细胞、白细胞均偏低,血压偏低。

(2)诊断:贫血性头痛。

4. 辨证施治　证属气血虚弱,脾阳不足。气血亏虚,不能上荣,脑髓失养,故面色淡白无华,头顶胀痛;白天属阳,脾阳不足,阳气不升,故白天头痛甚;阳气微,不能温通,故手足冰凉,便溏尿清。

5. 临床治疗　治宜补气散寒,升举阳气。用补气散寒饮加减治之(经验方)。

处方:黄芪、党参各60克,柴胡、干姜、大枣各20克,白术、熟附片各15克,羌活、独活、升麻、防风、白芷、当归、川芎、陈皮各10克,甘草5克。

服法:水煎服,每剂服2天,第一天,煎1次,服3次,第二天,煎2次,混合服3次。先服2剂后,病已减轻,续服6剂,病已治愈。

3月20日诊:头痛已治愈,贫血已好转,患者要求用丸药巩固疗效。

处方:黄芪200克,人参150克,枸杞子、熟地黄各100克,白术、茯苓各80克,怀山药、当归、陈皮、山茱萸、补骨脂、菟丝子、锁阳、肉苁蓉、干姜、熟附片、泽泻、砂仁、大枣、牡丹皮、防风各50克,川芎、甘草各20克。

服法:炼蜜为丸,每丸重25克,每日3丸。

自服完药以后,身体健康,病未再发。

病例三:肾气亏损　血瘀脑脉

游某,男,40岁,农民。2010年12月19日诊。

1. 主诉　头痛,头晕,周身无力,阳痿已2年多。

2. 主症　患者自两年前的一次重病后(急性肺炎),出现隐隐头痛,开始不以为然,过一段时间后,痛势绵绵不绝,并逐渐伴有头晕,面色少华,气短心悸,遇劳则加重,用过中西药物治疗,只有短期疗效,不能持久,近来头痛且空,有时如锥刺痛,眩晕耳鸣,腰膝酸软,阳痿早泄,食纳不佳,经人介绍,来我处求用中医药治疗。

体形消瘦,面色淡白少华,精神疲乏,少气懒言,头痛如空感,痛无定处,终日昏昏沉沉,有时固定,固定疼痛时,如锥样痛,伴恶心欲呕,眩晕耳鸣,腰膝酸软,阳痿早泄,饮食无味,尿频尿短,大便不调,舌质淡,苔薄白,脉沉细而弱。

3. 临床检查与诊断

(1)检查:①脑电图报告:基本正常。②血常规检查:白细胞(WBC)

$3×10^9/L$,血红蛋白(HGB)100g/L。③血压:104/64mmHg。

(2)诊断:神经性头痛。

4. 辨证施治 证属肾气亏损,血瘀脑脉。重病后,气血亏虚,鼓动无力,不能上荣于脑,脑髓失养,连及肾精,肾主藏精而生髓,脑为髓海,气血虚,肾精少,不能上荣充脑,故头痛且空,眩晕耳鸣,腰膝酸软,阳痿早泄;头痛经久不愈,久痛入络,血瘀络瘠,故如锥刺痛,恶心欲呕。

5. 临床治疗 治宜补气强精,祛风活血。用头痛丸加减治之(经验方)。

处方:黄芪200克,人参150克,熟地黄、天麻、枸杞子、龟甲胶各100克,白芍、白术、茯苓、葛根各60克,鹿茸、丹参、建曲各50克,柴胡、当归、川芎、羌活、独活、防风、蔓荆子、藁本、僵蚕、山茱萸、广藿香、白芷、桃仁、红花、地龙、砂仁、莪术、钩藤、怀山药、升麻、大枣、薄荷各40克,杭菊花、云木香、辽细辛各30克,沉香、甘草各15克。

服法:上药制成水丸,每次服12克,每日3次,饭后服。忌白萝卜。

2011年4月2日诊:上药服后,头痛已止,但仍有乏力纳差的症状,阳痿早泄有所好转,患者因头痛日久,为其所苦,唯恐再发,故要求再服药巩固。

处方:黄芪、党参各150克,熟地黄、枸杞子、天麻各100克,白术、白芍、茯苓各80克,丹参、龙眼肉、淫羊藿各60克,柴胡、山茱萸、怀山药、泽泻、牡丹皮、补骨脂、菟丝子、肉苁蓉、锁阳、仙茅、巴戟天、怀牛膝、砂仁、防风、陈皮、大枣、沙苑子、覆盆子、五味子、车前子、升麻各50克,熟附片、川芎各40克,白豆蔻30克,肉桂、甘草各10克。

服法:炼蜜为丸,每丸重30克,每次1丸,每日2次,饭后服。

上药服后,患者面色红润,精强力壮,无全身不适,随访3年头痛未再发。

病例四:气虚血瘀 风热上攻

汪某,女,50岁,农民。2006年2月5日诊。

1. 主诉 头痛头晕3年多,加重3个月。

2. 主症 患者3年前出现头痛,起初为间歇性头痛,时轻时重,后来逐渐缠绵加重,无有宁时,非常苦恼,到处求医,用过中西药物治疗,因疗效不十分显著,经人介绍,来我处求用中医药治疗。

体形偏瘦,面色淡白少华,面容憔悴,双目乏神,头用毛巾包裹,不时呻吟,自诉头痛如裹,昏昏沉沉,有时头顶痛,有时前额痛,有时痛在两侧,白天稍轻,夜间加重,严重时痛如锥刺,很难入睡,需服镇痛药片尚可入睡,口干欲饮,胃纳不佳,周身软弱乏力,气短心慌,大便不爽,舌质淡,苔白微腻,脉沉弦。

3. 临床检查与诊断

(1)检查:①血压正常。②血常规检查:红细胞(RBC)3.10×10^{12}/L。③超声多普勒检查:左侧脑供血不足,双侧大脑后脑动脉痉挛。

(2)诊断:血管性头痛。

4. 辨证施治 证属气虚血瘀,风热上攻。气为血之帅,气行则血行,气虚运血无力,致血凝而成瘀,气虚血瘀,阻滞脑脉,故头痛如裹,昏昏沉沉;夜属阴,血亦属阴,血瘀阻脑脉于夜间阴分,故夜间痛如锥刺,不能入睡;由于体虚,易感外邪,风热之邪上攻于脑,与气虚血瘀相凝结,故症状较重,口干欲饮,而且缠绵难愈。

5. 临床治疗 治宜补气补血,祛风活血。用头痛丸加减治之(经验方)。

处方:黄芪150克,党参120克,天麻100克,赤芍、生地黄、葛根、白术各80克,石膏150克,丹参、夏枯草各60克,羌活、独活、陈皮、僵蚕、白芷、荆芥、防风、钩藤、路路通、桃仁、红花、大枣、紫苏叶、鸡血藤各50克,柴胡、当归、白芍、川芎、升麻、菊花、藁本、蔓荆子、细辛、蝉蜕、全蝎各40克,蜈蚣10条,甘草15克。

服法:上药粉碎为粗末,每天用150克装入棉布袋中,水煎2次后,混合分3次温服。上药服1剂后,病情好转,连续用2剂。

3月27日诊:前药服3剂后,头痛减轻,拟用益气祛风,滋肾活血法治之。

处方:黄芪150克,人参120克,熟地黄、天麻、枸杞子各100克,葛根、赤芍、炙龟甲、鸡血藤各80克,丹参、白术、茯苓各60克,柴胡、羌活、独活、防风、僵蚕、全蝎、陈皮、菊花、白芷、荆芥、山茱萸、白芍、地龙、桃仁、红花、秦艽、砂仁、夏枯草、大枣、怀牛膝、决明子各50克,当归、川芎、升麻、藁本、蔓荆子、辽细辛各40克,法半夏30克,蜈蚣10条,甘草15克。

服法:上药制成水丸,每次服12克,每日3次,饭后服。

上药服后,头痛已除,其他症状也好转,为巩固疗效,续服1剂,后随访3年未再发。

释义:头痛是最常见的一种症状,可见于男女老幼各年龄阶段的患者,引起头痛的疾病非常多,它涉及内、外、神经、精神、五官等各种疾病。

中医学称头痛为"头风""脑风",一般分外感头痛和内伤头痛两大类。

外感头痛多指现代医学的传染性及感染性发热病,内伤头痛多指颅内疾病、高血压、心因性头痛、神经官能症、偏头痛、血管神经性头痛、外伤后神经综合征等。

外感头痛一般多可自愈，经久不愈者可伤及气血阴阳，转为内伤头痛。内伤头痛初期病多在气血，以标实如痰浊、瘀血、气滞、肝阳上亢为多见；迁延不愈者，气血阴阳俱损，脏腑功能失和，甚则久病及肾，肾精虚损，则病以气血、阴精本虚为主，多可夹邪反复发作，久治不愈。

十一、面神经炎

病例一：风寒湿痹 热灼经脉

李某，男，67岁，农民。2011年6月24日诊。

1. 主诉 口眼向右侧歪斜已半年余，加重已1个月。

2. 主症 患者外出搭乘摩托车，左侧面部被冷风吹拂，第二天清晨起床时，发现左侧闭目不全，口角歪斜，经用针刺治疗一段时间后，疗效不十分明显，故来我处求用中医药治疗。

体形偏瘦，面色青而晦滞，左侧面部表情肌瘫痪，前额皱纹消失，眼裂扩大，鼻唇沟平坦，口角下垂，面部被牵向健侧，进食时，食物残渣常滞留于病侧的齿颊间隙内，口眼歪斜，口角流涎，不能闭眼，皱眉，味觉障碍，听觉过敏，头痛头晕，口干口苦，大便燥结，小便微黄，舌质红，苔微黄腻，脉弦细而数。

3. 临床检查与诊断

（1）检查：没有发现阳性体征，血压150/95mmHg。

（2）诊断：面神经炎（面瘫）。

4. 辨证施治 证属风寒痹阻，热灼经脉。风为阳邪，善行而数变，寒为阴邪、其性凝滞，寒主收引，致病则经脉萎软无力，气血为风寒之邪痹阻，经脉一边弛张，一边挛缩；其人素体阳盛阴虚，阴虚则生热，热伤经脉，故使筋脉挛缩而口眼歪斜。

5. 临床治疗 治宜祛风散寒，活血清热。用复方牵正丸加减治之（经验方）。

处方：天麻、龙胆草、白芍、珍珠母、石决明、葛根、木瓜、夏枯草各80克，石膏、罗布麻叶、乌梢蛇各100克，僵蚕、禹白附子、全蝎、羌活、独活、防风、黄芩、知母、茯苓、怀牛膝、连翘、生地黄、玄参各50克，金银花60克，法半夏、菊花、天花粉、钩藤、蝉蜕、陈皮、当归、地龙、胆南星、白芷、薄荷各40克,蜈蚣12条,川芎30克,大黄20克,甘草15克。

服法:上药制成水丸,每次服12克,每日3次,饭后服。

9月15日诊:上药服后,病情逐渐好转,服完后,面部已完全恢复正常,患者为病所苦,唯恐复发,要求再服药巩固,针对患者血压偏高,经常头晕目眩,为防止脑动脉血管硬化,拟用益气活血,健脾祛痰法治之。

处方:黄芪、天麻、太子参、罗布麻叶、杜仲各150克,葛根、炙龟甲各100克,白术、茯苓、赤芍、水蛭、生龙骨、珍珠母、石决明各80克,黄芩、黄连、丹参、酸枣仁、决明子、山楂、三七、广藿香、地龙各60克,僵蚕、全蝎、羌活、独活、防风、陈皮、胆南星、桃仁、柏子仁、石菖蒲、建曲、砂仁、怀牛膝、莪术、桑寄生各50克,法半夏、当归、川芎、红花、远志各40克,云木香、知母各30克,蜈蚣10条。

服法:同前方。

上药服后,血压稳定,头目不眩晕,全身情况良好,并能参加农村生产劳动,一切正常,后随访3年未再发。

病例二:气虚寒滞 经脉痹阻

胡某,女,55岁,职工。2010年7月15日诊。

1. 主诉 口眼向左侧歪斜已半年多,加重1月余。

2. 主症 患者半年前的一天早上起床后,发现口眼向左侧歪斜,说话不关风,语音不清楚,口角流口水,右侧面部麻木,遂知已患"面瘫"症,经住院用针刺、中药治疗,前后近半年,疗效不十分满意,经人介绍来我处求用中医药治疗。

体形偏瘦,面色苍白无华,头晕耳鸣,周身乏力,气短自汗,食欲不振,右侧面部表情瘫痪,口眼向左侧歪斜,眼裂扩大,闭目不全,面肌运动时,因健侧面肌的收缩牵引,使口眼歪斜更为明显,进食时,口腔右侧有食物残渣滞留于齿颊间隙内,并有口水自该侧淌下,病侧舌前味觉减退,舌质淡,苔白微腻,脉沉细而弦。

3. 临床检查与诊断

(1)住院检查:各项检查未发现阳性体征,血压(BP)145/94mmHg(血压偏高)。

(2)诊断:面神经炎(面瘫)。

4. 辨证施治 证属气虚寒滞,经脉痹阻。其人素体气血不足,故周身乏力,气短自汗;由于寒邪侵袭面部经脉,气血为寒邪痹阻,寒为阴邪,主收引,经脉遇寒邪痹阻则挛缩,面部肌肤一边挛缩收引,一边松弛无力,故而出现口眼歪斜,口角流涎之证。

5. 临床治疗 治宜祛风散寒,益气活血。用复方牵正丸加减治之(经验方)。

处方:黄芪、党参各120克,罗布麻叶、天麻、杜仲、珍珠母各80克,白术、五味子、玄参、葛根各50克,赤芍、地龙、禹白附子各60克,钩藤、僵蚕、全蝎、川芎、羌活、独活、防风、白芷、当归、刺蒺藜、青葙子、山楂、麦冬、决明子各40克,菊花、蝉蜕、桔梗各30克,蜈蚣10条,甘草15克。

服法:上药制成水丸,每次服12克,每日3次,饭后服,连续服2剂。

10月30日诊:前方服2剂后,面神经炎(面瘫)基本治愈,面部已恢复正常,现主要为头目眩晕,气短乏力,上腹疼痛,饱胀不适,呃逆嗳气,拟益气健脾,疏肝和胃法治之。

处方:黄芪120克,党参、杜仲、罗布麻叶各100克,白术、葛根、白芍、广藿香各60克,茯苓、莪术各50克,柴胡、当归、牡丹皮、栀子、羌活、独活、防风、川芎、建曲、砂仁、山楂、决明子、怀山药、丹参、三七、黄连、瓜蒌仁、龙胆草各40克,云木香、高良姜、法半夏、白豆蔻、苍术、厚朴、大枣、菊花、香附子、白芷、钩藤、陈皮各30克,沉香、甘草各15克。

服法:上药粉碎为粗末,每天用120克药末,装入棉布袋中,水煎2次后,混合分3次温服。忌辛辣、冷硬、酸甜食物。

上方服1剂后,各种临床症状好转,食欲增加,胸腹舒适,周身有力,血压正常,嘱其继续服1剂,基本治愈,后随访3年,病未再发。

病例三:风痰阻络 阳亢风动

全某,女,21岁,农民。2009年4月14日诊。

1. 主诉 口眼向右侧歪斜3月余,伴左侧面肌痉挛,抽搐1月余。

2. 主症 患者有左侧中耳炎病史,3个月前左侧耳区疼痛,某一天早晨起床后,发现闭目不全,口角歪斜,经住院用针刺及服药治疗后,效果不十分明显,近1个月前左侧面部出现痉挛、抽搐、眨眼,又进行电针治疗,但效果也不很满意,经人介绍故来我处求用中医药治疗。

体形匀称,面色晦滞,精神萎靡不振,肢软乏力,食欲减退,口眼向右侧歪斜,口角下垂,流口水,面部被牵向健侧。左侧瘫痪肌不定时挛缩,肌肉跳动,挤眉眨眼,口角反牵向患侧,眼裂缩小,情绪激动,精神紧张时更为明显,进食咀嚼时眼泪下流,自觉非常痛苦,舌质红,苔白微腻,脉弦细。

3. 临床检查与诊断
(1)住院检查:各项检查未发现阳性体征。
(2)诊断:面神经炎伴面肌痉挛。

4. 辨证施治 证属风痰阻络,阳亢风动。其人肾热耳痛,痰浊内蕴,深伏于脑,肝火偏旺,夹痰生热,热灼脑脉,故致口眼歪斜;痰热内蕴,深伏于脑,复因肝阳暴胀,阳亢化风,风动于上,故有面肌痉挛,抽搐。

5. 临床治疗 治宜祛风涤痰,潜阳熄风。用复方加味牵正散合潜阳通络丸加减治之(经验方)。

处方:天麻、白芍、珍珠母、生龟甲、生鳖甲、生龙骨、生牡蛎各80克,茯苓、威灵仙、乌梢蛇各50克,夏枯草60克,僵蚕、全蝎、禹白附子、羌活、独活、防风、白芷、葛根、鸡血藤、生地黄、怀牛膝、刺五加皮、天竺黄、白芥子、决明子各40克,钩藤、川芎、陈皮、菊花、细辛、法半夏、刺蒺藜、胆南星、蕲蛇、当归、秦艽、丹参、地龙、蝉蜕、桃仁、红花各30克,蜈蚣10条,甘草15克。

服法:上药制成水丸,每次服12克,每日3次,饭后服。

上药服1剂后,各种临床症状已减轻,续服1剂,基本治愈,当年时入冬季后,面部受风寒刺激,又有轻微反弹,仍照前方服1剂,又得以治愈。

2010年1月10日诊:患者唯恐复发,要求再服药巩固,现患者气血不足,脾胃虚弱,拟益气健脾法治之。

处方:黄芪150克,党参120克,天麻、白术、茯苓、薏苡仁各80克,陈皮、僵蚕、全蝎、莲米、芡实、怀山药、广藿香、建曲、砂仁、莪术、葛根、生龟甲、生鳖甲、生地黄、生龙骨、生牡蛎各50克,当归40克,云木香、羌活、独活、防风、菊花、禹白附子、地龙、秦艽、威灵仙、法半夏、川芎、白芷、钩藤、大枣、怀牛膝各30克,蜈蚣8条,甘草10克。

服法:同前。

上药服完后,食欲增加,精神饱满,无任何全身不适,后随访3年未复发。

释义:面神经炎是面部茎乳突孔内的急性非化脓性的面神经炎,引起周围性面神经麻痹,又称"面瘫"。

本病确切病因尚未明确,一部分患者在着凉或头面部受冷风吹拂后发病,或上呼吸道感染,使血液循环障碍,引起神经功能失调所致。

本病任何年龄均可发生,绝大多数为一侧性,根据起病形式和临床特点,诊断并不困难,一般检查,都不具有阳性体征,不过要与其他急性感染性炎症和肿瘤、脑血管意外等相鉴别。

中医学属"面瘫""口眼㖞斜"等的范畴。

中医学治疗此病人有独特的疗效,大多数患者用针刺疗法都能治愈,对少数不愈者,可加用中药或单独用中药基本上是能够治愈的。

十二、三叉神经痛

病例一:痰瘀互结 邪气壅阻

王某,男,48岁,干部。2012年2月23日诊。

1. 主诉 右侧面部疼痛1年余,加重2个月。

2. 主症 患者一年前右侧面部阵发性剧烈疼痛,每日发作数次,每次数秒钟至1~2分钟即骤然停止,触碰右侧面部及咀嚼第一口饭,则引起剧烈疼痛,近2个月以来,逐渐加重,用过卡马西平片、苯妥英钠片治疗,开始有效,以后则根本无效,经人介绍,来我处求用中医药治疗。

体形匀称,面色晦滞,右侧面部三叉神经感觉支配区内阵发性剧烈疼痛,最近加重,每小时发作3~5次,每次持续1~2分钟,右侧面部及右上唇不能触摸,一触碰则剧烈疼痛,间歇期正常,说话、进食、洗脸、剃须、刷牙等都可诱致疼痛发作,因此影响工作,非常痛苦。另外还有恶风畏寒,头晕目眩,失眠健忘,腰酸无力,烦躁易怒,便干溲黄,口角歪斜,眼裂变小,咀嚼无力,舌质淡,苔白微腻,脉沉细而弦。

3. 临床检查与诊断

(1)神经科检查:右侧三叉神经感觉支配区内,上颌支、下颌支"痛性抽搐"。

(2)诊断:右侧三叉神经痛。

4. 辨证施治 证属痰瘀互结,邪气壅阻。风寒湿邪入侵,以邪气实为主。反复发作,渐进发展,经络长期为邪气壅阻,营卫不行,湿聚为痰,痰瘀互结,络脉瘀阻,故面部阵发性如刀割样疼痛;病久入侵,气血亏耗,肝肾亏损,络脉失养,遂成正虚邪恋之证。

5. 临床治疗 治宜疏风散寒,祛痰通络,活血止痛。用三叉神经通络止痛丸加减治之(经验方)。

处方:天麻150克,党参120克,生地黄100克,白芍、葛根、乌梢蛇各100克,茯苓、鸡血藤、木瓜各60克,羌活、独活、防风、陈皮、全蝎、血竭、丹参、胆南星、地龙各50克,法半夏、当归、柴胡、川芎、桃仁、红花、枳壳、桔梗、白芷、僵蚕、蕲蛇、制乳香、制没药、土鳖虫、蔓荆子、藁本、菊花、禹白附子、细辛、干姜、桂枝、水蛭、大枣各40克,蜈蚣12条,制马钱子、甘草各15克,制川乌、制草乌各35克。

服法:上药制成水丸,每次服12克,每日3次,饭后服。

4月4日诊:上药服完后,药已对症,仍照前方加减用药。

去党参,加钩藤50克,珍珠母、生龙齿各80克,白芥子、刺五加皮、延胡索、荆芥、薄荷、川牛膝各40克。服法同前方。

6月4日诊:药已发生效力,病情有很大好转,照上方加杜仲120克,赤芍、石决明、夏枯草各80克,三七、秦艽、威灵仙、桑寄生各50克。服法同前,连服2剂。

上药服完后,已停止发作,随访未再发。

病例二:气虚血瘀 风痰阻络

段某,女,45岁,农民。2009年7月4日诊。

1. 主诉 左侧面部阵发性刀割样疼痛1年多,加重3个月。

2. 主症 患者一年前开始出现左侧面部阵发性疼痛,每次发作几秒钟,渐至1~2分钟,间歇期无任何不适,经用西药止痛药治疗,开始有效,逐渐完全无效,故来我处求用中医药治疗。

体形消瘦,面色青而晦滞,自诉左侧面部阵发性疼痛,痛时如刀割锥刺,很难忍受,每次发作几秒钟至1~2分钟,可骤然停止,间歇期正常,每日发作数次,发作呈周期性,持续数周,可自行缓解数月或更长,病程初期发作较少,间隔时较长,随病程进展,缓解期日益缩短,疼痛部位主要在左侧三叉神经感觉支配区内的上颌支及下颌支,发作期间,左侧面部机械性刺激,如说话、进食、洗脸、刷牙、打哈欠等都可诱发疼痛发作,由于时间较久,耗损人之元气,可有头晕、乏力、纳差、失眠的症状,呈贫血貌,舌质淡,苔白微腻,脉沉细而弦。

3. 临床检查与诊断

(1)血常规检查:红细胞(RBC)3.0×10^{12}/L(轻度贫血)。

(2)CT、脑电图检查:无阳性体征。

(3)诊断:左侧三叉神经痛。

4. 辨证施治 证属气虚血瘀,风痰阻络。其人禀赋虚弱,气血不足,感受风寒湿邪,侵袭面部经络,气血为风寒湿邪痹阻,致经脉不通,故产生疼痛;痹痛日久,气血运行不畅,而致血瘀停聚,血凝不通则痛;风邪善行而数变,来去无定数,故而面部疼痛突然而来,骤然而止;病久耗损元气,气血不足,不能上荣于脑,故致头晕、乏力、失眠;脾气不足,运化失司,则纳差食少。

5. 临床治疗 治宜益气生血,疏风散寒,通络止痛。用三叉神经痛丸加减治之(经验方)。

处方:黄芪200克,天麻、人参各150克,熟地黄、炙龟甲、海龙、枸杞子各100克,乌梢蛇120克,白芍、葛根、白术各80克,鸡血藤、白芷、茯苓、木瓜、威灵仙、三七、桑寄生各60克,当归、山茱萸、川芎、羌活、独活、防风、僵蚕、全蝎、蕲蛇、血竭、制乳香、制没药、续断、金毛狗脊、骨碎补、秦艽、干姜、川牛膝、大枣、肉苁蓉、锁阳、砂仁、延胡索、丹参各50克,细辛、土鳖虫、桃仁、红花、桂枝、补骨脂、菟丝子各40克,蜈蚣15条,制川乌、制草乌、刺五加皮、苏木各30克,制马钱子、甘草各15克。

服法:上药制成水丸,每次服12克,每日3次,饭后服。

10月25日诊:上药服后,各种临床症状好转,发作次数减少,仍照原方服2剂。

2010年5月6日诊:上方已服用3剂,现在面痛基本上停止发作,患者精神面貌、劳动、生活与正常人无异,而且身体也很健康,体重也增加了3千克,嘱其停药观察,后随访3年未复发。

释义:三叉神经分布区内反复发作的阵发性短暂剧烈疼痛而不伴三叉神经功能破坏的症状,常于40岁后起病,女性较多。

本病分原发性和继发性两种,原发性迄今尚无明确病因定论,一般认为系异常血管压迫三叉神经,使三叉神经和面神经根部表面相互摩擦,导致鞘膜破损,形成神经传入和传出冲动错位,血管走行异常而引起剧烈疼痛和抽搐。

继发性的原因,多为脑血管病,如肿瘤、感冒、牙痛、中耳炎、鼻窦炎、眼疾等炎症使神经领域内皮肤充血,知觉脱失,引起血管运动性、分泌性、感觉性、营养性障碍而产生间歇性针刺样疼痛。

中医学属"面痛""头风""面游风""厥头痛"等范畴。

本病病程长,有迁延性,中医学治疗此病有一定的优势,主要抓住"风、痰、瘀、虚"的病因病机,往往能收到良好的效果。

十三、坐骨神经痛

病例一：风寒湿痹　阻滞经络

陶某,男,38岁,农民。2007年4月20日诊。

1. 主诉　右侧下肢、臀部、腰部呈刀割样疼痛半年多,加重10余天。

2. 主症　患者于2006年冬季,在一个晚上睡觉醒来后,感觉右臀部及大腿疼痛,翌日住院治疗,经检查诊断为"坐骨神经痛",治疗后病情好转,出院后病情反复,经3次住院治疗,病情时好时差,最近病势加重,行动需挂拐杖,后经人介绍,来我处求余诊治。

体形高胖,面色晦滞少华,头晕额胀,周身软弱无力,右下背部酸痛,僵硬不适,疼痛自右侧腰部向臀部及大腿后面、腘窝、小腿外侧和足部放射,呈刀割样疼痛,间歇性增剧,疼痛难忍,呻吟不止,夜间更甚,咳嗽、喷嚏、用力排便时疼痛加剧,坐、卧、立、伸、屈等,常取特殊的减痛姿势,行动需挂拐杖扶持,畏寒肢冷,睡眠不佳,食欲不振,大便不爽,小便色白,舌质淡,苔白腻,脉沉细而滑。

3. 临床检查与诊断

(1)住院诊断:右侧坐骨神经痛(根性)因腰4～5椎间盘突出引起。

(2)诊断:右侧根性坐骨神经痛。

4. 辨证施治　证属风寒湿痹,阻滞经络。其人体胖湿盛,复感风寒,风寒湿三气杂至,合而为痹,风为阳邪,善行而数变,致使疼痛呈放射性;湿为阴邪,重浊而黏滞,故疼痛有定点,而以夜间尤甚;寒邪凝滞收引,故使疼痛如刀割样。

5. 临床治疗　治宜祛风散寒,除湿通络。用祛风散寒方合祛风胜湿方加减治之(经验方)。

处方:薏苡仁、黄芪各50克,白芍20克,独活、防风、杜仲、千年健各15克,制川乌、制草乌、桂枝、细辛、麻黄各10克,制马钱子、甘草各5克,大枣5枚,生姜3片。

服法:水煎服,3剂,每日1剂。

上方服1剂后,病已减轻,3剂服完,甩掉拐杖已能行走。

4月25日诊:仍照前法加减巩固。

处方:黄芪、薏苡仁各50克,苍术、白芍各20克,独活、桂枝、防风、千年健、黄柏、川牛膝、杜仲、续断、秦艽、威灵仙、大枣、生姜各10克,甘草3克。

服法:同前方3剂,服完停药。

11月28日诊:进入寒冷冬季,旧病复发,症状较轻,拟用丸药缓图。

处方:黄芪、天麻、杜仲、乌梢蛇、生地黄各100克,独活、防风、苍术、茯苓、木瓜、秦艽、威灵仙、千年健、续断、僵蚕、全蝎、血蝎、赤芍、白芍、伸筋草、鸡血藤各550克,当归、制乳香、制没药、桃仁、红花、川牛膝、桑寄生、黄柏各40克,制川乌、制草乌、川芎、细辛、桂枝、干姜、地龙、巴戟天、仙茅、淫羊藿各30克,制马钱子15克,蜈蚣12条,甘草10克。

服法:上药制成水丸,每次12克,每日3次,上药服后,病已治愈,随访3年未再发。

病例二:肝肾两虚 风寒湿痹

张某,女,62岁,农民。2009年3月4日诊。

1. 主诉 左侧腰部疼痛,放射至臀部,大腿后面,小腿外侧和足背部已1年余。

2. 主症 患者一年前开始腰部酸胀疼痛,逐渐放射至臀部,大腿后面、小腿外侧和足背部,经住院治疗,诊断为"坐骨神经痛",用中西药物和理疗后,稍有好转,自入春以来,疼痛加剧,活动障碍,遂来我处求用中医药治疗。

体形偏瘦,面色青而晦滞,左侧腰部疼痛,放射至臀部、大腿后面、腘窝、小腿外侧和足背部,呈阵发性锥刺样疼痛,日轻夜重,行走呈跛行姿势,间歇期有酸麻胀感,活动、咳嗽、喷嚏、触碰等可使疼痛加剧,站立、坐卧、患侧膝关节屈伸稍微不慎,可诱发剧烈疼痛,头目晕眩,四肢软弱乏力,饮食减少,精神萎靡不振,睡眠不好,多梦健忘,大便不调,舌质淡,苔薄白,脉沉细。

3. 临床检查与诊断

(1)住院诊断:腰5~6、6~7椎骨质增生伴椎间盘突出,左侧坐骨神经痛(根性)。

(2)诊断:左侧根性坐骨神经痛。

4. 辨证施治 证属肝肾两虚,风寒湿痹。肝主筋,肾主骨,筋骨失于濡养,复感风寒湿邪,则病变自内而生;风为阳邪,善行而数变,风邪侵袭,则呈放射性疼痛;寒为阴邪,其性凝滞,寒主收引,主疼痛,寒邪为患,则呈锥刺样疼痛;湿为阴邪,其性重浊黏滞,致病则日轻夜重,肢软乏力。

5. 临床治疗 治宜温肾祛寒,除湿止痛。用温肾祛寒汤加减治之(经验方)。

处方:黄芪150克,熟地黄、白芍、仙茅、巴戟天、淫羊藿、地龙、秦艽、威灵仙、杜仲、鸡血藤、桑寄生各20克,补骨脂、菟丝子、肉苁蓉、锁阳、土鳖虫、桃仁、红花、怀牛膝、独活、防风、制川乌、制草乌各15克,当归、桂枝、川芎、辽细辛各10克,甘草5克。

服法:水煎服,3剂,每剂服2天。第一天,煎1次,服3次;第二天,煎2次,混合后服3次。

3月12日诊:上方服3剂后,病情有很大改善,续服3剂后,行走活动自如,基本上无临床症状,现为了防止复发,达到根治的目的,仍照前法加减用药。

处方:黄芪、党参各150克,熟地黄、白芍、枸杞子、杜仲各80克,巴戟天、仙茅、地龙、淫羊藿、秦艽、威灵仙各60克,木瓜、大枣、补骨脂、菟丝子、肉苁蓉、锁阳、山萸肉、鸡血藤、土鳖虫、川牛膝、桑寄生、续断、砂仁各50克,羌活、独活、防风、桃仁、红花、血竭、制乳香、制没药、川芎、桂枝、千年健各40克,当归、细辛、制川乌、制草乌、干姜各30克,制马钱子、甘草各15克。

服法:上药制成水丸,每次服12克,每日3次,饭后服。

上药服完后,精神饱满,身体正常,无任何全身不适,腰椎经CT复查:基本正常,未见骨质增生及椎间盘突出,后随访观察3年,未见复发。

病例三:风寒湿痹 瘀滞经络

徐某,男,32岁,工人。2008年7月2日诊。

1. 主诉 右侧臀部疼痛1年余。

2. 主症 患者于一年前自觉臀部疼痛,以后逐渐加重,经用中草药、西药、针灸、按摩、电疗等治疗,均无明显效果,经人介绍来我处求用中医药治疗。

体形匀称,面色青而晦滞,右侧臀部呈阵发性锥刺样疼痛,向大腿后面、腘窝、小腿外侧和足背放射,严重时行走困难,间歇期有麻木、酸胀感,头目眩晕,四肢乏力,畏寒肢冷,背微恶寒,食欲不佳,口淡不渴,大便不爽,小便色白,舌质淡,苔微腻,脉沉细而弱。

3. 临床检查与诊断

(1)X线摄片检查:骶髂关节炎引起干性坐骨神经痛。

(2)诊断:右侧干性坐骨神经痛。

4. 辨证施治 证属风寒湿痹,瘀滞经络,风寒湿三气合而不痹,其人因正气不足,受风寒湿邪之侵袭,故风邪甚则呈阵发性、放射性疼痛;寒邪甚则痛如锥刺；湿邪甚则麻木酸胀。

5. 临床治疗 治宜祛风散寒,利湿通络。用祛风散寒方合祛风胜湿方加减治之(经验方)。

处方：黄芪、薏苡仁各30克,生地黄、苍术、白芍、白术、茯苓各20克,生附子(洗)、木瓜、千年健、刺五加皮、怀牛膝、制川乌、制草乌、干姜各15克,羌活、独活、防风、桂枝、麻黄、当归、川芎、细辛、桃仁、红花各10克,制马钱子、甘草各5克。

服法：水煎服,3剂,每剂服2天,第一天,煎1次,服3次,第二天,煎2次,混合服3次。

7月10日诊：上方服1剂后,病情好转,3剂服完,病去大半,由于患者有饮酒嗜好,要求泡酒服用,拟将原方加3倍量,再加用天麻、熟地黄、枸杞子各100克,补骨脂、菟丝子、淫羊藿、杜仲、山茱萸、大枣各50克,用50°白酒2 500毫升,蜂蜜500克,浸泡10日后服用,每日晚饭时饮1次,每次不超过50克,自此以后,病已逐渐治愈,后未再复发。

释义：坐骨神经痛是指从腰、臀部经大腿后,小腿外侧引至足部的疼痛。又可按病损的部位分为根性和干性坐骨神经痛。

根性坐骨神经痛以腰椎间盘突出最多见,最常发生在腰5至骶1和腰4～5的椎间盘,其他如椎管内肿瘤,椎体转移癌,腰椎结核,腰椎管狭窄症等。

干性坐骨神经痛可因骶髂关节炎,盆腔内肿瘤,妊娠子宫压迫,髋关节炎,臀肌注射位置不当及糖尿病等引起,多数原因不明。

中医学属"痹证"的范畴,《内经》云："风寒湿三气杂至,合而不痹,其风气甚者为行痹,寒气甚者为痛痹,湿气甚者为著痹。"

中医学治疗坐骨神经痛有一定的特长,基本上能达到根治的目的,主要用"祛风散寒,除湿清热,活血通络,益气生血",由于病因病机复杂,往往是多机因的整合,所以治疗要"大病用大方"方能有效。

十四、雷诺综合征

病例：寒湿阻络 阳衰血瘀

王,女,55岁,城镇居民。2001年12月21日诊。

1. 主诉 双手指尖苍白冷痛已5年余。

2. 主症 患者从5年前开始出现双手指尖苍白,发绀麻木疼痛,至冬季症状加重,双手只好用棉絮包裹,不敢外露,更不敢接触冷水,至春夏有所缓解,用过中西药物治疗,因疗效不显,故来我处治疗。

体形较瘦小,面色黧黑晦滞,现正值冬季,开始发作加重,已用厚棉絮包裹,打开后观察,手指肤色变白,继而发绀,先从指尖开始,以后波及整个手指,手掌有冷、麻、针刺样疼痛,腕部脉搏正常,发作持续半天左右,用温水浸泡可使症状缓解,伴头晕、四肢乏力,食欲不振,全身畏寒,舌苔淡白,脉沉细而缓。

3. 临床检查与诊断　雷诺综合征。

4. 辨证施治　此证属寒湿阻络,阳衰血瘀。

5. 临床治疗　治宜散寒化湿,温阳祛瘀。用雷诺温阳活络汤加减(经验方)。

处方:黄芪80克,生地黄、赤芍、鸡血藤、大枣各30克,白芍40克,熟附片、丹参、葛根、刺五加皮、生姜各20克,当归、川芎、桃仁、红花各15克,细辛、桂枝各10克,甘草3克。

服法:水煎服,每日服3次,每剂药煎服2天,5剂。第一天,煎1次,服3次,第二天,煎2次,混合服3次。

12月31日二诊:前方服5剂后,稍有好转,现上腹胀、吐酸水,仍遵前法,加用温胃制酸之品。

处方:黄芪80克,党参、细辛、大枣、桑枝、鸡血藤、赤芍、白芍各30克,熟附片25克,丹参、葛根、刺五加皮、生姜各20克,桂枝、川芎、木通、桃仁、红花、苏木、当归各15克,干姜10克,肉桂、通草、甘草各5克,吴茱萸3克。

服法:水煎服,每日服3次,每剂药煎服2天。上面处方加减服20剂,煎法同上。

外洗浸泡药:生川乌、生草乌、丹参各25克,艾叶、细辛、透骨草各30克,肉桂、苏木、红花、桃仁各20克,花椒10克。

用法:水煎后,用药水趁热泡熏洗双手20~30分钟,第二天再用水煎,1剂药用2天。

2002年3月12日再诊:经过2个多月的治疗,各种临床症状有好转,患者自觉基本治愈,为了防止来年复发,再服3剂药以巩固疗效。

处方:黄芪120克,辽细辛40克,赤芍、白芍、鸡血藤、威灵仙、桑枝、伸筋草、舒筋草、大枣各30克,熟地黄、丹参、秦艽各20克,桂枝、当归、桃仁、红花、熟附片、泽兰、王不留行、地龙各15克,川芎、木通、麻黄、苏木、僵蚕、土鳖虫各10克,肉桂、甘草各5克。

服法:水煎服,每日服 3 次,每剂药煎服 3 天,第一天,煎 1 次,服 3 次,第二天,煎 2 次,服 3 次,第三天煎 3 次,服 3 次。必须当天煎好当天服,第 2、3 天再煎再服。

后随访 3 年,基本治愈未复发。

释义:雷诺综合征又称肢端动脉痉挛病,多发于女性,中医学属"寒厥""血痹""四肢厥冷"等范畴。

该病用西药无特效疗法,中医治疗此病有一定的特长。主要用"温经祛寒""活血通络"的药物治疗,其中主要关键药物为黄芪、当归、桂枝、川芎、葛根、熟附片、辽细辛等。特别是辽细辛一味,属超大剂量使用,一般中药房不敢配药,需要有资质的处方医师签字特许。

如果发生指甲脱落者,有寒热两种病机混杂,因为"寒极生热""热极似寒",所以用药时应寒热并投,以平调其阴阳寒热,则疾病可愈。

曾治一例指尖缺血发绀,十指指甲全部脱落者,在此治法基础上加用连翘、黄芩、黄柏、黄连、栀子等清热解毒利湿之品,得以治愈。

十五、抑郁症

病例一:痰气郁结 蒙蔽清窍

史某,女,16 岁,学生。2006 年 6 月 7 日诊。

1. 主诉 自罪自责,情绪低落,思维迟钝,言语动作减少已 3 月余。

2. 主症 患者因父母离异后,随父亲生活,由于缺少管教,生活放任自流,性格变得古怪,在学校与同学关系不融洽,学习成绩逐渐下降,整日忧愁焦虑,致使无法学习下去,学校劝其停学休息治疗,经用中西药物治疗后,疗效不十分明显,故来我处求用中医治疗。

体形瘦小,面色晦滞少华,整天头晕脑胀,食纳不佳,愁眉苦脸,垂头丧气,情绪低落,思维迟钝,对读书不感兴趣,胸闷叹息,数问方有一答,独坐无语,无精打采,动作简单而又缓慢,日常生活也需别人督促,常自罪自责,认为自己没有希望了。但有时又心烦易怒,对人无礼貌,指手画脚,说个不停,东奔西跑,影响四邻,舌质淡,苔白微腻,脉沉弦数。

3. 临床检查与诊断

(1)检查结果:除轻度贫血外,其余无异常。

(2)诊断:抑郁症。

4. 辨证施治 证属痰气郁结,蒙蔽清窍,气机郁闭,水湿失于运化输布,聚湿生痰,痰气交阻于胸中膈上,故胸闷叹息;痰气上蒙清窍,致情志过极,忧郁不解,则有自罪自责,情绪低落之证。

5. 临床治疗 治宜祛痰开郁,醒脑安神。用平抑汤加减治之(经验方)。

处方:柴胡、白芍、小麦各 20 克,茯苓、生龙骨、生牡蛎各 30 克,广藿香、紫苏叶、丹参、大枣各 15 克,枳壳、陈皮、法半夏、胆南星、远志、酸枣仁、天竺黄、石菖蒲、生姜、郁金各 10 克,砂仁、甘草各 5 克。

服法:水煎服,5 剂,每剂服 2 天,第一天,煎 1 次,服 3 次,第二天,煎两次,混合服 3 次。

上药服完后,病情好转,续服 5 剂,基本治愈,再续服 5 剂巩固疗效,后已入学上课。

病例二:肝郁气滞 忧郁伤神

刘某,女,20 岁,农民。2007 年 9 月 10 日诊。

1. 主诉 顽固性失眠,情绪低落,幻觉,思维迟钝 2 个多月。

2. 主症 患者因订婚事宜与父母闹矛盾,自此以后,心情不愉快,很少与人讲话,回避交往,隔离自己,逐渐出现失眠,有时通宵达旦不睡,并出现幻觉、妄想,家长发现其行为异常,遂强行送往精神病医院住院治疗 1 个月,病情有好转出院,出院 1 个月后,旧病还原,遂来我处求用中医治疗。

体形匀称,面色晦滞少华,头晕头痛,周身乏力,精神萎靡不振,咽喉疼痛,胸闷不舒,失眠健忘,有时彻夜难眠,情绪低落,不愿与人交往,很少讲话,双眉紧锁,愁容满面,整日沉默,常有幻觉、妄想,有时妄听,总觉得有人在整自己,家长问话,火冒三丈,掉头就走,与家人对立,饮食减少,舌质淡,苔白腻,脉滑数。

3. 临床检查与诊断

(1)住院诊断:精神抑郁症。

(2)诊断:抑郁症。

4. 辨证施治 证属肝郁气滞,忧郁伤神。肝主疏泄,喜调达而恶抑郁,情志不绪,抑郁不畅,使肝气郁结,脾失健运,心神受损,脏腑、阴阳、气血失调,故头晕乏力,胸闷不舒;情志过极,忧郁不解,致心神失养,神不守舍,故彻夜难眠,封闭自我,幻觉幻听,忧怒无常。

5. 临床治疗 治宜疏肝理气,涤痰安神。用平抑汤加减治之(经验方)。

处方:柴胡、酸枣仁、麦冬、紫苏叶各 20 克,茯苓、广藿香、板蓝根、生龙骨、生牡蛎、玄参各30克,蒲公英、败酱草、小麦各50克,丹参、天竺黄、大枣各15克,法半夏、陈皮、枳壳、胆南星、郁金、远志、石菖蒲、黄芩、黄连、知母各10克,白芍20克,桔梗、生姜、甘草各8克。

服法:5剂,每剂粉碎为粗末,分成3份,每份服1天,装入棉布袋中,水煎2次后,混合分3次温服。

9月28日诊:上方服完后,各种临床症状减轻,病情好转,仍遵前法,续服5剂,服法同前方。

10月16日,现患者精神面貌、言谈举止基本正常,只是睡眠稍差,仍照前法加减,制成丸药以巩固治疗。

处方:柴胡、当归、龙胆草、益智仁、栀子、桔梗、陈皮、枳壳、香附子、远志、郁金各30克,白芍、白术、茯苓、玄参、蒲公英各50克,丹参、牡丹皮、麦冬、柏子仁、板蓝根、知母、天竺黄、合欢皮、夜交藤、法半夏、胆南星、石菖蒲各40克,太子参100克,生龙齿60克,生龙骨、生牡蛎、酸枣仁、炙龟甲各80克,川芎、琥珀、云木香各20克,甘草15克。

服法:上药制成水丸,每次服12克,每日3次,饭后服。

上药服完后,完全恢复到病前的状态,后随访3年未复发。

病例三:肝郁气滞 忧思伤神

古某,男,32岁,农民。2011年4月26日诊。

1. 主诉 头晕,乏力,失眠多梦,情绪低落,思维迟钝,言语活动减少半年多。

2. 主症 患者因承包工程亏损,心理压力相当严重,经常唉声叹气,逐渐出现失眠多梦,食欲减少,精神萎靡,不愿做事,悲观失望,情绪低落,患者愿意服中药治疗,故来我处诊治。

体形瘦长,面色青而晦滞,头晕目眩,肢软乏力,精神萎靡不振,失眠多梦,心烦意乱,情绪低落,悲观绝望,坐立不安,愁眉苦脸,意志消沉,思维迟钝,旧事重提,缺乏自信心,很少活动,不愿与人交谈,独处一室,冥思苦想,懒于梳洗,吃、穿、行都需要有人提醒,舌质淡,苔白微腻,脉滑数。

3. 临床检查与诊断

(1)住院检查:各项指标正常。

(2)脑电图检查:无阳性发现。

(3)诊断:抑郁症。

4. 辨证施治 证属肝郁气滞,忧思伤神。外事纷扰,情志内伤,肝失疏泄,抑郁不畅,故情绪低落,悲观绝望,意志消沉;情志过极,忧郁不解,心神失养,则失眠多梦,头晕目眩。

5. 临床治疗 治宜疏肝理气,解郁安神。用解郁安神汤加减治之(经验方)。

处方:柴胡、白芍、白术、茯苓、丹参、酸枣仁各 20 克,生龙骨、生牡蛎、小麦各 30 克,知母、炙龟甲、大枣各 15 克,当归、川芎、柏子仁、远志、麦冬、石菖蒲、甘草各 10 克。

服法:水煎服,5 剂,每剂服 2 天,第一天,煎 1 次,服 3 次,第二天,煎 2 次,混合服 3 次。

5 月 8 日诊:上药服完后,睡眠好一些,其他临床症状改善不大,究其原因,忽视了"痰"的病因病机,前人云:"火、气、痰"为郁证的主要病因病机,因此应调整治疗方法,除用原有部分药物外,应加用涤痰散结之药物。

处方:柴胡、枳壳、白芍、白术、茯苓、酸枣仁、合欢皮、夜交藤、建曲各 20 克,生龙骨、生牡蛎、铁磁石各 30 克,知母、炙龟甲各 15 克,陈皮、法半夏、胆南星、川芎、石菖蒲、远志、益智仁、生姜各 10 克,甘草 5 克。

服法:同前方,5 剂。

5 月 20 日诊:上药服完后,与第一次对比,各种临床症状好转,说明药已对症,仍遵前法加减用药。

处方:柴胡、枳壳、陈皮、法半夏、胆南星、浙贝母、郁金、黄连、丹参、柏子仁、建曲、知母、黄柏、地龙、牡丹皮、栀子、茯苓、黄芩、石菖蒲、合欢皮、夜交藤、砂仁、广藿香、莪术、大枣各 50 克,赤芍、白芍、远志、红花、香附子、麦冬、僵蚕、防风、当归各 40 克,龙胆草、白术、铁磁石各 60 克,生龙骨、生牡蛎、生龙齿、炙龟甲、酸枣仁各 100 克,天麻、珍珠母各 80 克,川芎、菊花各 30 克,琥珀、甘草各 20 克。

服法:上药制成水丸,每次服 12 克,每日 3 次,饭后服。上药服完后,基本恢复原貌,续服 1 剂后,已外出承包工程去了。

释义: 抑郁症属情感性精神病,是临床常见的精神疾病,其核心症状为情绪低落,思维迟钝,言语动作减少三联症,与躁狂症恰恰相反。

发病一般较缓慢,数周至数月不等,少数因心理社会因素诱发者则发病较急。开始常表现失眠,食欲不振,精神萎靡,工作效率下降等症状,以后情绪低落,悲观失望,甚至消极自杀等症状逐渐突出。

中医学属"郁证""脏躁"等范畴,中医治疗此症,关键要抓住"火、气、痰"的病因病机,五志过极,七情内伤为郁病主要原因,素体虚弱或性格内向肝气易结者为郁症发生的体质因素。

郁证的治疗原则,应当以疏通气机为主,根据受病脏腑虚实,或以祛实或以补虚,或以调节升降气机等,皆为疏通气机之法,非疏肝解郁一法可总括,而且还要注重精神心理疗法,用药勿过辛苦燥,以免伤阴耗气。

十六、精神分裂症

病例一:痰气郁结 蒙蔽心窍

钱某,男,20 岁,农民。2006 年 12 月 24 日诊。

1. 主诉 缄默不语,恐惧胆怯,表情呆滞半个多月。

2. 主症 患者半个月前的一个夜晚,患者因独自到亲戚家,半路上自己突然见有人追赶,最后没有见到人,自此以后,整天不说话,见人呈惊恐状,不饥不食,生活不能自理,经某医院用西药治疗后,疗效不十分明显,故家长要求改用中医药治疗。

体形瘦长,面色青而晦滞,见人两眼凝视,缄默不语,表情呆板、冷漠,生活懒散,性情孤僻,出现幻觉,不食不眠,对外界刺激缺乏反应,见人惊恐,问话不答,说有人要害他,思维散漫,情感反应幼稚,有时自言自语,不知说什么,变化莫测,行为紊乱,缺乏目的,拒绝诊病切脉,只能由家人代述,舌质淡,苔白腻,脉弦数。

3. 临床检查与诊断

(1)检查:①血液检查,白细胞(WBC)$3×19^9$/L。②脑电图检查,轻度异常。③CT 检查,第三脑室扩大。

(2)诊断:精神分裂症。

4. 辨证施治 证属痰气郁结,蒙蔽心窍。其人禀赋素虚,心胸狭窄,性格内向,偶遇不测,产生幻觉,七情内伤,肝气被郁,脾气不运,气郁痰结,阻蔽神明,故见表情呆板、冷漠,自言自语;肝气不舒,则惊恐多疑;痰浊中阻则不思饮食,阴阳失调,痰浊蒙蔽心窍,而发为此病。

5. 临床治疗 治宜理气解郁,化痰开窍。用理气导痰汤加减治之(经验方)。

处方:茯苓 20 克,橘红、枳实、法半夏、建曲各 15 克,生龙骨、生牡蛎、铁磁石各 30 克,远志、石菖蒲、胆南星各 10 克,黄连 6 克,朱砂(研末冲中药汁服)0.5 g,甘草 3 克,鲜竹沥(每次 1 支冲中药汁服)。

服法:水煎服,5剂,每剂服2天,第一天,煎1次,服3次,第二天,煎2次,混合服3次。

2007年1月13日诊:治疗已半个月,病情稍减,但疗效不十分满意,现仍缄默不语,时笑时悲,夜尚能人睡,拟益气健脾,涤痰开窍法治之。

处方:北黄芪、党参、生龙骨、生牡蛎各30克,玄参、丹参、茯苓、远志、白术各20克,当归、麦冬、石菖蒲各15克,陈皮、生姜、大枣各10克,甘草3克。

服法:水煎服,2剂,每剂服2天,服法同前方。

1月20日诊:上方第一剂服完后,呕吐泡沫痰涎两碗许,自此神志清爽,谈笑自如,第二剂服完后,未现呕吐,患者自我感觉良好,可以不服药,但家长要求再服药巩固疗效,拟益气健脾,祛痰安神法治之。

处方:黄芪、党参、玄参、茯苓、丹参、麦冬、夜交藤、石菖蒲各20克,生龙骨、生牡蛎各30克,当归、远志、橘红、京半夏各10克,甘草3克。

服法:水煎服,2剂,每剂服2天,服法同前方。

服完后停药,后随访3年未再发。

病例二:肝气郁结 痰蒙心窍

吴某,女,20岁,农民。2007年10月3日诊。

1. 主诉 自语自笑,敏感多疑,情感障碍2月余。

2. 主症 患者近2个月以来,出现性格孤僻,情感不稳定,好幻想和追究一些荒谬无意义的问题,发表一些空洞的议论,情绪波动极大,变化无常,住院治疗过,但疗效不十分满意,故来我处求用中医治疗。

体形匀称,面色红润,自述头晕头痛,心慌心跳,睡眠较差,整天东游西荡,有时夜不归宿,说话语无伦次,有时大哭,忽又狂笑不止,无故骂人,不避亲疏,尤其喜骂领导,言语杂乱,语句多不连贯,有时喃喃自语,注意力涣散,很难与人交谈,饮食起居不能自理,全由家长监管,舌质红,苔白微腻,脉弦细。

3. 临床检查与诊断

(1)检查:①血液检查,基本正常。②脑电图检查,轻度异常。③CT检查,轻度异常。

(2)诊断:精神分裂症。

4. 辨证施治 证属肝郁气结,痰蒙心窍。思虑太过,所求不遂,肝气被郁,脾气不运,气郁痰结,阻蔽神明,故语无伦次,喃喃自语;肝气不舒,则喜怒无常,大骂大笑;蒙蔽心窍,心神无主,则心慌心跳,很难与人交谈。

5. 临床治疗　治宜理气解郁,化痰开窍。用理气导痰汤加减治之(经验方)。

处方:柴胡、丹参、白术、远志、石菖蒲各15克,白芍、生龙骨、生铁落各30克,茯苓20克,法半夏、牡丹皮各10克,黄连6克,朱砂(研末冲中药汁服)0.5 g 甘草3克。

服法:水煎服,3剂,每剂服2天,第一天,煎1次,服3次,第二天,煎2次,混合服3次。

10月10日诊:病情已缓解,头晕头痛,心慌心跳已消失,语言清楚,对人客气,但脉象仍弦细,仍照前法加减治之(经验方)。

处方:柴胡、远志、法半夏、枳实、石菖蒲各15克,党参、白芍、生龙骨、生牡蛎、生铁落各30克,茯苓、白术、丹参、刺蒺藜各20克,甘草5克。

服法:水煎服,5剂,每剂服2天,服法同前方。

10月16日诊:神志清楚,言语清晰,经期错乱,舌苔淡白,两侧有紫点,脉细数,拟调肝和血安神法治之。

处方:柴胡、酸枣仁、远志各15克,白术、茯苓、白芍、丹参、牡丹皮、夜交藤、合欢皮各20克,党参、生龙骨各30克,当归、延胡索各10克,甘草3克。

服法:水煎服,5剂,每剂服2天,服法同前方。

11月1日诊:一切与正常人无异,前额及眉棱角疼痛,拟疏肝解郁,疏风泄热法治之。

处方:柴胡、牡丹皮、丹参、栀子各15克,石膏、生龙骨、生牡蛎各30克,茯苓、白芍、合欢皮、白术各20克,川芎、白芷、当归各10克,甘草3克。

服法:水煎服,3剂,每日1剂。

服完后,头痛已止,半年后已结婚,后随访3年未复发。

病例三:痰瘀蒙心　热扰神明

李某,女,22岁,农民。2010年4月11日诊。

1. 主诉　性格改变,情感反应迟钝,说话前言不搭后语半年多。

2. 主症　患者于2009年,高考以6分之差落榜,家长不让其复读,回农村老家务农,任村女干部,由于失学,悲观失望,对生活失去信心,逐渐发生性格改变,对工作、社交、个人仪表失去兴趣,以致生活不能自理,遂送往某精神病医院住院治疗3个月,开始有一定的好转,后逐渐恢复原状并有加重的趋势,后经人介绍遂到我处求用中医治疗。

体形偏胖,面色晦滞,眼神发直,对周围事物冷漠,生活兴趣减少,说话表达能力差,有头无尾,唉声叹气,欲悲欲哭,不主动与人来往,生活懒散,终日无所事事,呆坐或卧床不起,行为离奇,孤僻离群,周围的人难以了解其内心活动和喜怒哀乐,生活靠家长监管,舌质淡,苔白微滑,脉弦细而涩。

3. 临床检查与诊断 精神分裂症。

4. 辨证施治 证属痰瘀蒙心,热扰神明。思虑太过,所求不遂,致肝气被郁,脾气不运,气郁痰结,久而化火,热扰神明,蒙蔽心窍,故见眼神发直,表情冷漠,生活兴趣减少;肝气不舒,痰热上扰,则欲悲欲哭,呆坐卧床,久之心包络瘀阻,则病久不愈。

5. 临床治疗 治宜涤痰祛瘀,清心安神。用抗分裂丸加减治之(经验方)。

处方:龙胆草、柴胡、枳壳、胆南星、法半夏、浙贝母、郁金、黄芩、黄连、麦冬、丹参、栀子、建曲、远志、柏子仁、红花、三棱、莪术、桃仁、砂仁、大枣、石菖蒲、钩藤、铁磁石各30克,茯苓、酸枣仁、珍珠母、生龙齿、炙龟甲各80克,生龙骨、生牡蛎各120克,白术、赤芍、广藿香、合欢皮、夜交藤、生地黄、陈皮各50克,全蝎、云木香、川芎各30克,沉香20克,大黄、甘草各15克,当归45克,琥珀25克。

服法:上药粉碎为粗末,每次用150克装入棉布袋中,水煎2次后,混合分3次温服。上药连续用2剂。为了观察疗效,已停用西药。

6月11日诊:上药服完一半后,病情有好转,服完后,临床症状基本消失,能参加社会活动,精神面貌与正常人无异,现仍照前法治之。

处方:龙胆草、赤芍、白术、广藿香各60克,柴胡、枳壳、陈皮、法半夏、胆南星、浙贝母、郁金、黄连、丹参、柏子仁、当归、知母、钩藤、铁磁石、地龙、石菖蒲、合欢皮、夜交藤、黄芩、佩兰50克,茯苓、生牡蛎、生龙齿、珍珠母、酸枣仁各80克,生龙骨、炙龟甲各100克,远志、建曲、红花、全蝎、三棱、莪术、桃仁、大枣、香附子、砂仁、苍术各40克,云木香、川芎、菊花各20克,沉香、琥珀各20克,甘草15克。

服法:上药制成水丸,每次12克,每日3次。

上药服完后,已参加社会活动,未再发。

释义:精神分裂症是一种病因未明的常见精神病,以基本个性改变,感知、思维、情感、行为等方面的障碍和精神活动的不协调为主要特征,多起病于青壮年,进展缓慢,病程迁延,对病人生活许多方面有灾难性影响。

中医学属"癫狂""脏躁""郁证""不寐"等范畴。

引起本病的原因或发病机制可能与下列因素有关。

(1)遗传因素:以多基因遗传的可能性较大。
(2)躯体变化:主要为脑功能和脑结构改变及多巴胺功能改变。
(3)心理社会因素:包括环境因素。
(4)神经发育因素:产伤,父母药物依赖,孕期病毒感染。临床观察以寒冷季节出生的为多。

治疗本病,遵前人之法,要注意"火""气""痰"三个字。肝气郁结,气有余便是火,痰气郁结,则迷心窍,神明不清。治宜疏肝解郁,涤痰开窍,安神定智,育阴潜阳,活血化瘀则病可治愈。

十七、神经衰弱

病例一:心脾两虚 肾阴亏耗

罗某,男,31岁,城市居民。2003年5月11日诊。

1. 主诉　头晕乏力,胀顽固性失眠已1年多。

2. 主症　患者一年前在外做酒类销售工作,由于有任务,工作紧张,生活无规律,一年前开始出现顽固性失眠,第二天头昏脑涨,精神萎靡不振,周身乏力,用过西药镇静药、维生素 B_1、谷维素等药物治疗,开始有一点好转,以后几乎没有疗效,故来我处要求用中医药治疗。

体形瘦长,面色苍白无华,慢性病面容,头晕眼花,脑胀耳鸣,头部紧束感,周身乏力,记忆力差,用脑容易疲劳,注意力不集中,易激动,易发怒,顽固性失眠,睡着后虚烦多梦,易惊醒,醒后很难入睡,食欲不振,体重减轻(48千克,身高1.71米),心悸怔忡,性功能减退,尿频、尿痛、便秘、尿黄,舌质淡,苔白微腻,脉弦细而数(心率110次/分)。

3. 临床检查与诊断
(1)检查:心电图、脑电图检查均无异常发现。
(2)诊断:神经衰弱。

4. 辨证施治　证属心脾两虚,肾阴亏耗,其人素体虚弱,心脾血虚,心神失养,神不安舍,故不易入睡,虚烦多梦,醒后难于入睡;血不养心,则心悸怔忡,记忆力减退;气血亏虚,不能上奉于脑,清阳不升,则头晕眼花,脑涨耳鸣;血不能上荣于面,故面色苍白少华;脾失健运,则食欲不振,体重减轻;肾阴亏耗,心肾不交,则心火下注膀胱,故尿频、尿痛。

5. 临床治疗　治宜补益心脾,滋阴降火。用养心安神丸加减治之(经验方)。

处方:黄芪、党参各30克,白术、茯苓、生龙骨、生牡蛎、生地黄、酸枣仁、夜交藤、合欢皮各20克,当归、远志、柏子仁、大枣、五味子、知母、黄柏、石菖蒲各10克。

服法:水煎服,5剂,每剂服2天,第一天,煎1次,服3次,第二天,煎2次,混合服3次。忌烟、酒、茶叶、咖啡。

5月25日诊:上药服后,睡眠好转,现头痛头晕比较突出,拟升阳益胃法治之。

处方:黄芪50克,白术、茯苓、酸枣仁、生龙骨、生牡蛎、建曲、夜交藤、合欢皮、大枣各20克,红参、白芍、麦冬各15克,柴胡、当归、羌活、独活、防风、升麻、葛根、陈皮、法半夏、泽泻、黄柏、五味子、苍术各10克,甘草5克。

服法:每剂药粉碎为粗末后,分3等份,每等份装入棉布袋中,水煎2次后,混合分3次服,每等份为1天量,每5天服1剂。

8月24日诊:上药服3个月后,睡眠好转,头痛头晕已除,体重增为52千克,心率减为82次,现主要为乏力,腰膝酸软,阳痿早泄,拟用益气健脾,滋肾填精治之。

处方:黄芪、太子参、熟地黄各100克,枸杞子120克,高丽参、白术、制何首乌各80克,茯苓、龟甲胶、麦冬、黄精各60克,五味子、鹿茸、酸枣仁各50克,当归、沙苑子、补骨脂、菟丝子、肉苁蓉、锁阳、龙眼肉、覆盆子各40克,楮实子、丹参、女贞子、白豆蔻、砂仁、鸡血藤、怀牛膝各30克,远志、川芎、云木香、车前子、琥珀各20克,蛤蚧2对,甘草10克。

服法:炼蜜为丸120个,每次1丸,每日3次。

10月9日诊:病情有很大改善,仍照前法巩固治疗。

处方:黄芪、枸杞子20克,高丽参、熟地黄各100克,白术、制何首乌、北沙参、麦冬、炙龟甲各80克,茯苓、龟甲胶、黄精各60克,鹿茸、酸枣仁各50克,五味子、当归、沙苑子、补骨脂、菟丝子、肉苁蓉、锁阳、覆盆子、鸡血藤、巴戟天、仙茅、生龙骨各40克,楮实子、丹参、女贞子、砂仁、柏子仁、车前子、石菖蒲、墨旱莲各30克,益智仁、远志、琥珀、甘草各20克。

服法:同前方。

上药服完后,体重为56千克,各种临床症状消失,后随访3年未复发,身体很健康。

病例二:心脾两虚 神不安舍

肖某,女,34岁,城市居民。2004年10月18日诊。

1. **主诉** 顽固性失眠,阵发性心悸不宁1年多。
2. **主症** 患者自去年上半年开始,白天头晕体倦,入夜难于入睡,有时通宵失眠,几乎每天发作一次心悸、心慌、气急、胸闷不安宁的症状,发作时,头目眩晕,意识不丧失,自觉心前区"嘭、嘭"跳动,历时10~20分钟方能缓解,经某医院治疗1月余,检查诊断为自主神经功能紊乱,治疗后由每天发作减少为间日或几日发作,但失眠仍然顽固,故来我处求用中医药治疗。

体形消瘦,面色苍白少华,终日头目眩晕,自感精力不足,萎靡不振,容易疲劳,记忆力极差,夜间失眠多梦,易惊醒,醒后很难入睡,甚至彻夜难眠,第二天无精打采,隔几日出现阵发性心悸、心慌不宁,需静卧方能缓解,食欲不振,月经不调,舌质淡,苔薄白,脉弦细。

3. **临床检查与诊断**
(1)住院诊断:①自主神经功能紊乱。②轻度贫血(RBC 3.2×10^{12}/L)。
(2)诊断:神经衰弱。

4. **辨证施治** 证属心脾两虚,神不安舍。由于脾气虚弱,运化失调,不能生血以养心,心神失养,神不安舍,故失眠多梦,易惊醒;血不养心则心悸、心慌不宁,记忆力极差;气血亏虚,不能上奉于脑,清阳不升,则头目眩晕;血虚不能上荣于面,故面色苍白少华;脾失健运,则食欲不振。

5. **临床治疗** 治宜补益心脾,养血安神。用补益安神汤加减治之(经验方)。

处方:黄芪、党参各50克,白术、茯苓、龙眼肉、生龙骨、生牡蛎、酸枣仁、夜交藤、合欢皮各20克,当归、远志、柏子仁、砂仁、生地黄、熟地黄各10克,大枣、甘草各5克。

服法:水煎服,5剂,每剂服2天,第一天,煎1次,服3次,第二天,煎2次,混合服3次。

11月5日诊:上方服5剂后,病情有很大的好转,患者误以为病已治愈,故此停药,现又有反弹的趋势,仍遵前法加减用药。

处方:黄芪50克,人参15克,熟地黄、酸枣仁、白术、茯苓、生龙骨、生牡蛎、夜交藤各20克,当归、远志、益智仁、麦冬、五味子、砂仁、石菖蒲、大枣各10克,甘草3克。

服法:同前方,5剂。

11月28日诊:病情又缓解,为了巩固疗效,拟用养心安神丸加减治之(经验方)。

处方:黄芪150克,人参、茯苓、白术、熟地黄、龙眼肉、炙龟甲、枸杞子各

100克,酸枣仁、生龙骨、生牡蛎各80克,知母、远志、五味子、柏子仁、益智仁、砂仁、丹参、泽泻、补骨脂、菟丝子、山茱萸、怀山药、牡丹皮、合欢皮、夜交藤、大枣、石菖蒲各50克,麦冬、当归、川芎、桔梗、百合各40克,琥珀、甘草各20克。

服法:上药制成水丸,每次服12克,每日3次。

此后,病已治愈,后随访未再发。

病例三:肝郁脾虚 心神失养

陈某,男,52岁,基层干部。2010年8月7日诊。

1. 主诉 头昏脑涨,顽固性失眠1年多,加重2个月。

2. 主症 患者系农村干部,近因修筑村级公路,调解各种纠纷,造成人际关系紧张及各种挫折、矛盾交织在一起,工作休息睡觉无规律,自此开始出现头昏脑涨,精神易兴奋,而且也容易疲劳,服过地西泮、谷维素、维生素B_1,起初有效,再服无疗效,故来我求用中医药治疗。

体形偏瘦,面色晦滞少华,头昏脑涨,记忆力差,情绪不稳,容易烦恼和易激惹,头顶重压感,头部紧缩感,腰酸背痛,胸闷腹胀,顽固性失眠,很难入睡,睡后容易惊醒,有时通宵不睡,第二天则困倦已极,为失眠非常担心,苦恼,阳痿早泄,食纳不佳,舌质淡,苔薄白,脉沉细而弦。

3. 临床检查与诊断

(1)检查:脑电图、心电图,均无异常发现。

(2)诊断:神经衰弱。

4. 辨证施治 证属肝郁脾虚,心神失养。其人因外事而致肝气郁结不解,久之损伤心脾,而致心脾血虚,故头昏脑涨,胸闷腹胀,情绪不稳;心神失养,血不荣心,则失眠、健忘;心肾不交,则易惊醒。

5. 临床治疗 治宜疏肝健脾,养心安神。用疏肝安神汤加减治之(经验方)。

处方:柴胡、当归、牡丹皮、法半夏、栀子、丹参、陈皮、胆南星、麦冬、建曲、砂仁、莪术、大枣、石菖蒲各40克,黄芪150克,人参120克,生龙骨、生牡蛎各100克,酸枣仁、五味子、炙龟甲各80克,茯苓、白术、白芍、熟地黄各60克,柏子仁、远志、广藿香、知母、合欢皮、夜交藤各50克,桔梗、云木香、川芎、琥珀各30克,甘草15克。

服法:上药制成水丸,每次服12克,每日3次,饭后服。

9月30日诊:上药服完后,思想情绪、精神状态、睡眠、食欲曾一度好转,停药后加之工作繁忙,病情又有所反复,现仍照前法加减用药。

处方:黄芪150克,人参120克,炙龟甲、炒鳖甲、生龙骨、生牡蛎、龙齿、灵芝各100克,酸枣仁、五味子、枸杞子各80克,白芍、白术、茯苓、生地黄、熟地黄各60克,柏子仁、广藿香、建曲、合欢皮、夜交藤、百合各50克,柴胡、当归、丹参、牡丹皮、栀子、陈皮、法半夏、胆南星、麦冬、天冬、远志、砂仁、莪术、大枣、石菖蒲、益智仁、郁金、刺五加皮各40克,桔梗、云木香、香附子、铁磁石、龙眼肉各30克,琥珀20克,沉香、甘草各15克。

服法:同前方。

上药服后,病情又有所好转,除用药物调节外,嘱其要消除与此病有关的一些因素,如工作过度紧张,杂乱无绪忙碌,休息和睡眠无规律等。经过此次治疗后,基本治愈,随访3年未再发。

释义:神经衰弱是以精神易兴奋和易疲劳,心情紧张,烦恼和易激惹等情绪症状,以及肌肉紧张性疼痛和睡眠障碍等症状的神经症性障碍,本病多见于青壮年,女性多于男性,脑力劳动者多于体力劳动者。

多数学者认为,素质因素、躯体因素、社会心理因素是引起神经衰弱的重要原因。

神经衰弱属神经官能症的一个病种,神经官能症又称"神经症",可包括癔症、恐惧症、强迫症、焦虑症、抑郁症、疑病症、神经衰弱等。

中医学属"不寐""健忘""不瞑""卧不安"等范畴。

治疗以祛邪扶正,补虚泻实,调其阴阳以安心神为大法。虚者宜补其不足,益气养血,滋补肝肾;实者宜泻其有余,疏肝泻热,消导和中,清火化痰。实证日久,气血耗伤,亦可转为虚证,虚实夹杂者,应补泻兼顾为治,方可治愈。

十八、脑鸣

病例一:肾精不足 痰瘀内阻

余某,男,45岁,农民。2012年4月14日诊。

1. **主诉** 自觉头脑中有"唧唧唧"的响声半年多。
2. **主症** 患者近半年以来,头脑中经常有"唧唧唧"的声音,响个不停,逐渐加重,声响越来越大,用过中西药物治疗,因疗效不十分明显,故来我处求余诊治。

体形偏瘦,面色青而晦滞,有时头晕目眩,自觉在头脑顶部有"唧唧唧"的响声,响声大时,两耳中有"嗡嗡嗡"的叫声,整日除睡着觉不知外边事,其余时间头脑中响个不停,无意识障碍,能照样干农活,自觉苦恼不舒服,并伴有腰膝酸软,四肢乏力,食欲不振,心烦口渴,小便短赤,大便不爽,舌质淡,苔薄白,脉沉细而弦。

3. 临床检查与诊断

(1)检查:脑电图、心电图均正常。

(2)诊断:神经性脑鸣。

4. 辨证施治　证属肾精不足,痰瘀内阻。肾精不足,不能上充于脑,故头晕目眩,腰膝酸软无力;痰瘀内阻,络脉不通,气血不能正常运行,脑失所养,故头脑响个不停。

5. 临床治疗　治宜补肾养精,活血祛痰。用补肾活血清脑丸加减治之(经验方)。

处方:黄芪、党参、熟地黄各150克,葛根、天麻、炙龟甲、生龙骨各100克,钩藤、僵蚕、山茱萸、怀山药、羌活、独活、防风、菊花、黄芩、黄连、黄柏、夜交藤、陈皮、三七各50克,杜仲80克,白芍、山楂、丹参、茯苓各60克,泽泻、牡丹皮、白芷、当归、细辛、川芎、蔓荆子、藁本、桃仁、红花、铁磁石、远志、决明子、法半夏、益智仁、胆南星、石菖蒲、大枣、建曲各40克,云木香30克。

服法:上药制成水丸,每次服12克,每日3次,饭后服。

上药服后,脑鸣消失,基本治愈未再发。

病例二:肝热气郁 虚阳外越

邬某,男,38岁,城市居民。2011年10月16日诊。

1. 主诉　右侧耳部及后脑如蝉鸣20余天。

2. 主症　患者1个月前因患感冒后,自觉右侧耳部及后脑部有如蝉鸣之声,头摆动则声响更大,经用中西药物治疗,因疗效不十分满意,故来我处求余诊治。

体形偏胖,面色虚浮而晦滞,头晕眼花,精神萎靡不振,周身乏力,胸闷不舒,右侧耳部及后脑部有如蝉鸣之声,头摆动则声响更大,自觉非常苦恼,很不舒服,心情烦躁,食欲减退,睡眠不佳,阵发性出虚汗,大便不调,舌质红,苔淡白,脉弦细。

3. 临床检查与诊断

(1)检查:脑电图、心电图均正常。

(2)诊断:耳源性脑鸣。

4. 辨证施治 证属肝热气郁,虚阳外越。肝为风木之脏,内寄相火,肝郁气滞,易化热化火,因外感致肝热,热则气郁失疏泄,故头晕眼花,胸闷不舒;火热甚则伤阴,阴虚则虚阳外越,故耳及后脑如蝉鸣,心情烦躁。

5. 临床治疗 治宜清肝解郁,滋阴潜阳。用龙胆草蒲汤加减治之(经验方)。

处方:龙胆草、柴胡、白术、牡丹皮、茯苓、熟地黄、生龙骨、生牡蛎、石决明、铁磁石、白芍各20克,栀子、建曲、酸枣仁、石菖蒲各15克,当归10克,甘草3克。

服法:水煎服,3剂,每剂服2天,第一天,煎1次,服3次,第二天,煎2次,混合服3次。

10月25日诊:耳及后脑如蝉鸣已停止,现腰膝酸软比较突出,用地黄类加减治之。

处方:黄芪150克、人参、熟地黄、枸杞子各100克、山茱萸、怀山药、牡丹皮、五味子、泽泻、怀牛膝、补骨脂、菟丝子、覆盆子、车前子、白芍、大枣各50克,茯苓、酸枣仁各60克,当归、柏子仁、远志、麦冬各40克。

服法:炼蜜为丸,每丸重20克,日服3丸。

自此以后,病已治愈,未再复发。

释义:门诊临床中,"耳鸣"比较常见,"脑鸣"则比较少见,引起"脑鸣"的原因很多,有耳源性、神经性、血管性、精神因素性等。

此病的治疗,西药无特效疗法,只能根据具体情况,使用一些对症治疗药物。

中医学根据病因病机,按照中医的辨证理论,认为主要是肝肾精亏,脾气虚弱,在素体虚弱的前提下,痰瘀浊毒乘虚而入,产生痰瘀浊毒上蒙清窍发生脑中鸣响。

中医治疗此证,重点是在肝、肾上,因肝郁能化热,热能上扰清窍,肾精不足,阴不敛阳,虚阳外越,再加上其人脾气虚弱,所形成的痰瘀浊毒阻遏清窍,故有此证发生。

只要辨证准确,基本上能收到很好的治疗效果。

十九、手足麻木

病例一：气虚不运 寒滞经脉

冷某,男,54岁,农民。1994年9月5日诊。

1. 主诉 手足末端麻木发胀已2月余。

2. 主症 患者有胃痛病史,经人介绍用呋喃唑酮(痢特灵)治疗,开始时每日服2次,每次0.4克,3日后减量,10天共服64片,每片0.1克,计6.4克。1周后即感手足末端麻木发胀,经用西药治疗1月余,因疗效不佳,并逐渐加重,故来我处求用中药治疗。

体形匀称,面色晦暗,头晕耳鸣,周身乏力,饮食无味,大便稀溏,小便清长,手足末端麻木发胀,渐至指、趾尖阵发性刺痛,感觉障碍,对冷热无感觉,生活自理困难,舌淡苔薄白,脉缓细。

3. 临床检查与诊断 诊断为痢特灵中毒引起手足末梢神经炎。

4. 辨证施治 证属气虚不运,寒滞经脉。营卫气虚不运,不能濡养经脉致手足麻木。

5. 临床治疗 治宜补气散寒,温经通络。用黄芪桂枝五物汤加减治之(《金匮要略》方)。

处方:黄芪50克,桂枝、附子(洗、先煎)、木通、生姜各15克,大枣、白芍各20克,当归10克。

服法:水煎服,5剂,每日1剂。

上方服5剂后,病情有所好转,续服20余剂后,基本恢复正常。

病例二：寒湿侵络 阻滞经脉

张某,女,44岁,农民。1995年7月25日诊。

1. 主诉 手足麻木烧灼样刺痛1月余。

2. 主症 患者于5月农忙插秧季节中,冒雨涉冷水受寒湿侵袭,自此以后,逐渐出现手足麻木疼痛,经多处治疗,效果不显,故来我处用中药治疗。

体形瘦削,面色晦暗,头重如裹,脘痞胸闷,胃纳不佳,周身乏力,四肢麻木刺痛,以足为甚,皮肤微温,足底有汗,指、趾尖触物有如触电样感觉,阵发性烧灼样疼痛,舌苔厚腻,脉弦细。

3. 临床检查与诊断 感冒病毒感染而引起多发性神经炎。

4. 辨证施治 证属寒湿侵络,阻滞经脉。寒湿入侵经脉致使经脉阻滞不通发而为病。

5. 临床治疗 治宜祛寒胜湿,化浊通络。用二活天麻汤加减治疗(经验方)。

处方:羌活、独活、防风、细辛、法半夏、厚朴、陈皮各10克,天麻、茯苓、苍术、广藿香各20克,薏苡仁30克,通草6克。

服法:水煎服,3剂,每日1剂。

二诊:上方服3剂后,厚腻舌苔已退一半,各种症状减轻,续服5剂,基本痊愈,后随访未复发。

病例三:阴虚于下 阳亢于上

江某,男,56岁,村干部。1994年10月18日诊。

1. 主诉 右侧手足阵发性麻木已半月多。

2. 主症 患者自50岁以后,血压偏高,间断服过西药治疗,嗜好烟酒,近半个月感觉右侧手足麻木,特别是指、趾尖更甚,有轻微刺痛感,用冷湿毛巾外敷可暂时缓解,故来我处诊治。

体形匀称、面色暗赤,阵发性头昏脑涨,耳鸣,口苦口干,心烦易怒,失眠多梦,燥热不安,膝关节软弱无力,走路有如踩棉花样的感觉,右侧手足指、趾尖阵发麻木刺痛,腰酸尿频,大便秘结,舌质红,苔微腻,脉弦紧。

3. 临床检查与诊断

(1)血压(BP):194/114mmHg。

(2)血液检查:三酰甘油(TG)3.1mmol/L、总胆固醇(TC)8.8mmol/L。

(3)诊断:脑血管意外先兆。

4. 辨证施治 证属阴虚于下,阳亢于上。肾阴不足则肝阳偏亢,肝胆火盛,内风扰动。

5. 临床治疗 治宜平肝潜阳,滋阴熄风。用天麻钩藤饮加减治之(《杂病证治新义》)之方。

处方:天麻、生地黄、生石决明、珍珠母、白芍、夏枯草、杜仲各20克,钩藤、龙胆草、决明子、黄芩各15克,天冬、牛膝、杭菊花各10克。

服法:水煎服,3剂,每日1剂。

二诊:上方服3剂后,手足麻木减轻,血压已下降至144/94mmHg。各种症状的所好转,续服3剂,临床症状基本稳定。嘱其继续服降血脂、血压、胆固醇等药物,调整生活习惯,戒烟限酒,以后一直未出现脑血管意外的疾病。

病例四：气血虚弱 风寒湿侵

黄某,女,62岁,城市居民。1999年10月24日诊。

1. 主诉 手足麻木颈背酸痛已1月余。

2. 主症 患者有颈椎腰椎病史,近1个月来除颈部腰部酸痛外,并伴有手足麻木刺痛的症状,经用针刺、牵引、按摩等治疗后,起初有效果,后来疗效较差,且手足麻木刺痛逐渐加重,故要求改用中药治疗。

体形偏瘦,面色淡白不泽,头晕耳鸣,四肢软弱乏力,颈部酸痛,腰部胀痛,活动受限,寒冷时加重,左侧上下肢指、趾尖麻木疼痛较重,右侧较轻,手足指、趾头冰凉,胸闷腹胀,食欲不振,舌质淡,苔薄白,脉沉细无力。

3. 临床检查与诊断

(1)血压:128/90mmHg,MRI:腰椎轻度退变,腰2～3、3～4、4～5椎间盘变性,骶管囊肿,颈椎4～5、5～6、6～7椎间盘突出,退行性变。

(2)血常规检查:血红蛋白、红细胞、白细胞偏低。

(3)诊断:颈腰椎退变压迫神经引起手足麻木。

4. 辨证施治 证属气血虚弱,风寒湿侵,经络瘀阻,肝肾不足。

5. 临床治疗 治宜益气补血,祛风散寒,化瘀活血,强筋壮骨。用黄芪益气汤合独活寄生汤加减治之(《备急千金要方》)。

处方:黄芪50克,葛根30克,熟地黄、杜仲、白芍、天麻各20克,川牛膝、桑寄生、秦艽、当归各15克,人参、升麻、川芎、桂枝、独活、防风、细辛、续断、大枣各10克,甘草5克。

服法:水煎服,5剂,两日1剂,第一天,煎1次,服3次,第二天,煎2次,混合服3次。

二诊:上方服5剂后,手足麻木减轻,仍有腹胀,食欲不振,为服药方便,将上方加重4倍剂量,另增加骨碎补、金毛狗脊、淫羊藿、熟附片、千年健各60克,补骨脂、菟丝子、砂仁、三七、广藿香、莪术、建曲各50克,云木香30克,沉香15克。制为水丸,每次服12克,每日3次,饭后服。

上方丸剂服完后随访,基本治愈,为防止复发,嘱其再服1剂,以巩固疗效。

释义:手足麻木是临床常见的一个症状。中医学认为,手足麻木的病机主要为营卫气虚,经脉失养,其原因有外感风寒湿、痰浊、血瘀留于经络,药物中毒，颈、腰椎退行性变压迫神经等引起手足麻木。

《内经》云："营气虚则不仁，卫气虚则不用，营卫俱虚，则不仁不用。"临床时，应谨守病机，究其病因，灵活辨证施治，方能奏效。

二十、齘齿（磨牙）

病例一：痰瘀凝滞　神不守舍

张某，男，23 岁，农民。2013 年 1 月 27 日诊。

1. 主诉　睡眠中齘齿（磨牙）、呓语、呻吟十余年左右。

2. 主症　患者自 10 岁左右开始，每夜睡眠中都齘齿（磨牙），"叽叽叽、唧唧唧"的响声很大，影响他人睡眠，结婚后，每夜会把妻子惊醒，严重影响夫妻关系，用过西药治疗，基本没有疗效，故来我处求用中医药治疗。

体形匀称，面色青而晦滞。由妻子代诉：每夜睡眠中，不定时的磨牙，"叽叽叽、唧唧唧"的响声很大，从熟睡后到天亮，有 1/3 的时间在磨牙，磨牙中不断地喃喃呓语，呻吟，使人非常讨厌，醒后一如常人，工作、生活不受影响，舌质淡，苔薄白，脉沉细而缓。

3. 临床检查与诊断

(1)血液检查，CT 检查，脑电图检查，均无异常发现。

(2)诊断：齘齿（也称齿齘）。

4. 辨证施治　证属痰瘀凝滞，神不守舍。禀赋不足，素有痰浊内阻，久而成瘀，痰瘀凝滞，深伏于脑，上扰神明，致神不守舍，面有磨牙、呓语、呻吟之证。

5. 临床治疗　治宜化痰祛瘀，养心安神。用痰痫汤合补心安神汤加减治之(经验方)。

处方：天麻、乌梢蛇各 100 克，生龙骨、生牡蛎、白芍、茯苓、生地黄、龙齿各 80 克，酸枣仁、丹参、夜交藤、合欢皮各 60 克，胆南星、僵蚕、菊花、钩藤、全蝎、陈皮、法半夏、桃仁、蝉蜕、地龙、黄连、石菖蒲、大枣各 50 克，当归、远志、柏子仁、川芎、白芷、干姜、禹白附子、红花各 40 克，琥珀 30 克，甘草 20 克，蜈蚣 15 条。

服法：上药制成水丸，每次服 12 克，每日 3 次，饭后服。

上药服 1 剂后病减，禹白附子加量至 60 克后，服 2 剂，基本治愈，后未再发。

病例二：禀赋不足 痰瘀阻滞

刘某，男，18岁，学生。2011年11月19日诊。

1. 主诉 睡眠中龄齿（磨牙）、呓语、呻吟5年多，近来睡眠中盗汗3个多月。

2. 主症 患者自12岁起，每夜睡眠中龄齿（磨牙），不时发出吃东西的响声，喃喃呓语、呻吟，近3个月以来，睡眠中盗汗，苏醒后，发觉内衣湿润，用过西药治疗，因疗效差，故来我处求用中医药治疗。

体形中等偏瘦，面色晦滞。其母代诉：据同寝室的同学反映，每夜睡眠中，夜深人静时，会发出"叽叽叽"磨牙响声，还不时发出吃东西的响声，喃喃呓语、呻吟，影响同寝室的同学睡眠。近3个月以来，睡眠中出现盗汗，翌日头晕额胀，周身乏力，饮食无味，大便不调，舌质淡，苔薄白，脉沉细而弱。

3. 临床检查与诊断
(1)体检无阳性体征发现。
(2)诊断：龄齿（磨牙）。

4. 辨证施治 证属禀赋不足，痰瘀阻滞。先天不足，素体虚弱，痰浊内蕴，久而成瘀，痰瘀深伏于脑，入夜人静睡眠中扰乱神明，神不守舍，错发指令，故磨牙呓语、不时呻吟；久之耗伤气血，故睡眠中出现盗汗。

5. 临床治疗 治宜补心安神，化瘀通络。用补心安神汤合风痛汤加减治之（经验方）。

处方：黄芪200克，党参150克，天麻、乌梢蛇各100克，白芍、茯苓、生龙骨、生牡蛎、龙齿、熟地黄、枸杞子、生地黄、白术各80克，丹参、禹白附子、沙苑子、夜交藤、淫羊藿各60克，僵蚕、全蝎、陈皮、法半夏、胆南星、远志、桃仁、蝉蜕、地龙、补骨脂、菟丝子、钩藤、山茱萸、怀牛膝、肉苁蓉、锁阳、大枣各50克，当归、菊花各40克，琥珀、川芎各30克，红花35克，甘草20克，蜈蚣15克。

服法：上药制成水丸，每次服12克，每日3次，饭后服。

上药服后病已减轻，续服1剂后，病已治愈，后随访3年未再发。

释义：龄齿是一种古病名，又名龄龄，恝齿，嘎齿，俗称磨牙，挫牙齿。

这种病临床比较多见，特别是儿童及少年较多，青壮年也有，症状轻者，没什么大碍，引起本病的原因，可能与大脑皮质神经兴奋与抑制失调而引起，也就是抑制下的咀嚼神经兴奋的结果。

儿童睡眠中龄齿者，常为虫症所致，虫下即愈。成年人在昏迷中因患其他疾病时有龂齿（磨牙）的症状，甚至将舌头咬破出血者，这是疾病较为严重的征兆。

中医学认为，引起本病的原因，多因心胃火热，或因气血虚弱，肝风内动，痰瘀阻滞，扰乱神明，神不守舍等病因所致。

治疗此证宜辨证治疗，以禀赋不足，气血虚弱为本，以痰、瘀、风、火为标兼而治之，有时可参照"癫痫"病的治法，也有一定的疗效。

第六章　神经系统疾病

第七章　妇产科疾病

一、女子不孕症

病例一：肾气不足　痰瘀内结

陈某,女,28岁,城镇居民。2010年7月16日诊。

1. 主诉　婚后6年未孕。

2. 主症　患者22岁结婚,婚后6年整,夫妻一直同居未怀孕(丈夫体检正常),经过各种检查,结论为卵巢性闭经及不孕。

体形稍胖,面部暗斑,长期闭经(没有初潮期),依赖注射黄体酮才有月经,停用则月经不行,已有三四年间断使用黄体酮史,婚久不孕,腰膝酸软,性欲淡漠,小腹痛,带下清稀,舌质淡,苔白微腻,脉沉细而弱。

3. 临床检查与诊断
(1)妇科检查:外阴、阴道、子宫颈、子宫体、附件均正常。
(2)排卵测定:根据基础体温测定,子宫内膜活检,内分泌激素测定,为无排卵及黄体功能不足。
(3)诊断:原发性卵巢性闭经及不孕。

4. 辨证施治　证属肾气不足,痰瘀内结。"求子之道,莫如调经",女子无子,多因经候不调,肾气不足,冲任失调,痰瘀阻滞胞宫,故不能产子。

5. 临床治疗　治宜滋补肾气,祛痰活血,调理冲任。用孕育丸加减治之(经验方)。

处方:黄芪150克,党参、紫河车各100克,熟地黄、枸杞子、鹿角霜各80克,白术、茯苓、白芍、益母草、淫羊藿各60克,杜仲、锁阳、山茱萸、菟丝子、补骨脂、沙苑子、肉苁蓉、赤芍、王不留行、车前子、五味子各50克,当归、陈皮、法半夏、胆南星、巴戟天、仙茅、防风、桃仁、红花、砂仁、炮穿山甲、山药、女贞子、香附、覆盆子、广藿香各40克,川芎、远志、小茴香、云木香、三棱、莪术各30克,肉桂、甘草各15克。

服法:制成水丸,每次服 12 克,每日 3 次,饭后服。服完后 12 月份已怀孕,后顺产一男婴。

病例二:肝郁脾虚 冲任失调

韩某,女,26 岁,农民。2009 年 3 月 25 日诊。

1. 主诉 结婚 5 年不孕。

2. 主症 患者 21 岁结婚(丈夫查体正常),家庭生活正常,无流产史,结婚 5 年不孕,用过中西药物治疗,因无疗效,故来我处要求用中医治疗。

体形偏瘦,面色苍白无华,婚久不孕,月经前屡有头晕目眩、胸胁胀满、乳房胀痛、小腹冷痛、腰膝酸软、乏力倦怠、纳呆食少、口燥咽干、口唇苍白无华、舌质淡,苔白微腻,脉弦滑。

3. 临床检查与诊断

(1)妇科检查:外阴、阴道、子宫颈、子宫体、附件均正常。

(2)排卵测定:内分泌激素测定,子宫内膜活检,为有排卵。

(3)输卵管通液检查及子宫输卵管造影检查:无盆腔炎,输卵管通畅。

(4)精神神经性不孕(原发性)。

4. 辨证施治 证属肝郁脾虚,冲任失调。女子之不孕,精神神经因素也为数不少,若素性忧郁,性格内向,易七情内伤,情怀不畅,若婚久不孕,承受家庭、社会和自身的心理压力致情绪低落,忧郁寡欢,气机不畅,互为因果,加重肝气郁结,以致冲任不能相资,不能摄精成孕;又肝郁克伐脾土,脾伤不能通任脉而达带脉及任、带损伤,致胎孕不受。

5. 临床治疗 治宜疏肝健脾,调和冲任。用疏肝健脾助孕汤加减治之(经验方)。

处方:柴胡、枳壳、白芍、白术、茯苓、炒扁豆各 15 克,山药、薏苡仁、橘核各 20 克,当归、砂仁、云木香、川芎、香附各 10 克,甘草 3 克。

服法:水煎服,每日 1 剂,服 5 剂后,停 2 日,再继续服 5 剂,共服 20 剂后,停药 1 个月后已怀孕,后生下一女婴,母子均健康。

病例三:瘀滞胞宫 冲任失调

黎某,女,28 岁,单位职工。2012 年 8 月 10 日诊。

1. 主诉 结婚 5 年未孕。

2. 主症 患者 23 岁结婚,与丈夫(体检正常)同居 5 年从未分居过,一直未孕,经妇科检查,结论为输卵管闭塞,用过药物治疗,经做输卵管通气术及其他多种治疗,一年多未见收效,故经人介绍来我处求余用中医治疗。

体形匀称,明润含蓄,平时无临床症状及全身不适,月经正常,每于月经期前后,下腹部绵绵作痛,腰膝酸软,神疲乏力,经色紫暗,有血块,块下痛减,舌质紫暗,舌边有瘀点,苔薄白,脉弦细涩,无结核病史。

3. 临床检查与诊断

(1)妇科检查:外阴、阴道、子宫颈、子宫体、附件均正常。

(2)X线子宫造影检查:双侧输卵管闭塞。

(3)诊断:双侧输卵管闭塞合并不孕。

4. 辨证施治　证属瘀滞胞宫,冲任失调。女子月事按期而至,有不孕者,因瘀血滞于胞宫,致冲任不能相资,气血失于调和,闭塞胞门,故不孕也。

5. 临床治疗　治宜化瘀通脉,调理冲任。用化瘀活血助孕汤加减治之(经验方)。

处方:当归、桃仁、丹参、泽兰、川牛膝各15克,赤芍、生地黄、卷柏、枸杞子、益母草各20克,红花、炮穿山甲(研末冲服)、川芎、五灵脂、蒲黄、香附子各10克。

服法:水煎服,10剂,每剂服2天,第一天,煎1次,服3次,第二天,煎2次,混合服3次。月经期前后用药,月经期停服。

10月12日来末次月经,已停经2个月,经妇科检查:妊娠试验为阳性。后有轻微妊娠反应,厌食、呕吐。

处方:太子参20克,白术、茯苓、杜仲、大腹皮各15克,陈皮、砂仁、黄芩、紫苏叶、竹茹、大枣各10克,甘草5克。

服法:水煎服,3剂,每剂服2天,服法同前方。

后足月顺产一女婴,母女均健康。

病例四:寒湿阻滞　冲任失调

熊某,女,25岁,农民。2008年6月13日诊。

1. 主诉　月经后期伴不孕3年多。

2. 主症　患者22岁结婚,至今一直未怀孕,丈夫体检身体正常,未曾分居过,女子性格内向老实,由其婆母带来我处诊治。

体形偏胖,面色㿠白,头晕心悸,胸闷泛恶。18岁月经初潮,经期尚准,经量正常。结婚后经期延后,每次月经35～40天来一次,有时闭经,月经期前后,腰腹重坠隐痛,经量少,色紫暗,平时自觉少腹冷感,带下量多,质黏稠,舌质淡,苔白腻,脉滑。

3. 临床检查与诊断

(1)妇科检查:外阴、阴道、子宫颈、附件均正常,子宫体稍小。
(2)排卵测定:正常。
(3)输卵管通液检查及子宫输卵管造影检查:无盆腔炎,输卵管通畅。
(4)诊断:子宫发育不良性不孕。

4. 辨证施治 证属寒湿阻滞,冲任失调。本证肾虚为本,脾湿为标,先天禀衰,元阳不足,致火衰不能生土,土衰而为脾胃虚寒,脾胃虚损不能营养冲任,则胞宫寒冷,故不能孕育。

5. 临床治疗 温阳益气,化湿祛痰。用温阳化湿助孕汤加减治之(经验方)。

处方:人参、白术、杜仲各15克,茯苓、熟附片各20克,当归、桂心、干姜、细辛、陈皮、法半夏、猪苓、泽泻、怀牛膝各10克,甘草3克。

服法:水煎服,10剂,每剂服2天,第一天,煎1次,服3次,第二天,煎2次,混合服3次。月经期前服5剂,月经后服5剂。

10月20日诊:月经已正常,但未怀孕,用温肾暖宫助孕汤加减治之(经验方)。

处方:当归、熟地黄、白芍、鹿角霜、淫羊藿、枸杞子、女贞子、仙茅、桑寄生各15克,川芎、补骨脂、菟丝子、山药各10克。

服法:水煎服,10剂,每剂服2天,服法同前方,月经前服完。

服完后第二个月经周期已怀孕,后顺产一女婴。

释义:女子不孕的主要原因有排卵功能障碍、生殖器官的病变、免疫因素及其他。

中医学历代都有学者进行深入的研究,为我们研究不孕症提供了丰富的史料。

中医学认为,肾主生殖,肾-天癸-冲任-子宫生殖轴是女性生殖轴。素性忧郁,性格内向,七情内伤,常使冲任不能相资。可以认为:由肾虚和肝郁导致的生殖功能失调,是不孕症病机本质或原发病因病机的反应。而瘀滞胞中和湿痰内阻是不孕症最多见的继发病因病机。

中医学称原发性不孕为"无子",继发性不孕为"断绪"。治疗不孕症宜补肾助阳,疏肝理气,化瘀通络,调整气血,改善卵巢功能,使气血充盈,经脉畅通,则自然可孕。

二、功能失调性子宫出血

病例一：脾气虚弱 气不摄血

孙某,女,48岁,农民。2001年10月2日诊。

1. 主诉 月经淋漓不断1月余。

2. 主症 患者16岁月经初潮,20岁结婚,现有子女4个,以往月经正常,从8月份起,月经量时多时少,持续不断,经用中西药物治疗,因疗效欠佳,故来我处求余诊治。

体形消瘦,面色苍白无华,头目眩晕,体倦肢软,气短懒言,不思饮食,阴道出血时多时少,1个月多以来淋漓不尽,舌质淡,苔薄白,脉沉细而弱。

3. 临床检查与诊断

(1)血常规检查:红细胞(RBC)2.5×10^{12}/L,血红蛋白(HGB)85g/L,白细胞(WBC)2.7×10^{9}/L,均偏低。中度贫血。

(2)妇科检查:子宫附件均未见明显异常。

(3)子宫内膜活检:子宫内膜囊状增生。

(4)诊断:功能性子宫出血。

4. 辨证施治 证属脾气虚弱,气不摄血。女子七七,天癸将竭,冲任亏虚,加之其人素体脾虚,脾统血,脾虚则清阳下陷,统摄无权,冲任不固,故出血量多,淋漓不尽。

5. 临床治疗 治宜益气固本,生血止血。用补气生血止崩汤加减治之(经验方)。

处方:黄芪、党参各50克,当归、川芎、血灵脂各10克,蒲黄15克,熟地黄、侧柏叶、白芍、茜草、白术、茯苓、阿胶(烊化冲服)、大枣各20克。

服法:水煎服,3剂,每剂服2天,第一天,煎1次,服3次,第二天,煎2次,混合服3次。服1剂后出血已止,2剂服完,病已治愈。因贫血,再用补气生血之剂。

处方:黄芪、人参各150克,熟地黄、枸杞子各100克,白术、茯苓、白芍各80克,当归、山茱萸、山药、砂仁、桂圆肉、补骨脂、大枣各50克,泽泻、牡丹皮、川芎各40克,云木香30克,鹿角胶、龟甲胶各80克。

服法:炼蜜为丸,每丸重20克,每日服3丸。

上方服完后,贫血已治愈,身体很健壮。

病例二:瘀血内阻 冲任失调

邓某,女,46岁,农民。2009年11月22日诊。

1. 主诉 阴道不规则出血1月余。

2. 主症 患者15岁月经初潮,22岁结婚,婚后已生育两胎,子女均健康。以往月经正常,近半年以来,月经紊乱,经量时多时少,经期延长,最近1个多月以来,月经来后一直淋漓不尽,经用中西药物治疗,因疗效不佳,故来我处求用中医药治疗。

体形匀称,面色㿠白少华,头晕耳鸣,精神萎靡不振,不思饮食,近半年以来,月经紊乱,经血多时,暴崩而下,少时淋漓不断,血色紫黑,夹有血块,有时闭经数周,后又突然如故,经期无绪,小腹阵发性胀痛,血块排出后胀痛稍减,舌质紫瘀,苔有瘀斑瘀点,脉弦滑。

3. 临床检查与诊断

(1)血常规检查:红细胞(RBC)$2.7\times10^{12}/L$,血红蛋白(HGB)86g/L,白细胞(WBC)$2.6\times10^{9}/L$,均偏低。中度贫血。

(2)妇科检查:子宫附件未见明显异常。

(3)子宫内膜刮出物病理检查:子宫内膜腺瘤样增生。

(4)诊断:功能性子宫出血。

4. 辨证施治 证属瘀血内阻,冲任失调。因肝郁、湿热、冷积胞中,经脉凝塞成瘀,瘀滞冲任经脉,新血不得归经,恶血不去,好血难安,出血过多,致气不摄血,更加重出血。

5. 临床治疗 治宜化瘀止血,益气摄血。用化瘀止崩汤加减治之。

处方:黄芪、党参各50克,当归、丹参、桃仁、红花、地榆各15克、赤芍、生地黄、茜草、侧柏叶、仙鹤草、阿胶(烊化兑服)、牡丹皮各20克,川芎10克,甘草5克。

服法:水煎服,5剂,每剂服2天,第一天,煎1次,服3次,第二天,煎2次,混合服3次。

服完2剂后,出血已止,3剂服完,病已基本治愈。

12月10日诊:患者精神食欲好转,阴道出血已止,再用补气生血汤调理善后。

病例三:阴虚血热 冲任不固

秦某,女,18岁,学生。2009年2月13日诊。

1. 主诉 月经期延长,持续10天左右。

2. 主症 患者13岁月经初潮,以后月经一直错乱,有时候月经数月一行,经量时多时少,经期时长时短,经妇科检查,无器质性病变,诊断为功能性子宫出血,用过中西药物治疗,开始有效,以后无效,经人介绍故来我院求余用中医药治疗。

体形匀称,面色苍白少泽,头晕耳鸣,目花干涩,午后潮热头痛,心悸气短,腰膝酸软,咽干口燥,心烦易怒,少寐梦多,月经量多如注,血色鲜红,质黏稠,经期延长10天左右,以致卧床不起,舌质红,苔薄黄,脉滑数有力。

3. 临床检查与诊断

(1)血常规检查:红细胞(RBC)3.0×10^{12}/L,血红蛋白(HGB)100g/L,白细胞(WBC)3.6×10^{9}/L,均偏低。轻度贫血。

(2)妇科检查:子宫附件均正常。

(3)彩超:子宫附件未见明显异常。

(4)诊断:功能性子宫出血。

4. 辨证施治 证属阴虚血热,冲任不固。肾阴亏虚,虚火滋生,血热内盛,致冲任失固,阴虚热邪,随经血下行,迫扰冲任使其失于约制,故月经紊乱,经期延长。

5. 临床治疗 治宜滋肾育阴,凉血止崩。用育阴止崩汤加减治之(经验方)。

处方:生地黄、熟地黄、白芍、龟甲、西洋参、墨旱莲、水牛角、阿胶(烊化兑服)各20克,当归、女贞子、黄柏炭、茜草、牡丹皮各15克,煅牡蛎30在,荆芥炭15克。

服法:水煎服,5剂,每剂服2天。第一天,煎1次,服3次,第二天,煎2次,混合服3次。

服完2剂后,出血已止,3剂服完,病已痊愈,基本上能入校上课。

3月2日诊:心悸失眠,纳差,用养血安神,益气健脾之剂调理。

处方:党参30克,白术、茯苓各20克,酸枣仁、知母、山药、大枣、夜交藤各15克,川芎、陈皮、砂仁各10克,甘草3克。

服法:水煎服,5剂,每剂服2天,第一天,煎1次,服3次,第二天,煎2次,混合服3次。

病例四:心脾血虚 气不摄血

孙某,女,16岁,学生。2010年4月5日诊。

1. 主诉 月经流血过多,淋漓不止 10 余天。

2. 主症 患者 14 岁月经初潮,以后月经紊乱,3～5 月一行,经量时多时少,最近无任何诱因,突然出现阴道出血不止,时多时少,淋漓不断,经用西药止血药后,曾一度好转,可是不久,又出血不止,故来我院要求用中医药治疗。

体形消瘦,面色㿠白,头晕目花,心悸气短,疲乏无力,腰膝酸软,自汗少寐,食少纳呆,大便溏薄,阴道出血不停,时多时少,淋漓不尽,血色淡红,质清稀,舌质淡红,苔薄白,脉细弱。

3. 临床检查与诊断

(1)血常规检查:红细胞(RBC)3.2×10^{12}/L,血红蛋白(HGB)100g/L,白细胞(WBC)3.4×10^{9}/L,均偏低。轻度贫血。

(2)妇科检查:外阴、子宫、附件正常。

(3)彩超:子宫附件无异常发现。

(4)诊断:功能失调性子宫出血。

4. 辨证施治 证属心脾血虚,气不摄血。心主血脉,脾虚气弱,冲任无力以摄,故月经紊乱;气虚阳弱,脾主化生气血,脾气虚弱,故血色淡红,质清稀,气血亏少;充养不足,则纳呆,倦怠、肢软脉弱。

5. 临床治疗 治宜补气生血,固摄冲任。用补气生血止崩汤加减治之(经验方)。

处方:黄芪 50 克,党参、煅龙骨、煅牡蛎各 30 克,熟地黄、阿胶(烊化兑服)、白术、茯苓、桂圆肉各 20 克,当归、酸枣仁、仙鹤草、侧柏叶、大枣各 15 克,甘草 3 克。

服法:水煎服,3 剂,每剂服 2 天,第一天,煎 1 次,服 3 次,第二天,煎 2 次,混合服 3 次。

4 月 12 日诊:上药服后,出血已止,各种病状减轻,仍用上法治之。

处方:黄芪、党参各 150 克,熟地黄 100 克,阿胶、白术、茯苓、龙眼肉、煅龙骨、煅牡蛎、大枣、酸枣仁各 80 克,白芍、夜交藤、川芎、陈皮、当归、砂仁、山药各 50 克。

服法:炼蜜为丸,每丸重 20 克,每日 3 丸。

释义:功能失调性子宫出血,简称"功血",指除器质性因素外,因丘脑下部-垂体-卵巢轴的调节反馈功能失调而发生的异常子宫出血。分排卵型无排卵型两大类,多见于更年期妇女及青春期少女。

中医学属月经失调和崩漏的范畴,称崩漏为"崩为漏之甚,漏为崩之渐"。

中医学治疗此病的原则:一是"塞流",所谓塞流即止血,暴崩之际,如流水一般,"留得一分血便是留得一分气"。塞流是挽救生命的主要手段。二是"澄源",所谓澄源,即谨守病机,正本清源,求因治本,根据不同证类,以资血之源,安血之室。三是"复旧",所谓复旧,即善后调理,血止之后,根据气血阴阳的盛衰偏颇,调整气血阴阳相对平衡,达到病愈的目的。

三、习惯性流产

病例一:肾脾两虚 胎元不固

王某,女,31岁,农民。2005年4月12日诊。

1. 主诉 连续流产4次。

2. 主症 患者22岁结婚,一年后怀孕,4个月时因负重而流产,以后连续3次怀孕,均在3~4个月时流产,用过黄体酮保胎,也用过中药保胎,几次都无效,现已怀孕,经人介绍来我处要求用中医药治疗。

体形偏瘦,面色淡白少华,现已怀孕2个月,头晕眼花,神疲肢倦,腰膝酸软,胸闷不舒,纳呆便溏,夜尿频多,少腹坠胀感,阴道有时有淡红色血水流出,舌质淡嫩,苔薄,脉沉弱。

3. 临床检查与诊断

(1)妇科检查:子宫妊娠2个月大小,质不软。

(2)激素及其代谢产物检查:人绒毛膜促性腺激素(HCG)10500mU/ml、促黄体生存激素(HPL)58.5nmol/L,测值偏低。

(3)诊断:征兆性流产。

4. 辨证施治 证属肾脾两虚,胎元不固。肾为水脏,主藏精生殖,肾气虚弱,冲任两脉失和,水源不足,则胎元不固;脾为气血生化之源,气以载胎,血以养胎,肾脾虚弱,是习惯性流产的主要病因病机。

5. 临床治疗 治宜益气生血,补肾安胎。用固摄安胎饮加减治之(经验方)。

处方:黄芪60克,党参、白芍、续断、大枣各15克,当归、菟丝子、巴戟天、补骨脂、砂仁各10克,杜仲、桑寄生、熟地黄各20克,山药、枸杞子、阿胶、鹿角胶(两味烊化兑服)各30克,甘草3克。

服法:水煎服,5剂,每剂服2天,第一天,煎1次,服3次,第二天,煎2

次,混合服3次。

5月6日诊:上药服3剂后,各种症状好转,阴道未见血水流出,仍照原方加白术、茯苓各20克,紫苏叶15克。

服法:同前方,4剂,每剂服3天,每剂之间,间隔3天。

上药服完后,身体舒适,饮食正常,12月份顺利产下一男婴,母子均健康。

病例二:禀赋素弱 胎不成实

李某,女,28岁,农民。2010年2月16日诊。

1. 主诉　胎儿不发育,连续流产3次。

2. 主症　患者22岁结婚,婚后一年已怀孕,到3个月时,经妇科检查,胎儿不发育,以后自然流产。自此以后,连续两次怀孕,均在3个月左右,因胎儿不发育,自然流产,此次怀孕大约2个月,经人介绍来我处求用中医药治疗。

体形消瘦,面部暗斑,现已怀孕2个月,头目眩晕,周身软弱乏力,腰膝酸楚,心悸气短,脘腹不舒,食纳不佳,夜尿频多,带下清稀,舌质淡,苔薄白,脉沉细而弱。

3. 临床检查与诊断

(1)妇科检查:妊娠2个月,胎儿不发育。

(2)血常规检查:红细胞(RBC)3.1×10^{12}/L,血红蛋白(HGB)98g/L,白细胞(WBC)3.6×10^{9}/L(偏低)。

(3)激素类及其代谢物检查:人绒毛膜促性腺激素(HCG)10200mU/ml、促黄体生存激素(HPL)56.5nmol/L,测值偏低。

(4)诊断:胎儿不发育,将要流产。

4. 辨证施治　证属禀赋素弱,胎不成实。其人素体虚弱,肾气不充,不足以成胎,脾气不足,不足以养胎,冲任不固,不足以固胎,故易流产。

5. 临床治疗　治宜补肾安胎,健脾益气。用泰山固胎丸加减治之(经验方)。

处方:黄芪150克,党参120克,紫河车100克,当归、续断、桑寄生各40克,熟地黄、杜仲、枸杞子各80克,白芍、白术、茯苓、阿胶(烊化兑服)、墨旱莲各60克,陈皮、山茱萸、山药、女贞子、菟丝子、补骨脂、黄芩、覆盆子、砂仁、芡实、紫苏、大枣、大腹皮、枳壳各50克,川芎、益智仁各30克,甘草15克。

服法：上药制成水丸，每次12克，每日3次，饭后服。忌持重或过度活动。

上药服完后，各种临床症状好转，身体舒适，几次妇科检查，胎儿发育正常，于当年9月份顺利产下一男婴，母子均健康。

释义：习惯性流产是指自然流产连续发生3次或3次以上者，每次发生的时间在同一时间或同一妊娠月份。

习惯性流产的发生，多因黄体功能不全，甲状腺功能低下；子宫颈内口松弛、扩张、分娩、手术或刮宫时引起子宫颈口损伤；先天发育异常，子宫肌瘤，中期妊娠后羊水增多，宫腔内压增高，胎囊自宫颈内口突出，子宫颈管缩短、扩张、胎膜破裂而流产。

中医学称为"滑胎""堕胎""小产"等，主要由于肾气不固，脾气不足，冲任虚损所致。

中医学治疗习惯性流产，有其独到之处，治疗本病要以预防为主，主要是补肾健脾，补气生血，使肾气足，脾气健，冲任固则胎气自安。

四、子宫脱垂

病例一：脾气虚弱 清阳下陷

吴某，女，20岁，农民。2002年5月20日诊。

1. 主诉 子宫脱垂半年余。

2. 主症 患者早婚，生小孩后，不慎用重力致使子宫Ⅱ度脱出，经用中西药治疗，因疗效不显著，劝其手术治疗，由于惧怕手术，故来我处求用中医药治疗。

体形瘦长，面色淡白少华，头晕耳鸣，四肢乏力，少气不足以息，饮食无味，月经量少色淡，子宫自阴道Ⅱ度脱出，卧床后可自动回缩，劳则病进，有时终日脱出不收，局部增厚，有分泌物渗出，水出淋漓，劳动、蹲站位、咳嗽等腹压增加时，感阴中滞碍，有物下坠，非常痛苦，舌质淡，苔薄白，脉沉细无力。

3. 临床检查与诊断

（1）血常规检查：红细胞（RBC）3.1×10^{12}/L，血红蛋白（HGB）98g/L，白细胞（WBC）3.1×10^{9}/L（偏低）。

（2）诊断：子宫脱垂（Ⅱ度）。

4. 辨证施治 证属脾气虚弱,清阳下陷。脾主中气,其气主升,身体虚弱,产后用重力,致中气下陷,胞络受损,故子宫自阴道脱出。

5. 临床治疗 治宜益气补脾,升提固脱。用补脾升举方加减治之(经验方)。

处方:柴胡、白术、枳壳、升麻各 20 克,黄芪 60 克,高丽参 30 克,金樱子 40 克,芡实、山药各 25 克,当归、陈皮、苍术、黄柏、大枣各 15 克,甘草 3 克。

服法:水煎服,5 剂,每剂服 2 天,第一天,煎 1 次,服 3 次,第二天,煎 2 次,混合服 3 次。忌用重力。

外用熏洗药:枳壳 50 克,益母草 50 克。

用法:上药水煎,趁热熏洗患处,每日 2 次,连续 20 天,用 20 剂。白天熏洗后仰卧 1 小时。

6 月 10 日诊:经用上面方法治疗后,临床症状好转,子宫已不脱出,嘱其再用上方 3 剂以巩固疗效,停用外用熏洗药。

且随访 2 年未复发,又再生一子后,也未复发。

病例二:胞络虚损 中气下陷

钟某,女,34 岁,城市居民。2009 年 5 月 6 日诊。

1. 主诉 子宫脱垂 8 年多。

2. 主症 患者 24 岁结婚,婚后生第一胎后,因产时屏气用力,发现有轻度子宫脱垂,连续又生两胎后,子宫脱垂更加严重,经用中西药物治疗,几乎没有效果,正打算用手术治疗,后经人介绍来我处求用中医药治疗,试试看有没有疗效。

体形匀称,面色红润,腰酸背胀,小腹有重坠感,子宫脱垂于阴道口外 5cm 左右,形如猴头菇,闷痛重坠,有脓性分泌物,水出淋漓,由于与内裤摩擦,表面溃烂变厚,小便涩滞,生活劳动苦不堪言,月经或前或后,带下色黄而臭,晚上睡觉子宫能回缩,但有时需用手指托回,舌淡苔微腻,脉沉缓。

3. 临床检查与诊断

(1)妇科检查:子宫脱垂伴有宫颈糜烂。

(2)诊断:子宫脱垂(Ⅲ度)。

4. 辨证施治 证属胞络虚损,中气下陷。多产损伤胞络,致脾气不足,脾为中气之源,中气不足,无力升举阳气,则不能维系胞宫,致子宫下垂。

5. 临床治疗 治宜补脾益肾,升举阳气。用益气升举汤加减治之(经验方)。

处方:柴胡、人参、大枣各 15 克,白术、枳壳、升麻、金樱子、泽兰、熟地黄各 20 克,黄芪 50 克,益母草 30 克,当归、五味子、陈皮、菟丝子各 10 克,甘草 3 克。

服法:水煎服,3 剂,每剂服 2 天,第一天,煎 1 次,服 3 次,第二天,煎 2 次,混合服 3 次。忌用重力。

外用熏洗药:枳壳 50 克,益母草 50 克。

用法:6 剂,每日 1 剂,水煎后,趁热熏洗患处,每日两次,白天熏洗后仰卧 1 小时。

5 月 15 日诊:上药用后,感觉下半身要轻松一些,子宫脱垂未收,仍遵前法加减治之。

处方:柴胡、白术、枳壳、升麻、葛根、金樱子各 20 克,黄芪 50 克,人参、黄芩、黄柏、大枣各 15 克,当归、陈皮各 10 克,甘草 3 克,益母草 30 克。

服法:同前方,3 剂。

外用熏洗药:枳壳 50 克,益母草 50 克,明矾 20 克。

用法:同前方,6 剂。

5 月 25 日诊:上药用后,子宫脱垂已回缩一半,因感冒后,咳嗽痰多,腹胀纳差,仍遵前法加用祛痰健胃理气药。

处方:柴胡、枳壳、白术、升麻、葛根、黄芩、黄柏、金樱子、广藿香、茯苓、建曲各 20 克,黄芪 50 克,人参、大枣、白芥子各 15 克,当归、陈皮、云木香、砂仁、莪术、法半夏、胆南星各 10 克,甘草 5 克,益母草 30 克,防风 15 克。

服法:水煎服,3 剂,每剂服 3 天,第一天,煎 1 次,服 3 次。第二天,煎 2 次,混合服 3 次。第三天,煎 3 次,混合服 3 次,忌用重力。

外用塞药:明矾 50 克,汽水 200 毫升。

用法:将干净明矾兑于汽水中装瓶备用。早上起床后,用消毒脱脂棉浸湿明矾液后,托住子宫回缩阴道内,再用子宫托托住脱脂棉,晚上睡觉时取出,连用 10 天。

6 月 10 日诊:上面方法使用后,为了证实有无疗效,近 3 天不用塞药及子宫托,未见子宫脱出,也没有不适感,说明已有较好疗效,嘱其再服药以巩固疗效。

处方:柴胡、当归、枳壳、山药、泽泻、山茱萸、牡丹皮、补骨脂、菟丝子、怀牛膝、续断、五味子、芡实、巴戟天各 50 克,黄芪 150 克,人参 100 克,白术、茯苓、苦参、熟地黄、枸杞子、益母草、煅龙骨、煅牡蛎、白芍各 80 克,升麻、葛根、黄芩、黄柏、大枣、杜仲各 60 克,金樱子、陈皮、砂仁各 50 克,川芎 40 克,甘草 15 克。

服法：上药制成水丸，每次服 12 克，每日 3 次，饭后服，服 5 天，停 1 天。后随访 3 年未复发。

释义：子宫脱垂是女性的常见疾病，多数是因为分娩时向下屏气用力；或急产、滞产、阴道手术产，使子宫支持组织松弛或撕裂，未及时修补；或长期哺乳，卵巢功能不良，雌激素下降，生殖系统组织萎缩，生育过多过密；或身体虚弱，产后用力过度，慢性咳嗽，习惯性便秘等均引起子宫从阴道脱出。

中医学称之为"阴挺""阴茄""阴疝"等。

子宫脱垂用中药内服、外熏洗、热敷治疗，据临床疗效观察，其效果比较好。如果尽早治疗，多数基本上能治愈，不留任何后遗症，但少数极重者，仍需手术治疗。

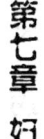

五、子宫肌瘤

病例一：肝郁气滞 痰瘀凝结

袁某，女，50 岁，农民。2008 年 6 月 13 日诊。

1. 主诉 月经量多，经期延长 8 个多月。

2. 主症 患者处于绝经期，近 8 个月来，每逢月经周期天数延长，有时达半个月，且经量较多，月经时断时续，经妇科彩超检查，诊断为"多发性子宫肌瘤"，劝其手术治疗，因患者惧怕手术，要求用中医药治疗。

体形偏瘦，面色晦滞，头目眩晕，胸胁苦满，面时烘热，食欲不佳，月经紊乱，经期延长，有时达 10 余天，有时量多，淋漓不断，月经多时有紫色血块，有时小腹痛，白带增多，色黄臭秽，经前乳房小腹胀痛，腰骶酸胀，舌质淡，苔白微腻，脉沉弦细涩。

3. 临床检查与诊断

(1)彩超检查：子宫多发性肌瘤，其中一个 4cm×5cm。

(2)诊断：子宫多发性肌瘤。

4. 辨证施治 证属肝郁气滞，痰瘀凝结。肝气郁结则气滞不通，痰湿阻胞络凝聚成块，气滞血行不畅，形成瘀血，痰瘀互结，阻滞胞宫，结久成癥块，则腹中之包块形成。

5. 临床治疗 治宜疏肝解郁，祛痰散结。用子宫肌瘤丸加减治之（经验方）。

处方：柴胡、当归、川芎、桃仁、三棱、海螵蛸、土鳖虫、栀子、重楼、三七、川牛膝、香附、益母草各30克，白芍、白术、茯苓、玄参、败酱草、蒲公英、鳖甲、薏苡仁各50克，丹参、莪术、王不留行、浙贝母、山药、昆布、海藻、牡丹皮、炮穿山甲、知母、黄柏、山楂、龙胆草各40克，桂枝20克，生地黄60克，生牡蛎、夏枯草各80克。

服法：上药制成水丸，每次服12克，每日3次，饭后服。

8月23日诊：上药服后，各种临床症状减轻，经期5～7天，月经开始量较多，后较少，基本有规律，仍遵前法用药。

处方：柴胡、当归、川芎、栀子、莪术、浙贝母、炮穿山甲、益母草各60克，白芍、生地黄、王不留行、玄参、昆布、海藻、龙胆草、薏苡仁、牡丹皮、知母、黄柏各80克，茯苓、白术、蒲公英、败酱草、金钱草各100克，桃仁、三棱、土鳖虫、三七、重楼、茵陈、香附、川牛膝、山楂各50克，鳖甲、夏枯草各150克，生牡蛎120克，丹参、桂枝各40克。

服法：同前方。

上药服完后，月经渐渐减少，至最后月经停止，经彩超复查，子宫正常。

12月5日诊：患者现有面时烘热多汗，心烦易怒，心悸失眠等更年期症状，拟滋肾养肝，镇纳浮阳，用归芍枣仁汤治之。

处方：当归、菟丝子、柏子仁、远志、白蒺藜各10克，生地黄、制何首乌、枸杞子、沙参、煅龙齿、女贞子各20克，白芍、酸枣仁各15克，墨旱莲30克。

服法：水煎服，5剂，每剂服1天，停1天。

后随访，健康状况良好。

病例二：气滞湿盛 痰瘀互结

文某，女，36岁，农民。2012年1月12日诊。

1. 主诉 月经量少、闭经，伴双侧乳房胀痛大半年。

2. 主症 患者自半年前开始，月经量少，有时闭经，伴双侧乳房胀痛，经某医院检查诊断：子宫肌瘤伴乳腺增生，曾用中西药治疗2个多月，因疗效不显著，经人介绍来我处求余诊治。

体形偏胖，面色虚浮晦滞，头晕目眩，胸脘痞闷，呕恶痰多，小腹部胀满作痛，按之较软，月经量少，有时闭经，白带量多，色白黏稠、性欲淡漠、双侧乳房有大少不等的颗粒，体积较小，质韧而不硬，界限欠清，经前和经期胀痛明显，过后则减轻，舌苔白腻，脉弦滑。

3. 临床检查与诊断

(1)彩超检查:子宫肌瘤,双侧乳腺小叶增生。

(2)诊断:子宫肌瘤伴乳腺小叶增生。

4. 辨证施治　证属气滞湿盛,痰瘀互结。肥人易生湿痰,日久酿成瘀滞,痰瘀凝结,阻滞胞络,上则阻滞乳房,结久成癥块,故腹部、乳房包块胀满作痛;痰浊下注任带,故带下量多,质黏色白;痰浊内阻,泛于肌肤,则面色虚浮而头眩;阻于中焦,则胸脘痞闷。

5. 临床治疗　治宜理气祛痰,化瘀消癥。用子宫肌瘤丸加减治之。

处方:龙胆草、柴胡、当归、胆南星、法半夏、陈皮、僵蚕、全蝎、黄芩、浙贝母、莪术、土鳖虫、黄连、牡丹皮、栀子、知母、泽兰、昆布、海藻、青皮、桃仁各50克,赤芍、白术、茯苓、玄参、生地黄、杜仲、橘核、酸枣仁各80克,生牡蛎、炒鳖甲各100克,蜈蚣12条,广藿香、丹参、益母草、木瓜各60克,红花、白芥子、延胡索、郁金、续断、川牛膝、香附、桑寄生、龙葵子、山慈菇、三棱各40克,云木香、檀香、川芎各30克。

服法:上药制成水丸,每次服12克,每日3次,饭后服。月经期停服。

9月5日诊:上药服用后,月经周期恢复,下腹部及乳房胀痛消除,白带、性功能均正常。现睡眠差,食欲有时不正常,舌质淡,苔薄白,脉沉弦,拟疏肝清热,祛痰化瘀,养血安神法治之。

处方:龙胆草、白芍、白术、茯苓、生地黄、广藿香、建曲、玄参、夜交藤各50克,陈皮、法半夏、黄芩、黄连、瓜蒌仁、砂仁、三棱、莪术、桃仁、知母、合欢皮、石菖蒲各40克,柴胡、当归、川芎、红花、延胡索、郁金、浙贝母、远志、香附各30克,橘核、生牡蛎、夏枯草、蒲公英、生龙骨各80克,醋龟甲、酸枣仁各60克,云木香20克。

服法:同前方。

上药服完后,经彩超复查,子宫、双侧乳房均正常,患者面色红润,各种临床症状消失,体重已减轻5千克,自己感觉比以往健康。

释义:子宫肌瘤是女性生殖系统最常见的良性肿瘤,好发于30～50岁的中年妇女,其发病原因是卵巢功能失调,雌激素分泌过多,黄体酮作用低下,长期刺激,神经系统过度紧张,使激素的平衡和作用发生障碍,卵泡囊肿,子宫内膜增生等因素形成。

中医学属"崩漏""癥瘕""石瘕""肠覃"等范畴。

临床中对30～50岁妇女,凡有月经紊乱,经量过多,经期延长,时断时续,忽崩忽漏者,都应用现代医学检查。

现代医学治疗,以手术切除为主。对于较小之肌瘤而不愿手术者,中医学可采用疏肝理气,活血化瘀,软坚散结,调理冲任,可使肌瘤缩小而治愈。

六、更年期综合征

病例一:肝失疏泄 心虚胆怯

朱某,女,46岁,工人。1994年12月1日诊。

1. 主诉 烘热、汗出、惊悸、胆怯3月余。

2. 主症 患者近几个月月经紊乱,面时潮热,平素心虚胆怯,偶一遇惊,即感心悸不宁,身体摇摇如坠,曾用中西药治疗,但疗效不显著,故来我院门诊要求用中医药治疗。

体形消瘦,面色萎黄,四肢掌内深黄如橘子色,掌背面微黄,从四肢向腹内方向则黄色渐减,胸腹背不发黄,巩膜有少量黑斑点,略带黄色,烘热、汗出、头痛、抑郁、阵发性惊悸、胆怯,如闻重的响声及听见悲伤之事,则肢体及心中自觉抖动,惶惶不安,历时30~60分钟方能平静,胸腹胀满,食纳不佳,月经紊乱,时断时续,舌质淡,苔薄白,脉弦缓。

3. 临床检查与诊断

(1)血液检查:红细胞(RBC)$3.0×10^{12}$/L,血红蛋白(HGB)100g/L,白细胞(WBC)$3.5×10^9$/L,轻度贫血。丙氨酸氨基转移酶(ALT)65U/L,天冬氨酸氨基转移酶(AST)71U/L,碱性磷酸酶(ALP)126U/L,γ-谷氨酰转移酶(γ-GT)95U/L,肝功能轻度异常。

(2)诊断:更年期综合征。

4. 辨证施治 证属肝失疏泄,心虚胆怯。此证病位在心、肝、胆。经云:"胆者,中正之官,决断出焉",由于心血不足,胆气虚弱,故惊悸胆怯;心无所主,神无所敛,故心中肢体自觉抖动,惶恐不安;肝胆互为表里,肝失疏泄,则腹胀食少。

5. 临床治疗 治宜疏肝和胆,镇心安神。用柴桂龙牡汤加减治之(经验方)。

处方:柴胡、白芍、白术、茯苓、生姜、大枣各20克,桂枝10克,当归、青皮、陈皮、川楝子、郁金、鸡内金各15克,生龙骨、生牡蛎各30克,甘草5克。

服法:水煎服,2剂,每剂服2天,第一天,煎1次,服3次。第二天,煎2

次,混合服 3 次。

12 月 10 日诊:上方服两剂后,病情有好转,仍遵前法加减治之。

处方:柴胡、当归、白芍、白术、茯苓、生姜、大枣各 20 克,桂枝、砂仁、法半夏、陈皮、草豆蔻各 10 克,生龙骨、生牡蛎各 30 克,甘草 5 克。

服法:同前方 2 剂,每剂服 2 天。

12 月 19 日诊:肢体抖动,惊悸胆怯已不出现,手足掌内仍发黄,食少、腹胀,畏寒肢冷,遵"阴黄"治之。

处方:柴胡、茵陈、茯苓、白术、白芍、生龙骨、生牡蛎、生姜、大枣各 20 克,当归、桂枝、陈皮、法半夏各 10 克,熟附片 15 克,甘草 5 克。

服法:水煎服,10 剂,每剂服 2 天,服法同前方。

1995 年 1 月 15 日诊:手足掌发黄已退尽,现乏力、纳差,拟益气健脾法治之。

处方:黄芪 200 克,人参、白术、茯苓各 150 克,鸡内金、建曲、茵陈各 100 克,广藿香、柴胡、陈皮、砂仁、莪术、大枣、熟附片、生龙骨、生牡蛎各 50 克,云木香、当归、法半夏、干姜、桂枝各 30 克,甘草 15 克。

服法:制成水丸,每次 12 克,每日 3 次。

后随访,身体健康如常人。

病例二:气血失调 心肾阴虚

皮某,女,48 岁,农民。2011 年 3 月 10 日诊。

1. 主诉　顽固性失眠,上腹部疼痛 1 年余。

2. 主症　患者顽固性失眠,精神抑郁,自闭不愿见人,伴上腹部疼痛已 1 年多,曾在某精神病院住院治疗,近来病情逐渐加重,经人介绍来我处求用中医药治疗。

体形偏瘦,面色淡白,头晕头痛,顽固性失眠,有时通宵不寐,心烦易怒,多疑善恐,面时烘热,神疲乏力,胡思乱想,寝室独处,自闭不语,不愿见人,上腹部胀痛,口干不欲饮,大便干结,月经紊乱,时断时续,白带清稀,舌质红,苔薄白,脉弦细。

3. 临床检查与诊断

(1)血常规检查:红细胞(RBC)3.1×10^{12}/L,血红蛋白(HGB)98g/L,白细胞(WBC)3.2×10^{9}/L,轻度贫血,其余正常。

(2)彩超检查:未出现阳性体征。

(3)诊断:更年期综合征伴抑郁症。

4. 辨证施治 证属气血失调,心肾阴虚。女子七七,天癸衰少,精血日趋不足,因而出现肾的阴阳失衡,肾为水脏,全赖心火下济于肾,达到阴阳平衡,由于肾水不足,不能上制心火,则气血阴阳失去平衡,故诸症悉作。

5. 临床治疗 治宜调和气血,镇心安神。用更年康丸加减治之。

处方:柴胡、白芍、白术、茯苓、丹参、酸枣仁、北沙参、瓜蒌仁、合欢皮、夜交藤各20克,生龙骨、生牡蛎、广藿香各30克,知母、柏子仁、建曲、麦冬、大枣、浮小麦各15克,当归、川芎、远志、北五味、云木香、砂仁、莪术、黄连、法半夏、陈皮各10克,沉香、甘草各5克。

服法:水煎服,6剂,每剂粉碎为粗末,分3包,每天1包,装入棉布袋中,水煎2次后,混合分3次服,服3天。

3月31日诊:上方服6剂后,睡眠有好转,腹胀痛减轻,现头晕头痛,呃逆嗳气频作,仍遵前法加减治之。

处方:柴胡、白芍、白术、茯苓、丹参、天麻、党参、瓜蒌仁、建曲、酸枣仁、大枣各20克,当归、川芎、羌活、防风、胆南星、远志、黄连、陈皮、法半夏、云木香、莪术、砂仁、旋覆花、合欢皮、北五味各10克,知母、麦冬、柏子仁各15克,生龙骨、生牡蛎、代赭石、生龙齿、广藿香、夜交藤各30克,沉香、甘草各5克。

服法:同前,4剂,每剂服3天。

5月3日诊:各种临床症状有好转,能短暂出门与人交谈,阵发性头晕头痛,乏力气短,有时失眠,纳差,轻度腹胀痛,呃逆嗳气已止,仍遵前法加减治之。

处方:柴胡、丹参、黄连、建曲、知母、石菖蒲、合欢皮、夜交藤、铁磁石各50克,白芍、白术、茯苓、广藿香、砂仁各60克,当归、羌活、防风、川芎、陈皮、法半夏、郁金、大枣、云木香、麦冬各40克,黄芪、人参、天麻、北沙参、酸枣仁、龟甲各120克,瓜蒌仁、柏子仁、生龙骨、生牡蛎、生龙齿各80克,远志30克,沉香、甘草各20克。

服法:制成水丸,每次服12克,每日3次。

服完后,已如常人,以后未复发。

释义: 更年期综合征,又称围绝经期综合征,是妇女常见的一种疾病。由于卵巢功能衰退,自主神经功能失调引起一系列临床症状。

更年期综合征属自限性病症,现代研究已转移向心血管病、骨质疏松症和老年痴呆症三大重点上。但部分妇女的神经功能失调的症状带来的痛苦仍然不可忽视。

更年期综合征的临床表现多种多样,以伴有精神抑郁症、神经痛、动脉硬化症、甲亢等较为严重。

中医学治疗此证有一定的优势,关键是补肾气,养精血,调冲任,和气血,达到阴阳相对平衡。

七、卵巢囊肿

病例一:气虚湿盛 痰瘀凝结

贺某,女,42岁,城市居民。2005年6月30日诊。

1. 主诉 经期延长、小腹痛、腰痛1年余。

2. 主症 患者近1年以来,月经周期延长,小腹部有时胀痛不适,经检查为:左侧卵巢囊肿,因不愿手术治疗,故来我处求用中医治疗。

体形稍胖,面色晦暗,头晕眼花,腰痛肢软,疲乏无力,小腹胀痛,食欲不佳,月经周期延长10余天,月经量时多时少,带下量多,色白黏稠,大便溏,舌质淡,苔薄白,脉沉细而弱。

3. 临床检查与诊断

(1)彩超检查:左侧附件5.5cm×5.8cm,右侧附件3.4cm×3.8cm。

(2)诊断:左侧附件区多房性囊肿。

4. 辨证施治 证属气虚湿盛,痰瘀凝结。胖人多气虚,脾气虚弱,则运化失司,水湿容易停滞,水湿凝聚成痰,痰停日久易致瘀,痰瘀凝结于小腹,故囊肿形成。

5. 临床治疗 治宜益气祛痰,化瘀散结。用棱莪南星丸加减治之(经验方)。

处方:三棱、莪术、川芎、土鳖虫、陈皮、乌药、小茴香、炮穿山甲、云木香、黄连、丹参、桃仁、郁金、香附、牛膝各30克,当归、蒲黄、五灵脂、茜草、茯苓各40克,赤芍、生地黄、海藻各80克,黄芪120克,人参100克,白术、阿胶、炒鳖甲、生牡蛎各60克,三七、牡丹皮、水牛角丝、益母草各50克,胆南星、法半夏各45克。

服法:上药制成水丸,每次服12克,每日3次,饭后服。月经期停服。

9月7日诊:经彩超复查,包块已缩小为4.3cm×4.5cm,前方加仙鹤草、侧柏叶、黄柏、红花各40克,服法同前。

11月26日诊:经彩超复查,附件左侧2.6cm×2.3cm,右侧2.4cm×

2.4cm。临床症状消失,基本治愈,再服参苓白术散调理,随访未再发。

病例二:肝郁气滞 痰瘀互结

陈某,女,40岁,农民。2012年6月25日诊。

1. 主诉 经期延长,经来腹痛、腰痛大半年。

2. 主症 患者自半年前,每次月经时间延长,经水淋漓不断10余天,平时腰痛,月经前和经期小腹疼痛,经B超检查有卵巢囊肿及子宫腺肌瘤,曾用中西药物治疗,但效果不十分明显,经人介绍来我处要求用中医药治疗。

体形瘦长,面色晦滞,头晕,四肢疲乏力,腰酸背痛,烦躁易怒,食欲不振,月经周期延长,色暗有块,月经量时多时少,经来时小腹如针刺样疼痛,经前乳房胀痛,舌质暗,有瘀斑,苔薄白,脉弦涩。

3. 临床检查与诊断

(1)彩超检查:左侧附件3.7cm×4.8cm,子宫腺肌瘤3.3cm×3.6cm。

(2)诊断:左侧卵巢囊肿伴子宫腺肌瘤。

4. 辨证施治 证属肝郁气滞,痰瘀互结。肝郁气滞不通,则血行不畅,致瘀血内生,气滞也能生痰,痰瘀互结,凝聚成块,阻滞胞宫,则囊肿形成。

5. 临床治疗 治宜理气活血,化瘀消癥。用棱莪南星丸加减治之(经验方)。

处方:柴胡、当归、川芎、红花、三棱、莪术、延胡索、郁金、制乳香、制没药、续断、土鳖虫、细辛、法半夏、川牛膝、桑寄生各40克,龙胆草、赤芍、炒鳖甲、玄参、生牡蛎、橘核、白术、杜仲各80克,生地黄、茯苓、广藿香、建曲各60克,桃仁、青皮、血竭、独活、浙贝母、陈皮、秦艽、威灵仙、砂仁、黄连、瓜蒌仁各50克,胆南星、云木香各30克,甘草15克。

服法:上药制成水丸,每次服12克,每日3次,饭后服。月经期停服。

11月9日诊:临床症状好转,按前面处方续服1剂后,经彩起复查:左侧附件正常,未见子宫腺肌瘤,基本治愈。

释义:卵巢囊肿是女性生殖器的一种常见的良性肿瘤,分滤泡囊肿、黄体囊肿、黄素囊肿,以及其他黏液性囊腺瘤、液性囊腺瘤、良性畸胎瘤、纤维瘤、含睾丸母细胞瘤等类型,多有恶变的可能,常见于20~50岁的妇女。

中医学属"石瘕""肠覃""癥瘕"等范畴。

卵巢囊肿的病因不十分清楚,可能与内分泌变化,慢性盆腔感染等有关。

中医学认为,该病的病机主要为"痰、瘀、凝结",治疗的关键以"理气、祛痰、化瘀"为主要手段。

对于较大的卵巢囊肿,以手术治疗为主,对于较小者,用中医治疗,可以治愈。

八、多囊卵巢综合征

病例一:脾肾虚弱 湿痰血瘀

周某,女,28岁,农民,已婚。2013年1月10日诊。

1. 主诉　月经稀发、量少、闭经、不孕4年多。

2. 主症　患者23岁结婚,至现在已近5年,没有怀孕,夫妻一直同居,主要原因是,月经稀发,2~3月1次,而且量很少,经多家医院检查,诊断为"多囊卵巢综合征",用过中西药物治疗,没有满意疗效,经人介绍来我处用中医药治疗。

体形稍胖,面色青而晦滞,头晕眼花,腰酸乏力,白带量少,乳房胀,轻度萎缩,畏寒肢冷,食少便溏,月经稀发,2~3月1次,偶尔有月经频发及经量过多,口周、外阴、手臂、小腿毫毛增多,因月经不调,故结婚近5年一直未怀孕,舌质淡,苔白微腻,脉沉细而弦。

3. 临床检查与诊断

(1)妇科检查:双侧卵巢囊性增大,表面光滑,凹凸不平,胞膜增厚。

(2)诊断:多囊卵巢综合征。

4. 辨证施治　证属脾肾虚弱,湿痰血瘀。脾为气血生化之源,肾主生殖发育,脾肾虚弱,不能调节月经周期,故月经稀发而量少;脾肾运化水湿无力,则湿痰凝滞,故头晕乏力,畏寒肢冷,食少便溏;痰滞久则血瘀,故月经频发。

5. 临床治疗　治宜补肾益气,化痰祛瘀。用补肾活血软坚丸加减治之(经验方)。

处方:黄芪50克,紫河车、党参各100克,白术、茯苓、熟地黄、杜仲、鹿角霜、淫羊藿、枸杞子各80克,赤芍、益母草、车前子、五味子、王不留行、覆盆子各60克,法半夏、胆南星、陈皮、山茱萸、当归、山药、补骨脂、菟丝子、沙苑子、肉苁蓉、巴戟天、锁阳、仙茅、砂仁、莪术、桃仁、炮穿山甲各50克,川芎、香附子、木香各30克,肉桂、甘草各15克。

服法:制成水丸,每服12克,每日3次。

服完后,月经基本正常,后已怀孕。

病例二:肾虚血瘀 痰热阻滞

皮某,女,21岁,学生。2012年7月8日诊。

1. 主诉 月经稀发至闭经,手臂、小腿多毛2年多。

2. 主症 患者14岁月经初潮,从19岁起,开始月经稀发,渐至闭经,手臂、小腿、口周毫毛增多,经几家医院检查,诊断为多囊卵巢综合征,用过西药治疗,疗效不十分满意,经人介绍,来我处求用中医药治疗。

体形匀称,面色青赤晦滞,头晕乏力,腰膝酸软,咽干口苦,月经稀发,断而闭经,白带少,乳房胀、偏小,手臂、小腿、口周毫毛增多,毛发分布有男性化倾向,胸闷上腹胀,饮食减少,小便短黄,舌质红,苔白腻,脉沉细而数。

3. 临床检查与诊断

(1)妇科检查:双侧卵巢囊性增大,表面凹凸不平,胞膜增厚。

(2)诊断:多囊卵巢综合征。

4. 辨证施治 证属肾虚血瘀,痰热阻滞。肾主发育生殖,天癸、肾气不足,瘀阻胞宫,故月经不以时下,稀发至闭经;脾湿不化而生痰,痰郁久而生热,痰热阻滞,则头晕乏力,胸闷腹胀,毛发分布有男性化倾向。

5. 临床治疗 治宜补肾活血,化痰软坚。用补肾活血软坚丸加减治之(经验方)。

处方:龙胆草、赤芍、白术、生地黄、熟地黄、茯苓、橘核各80克,生牡蛎100克,玄参、益母草、淫羊藿各60克,补骨脂、菟丝子、覆盆子、砂仁、三棱、莪术、牡丹皮、栀子、陈皮、法半夏、山茱萸、巴戟天、仙茅、山慈菇、胆南星、桃仁、黄芩、土鳖虫、浙贝母、昆布、海藻、炮穿山甲、广藿香、建曲各50克,柴胡、当归、红花、川芎、泽兰、香附子、木香各30克。

服法:上药制成水丸,每次服12克,每日3次,饭后服。服至月经来后停服,再观察以后月经的情况,如稀发、闭经继续服至正常。

经用2剂治疗后,月经恢复正常。

病例三:肾虚血瘀 气不摄血

钟某,女,25岁,工人。2010年3月5日诊。

1. 主诉 月经稀发,量少,甚至闭经,服药后,经期延长,带血丝20余天。

2. 主症 患者24岁结婚,现已一年多,未怀孕,由于月经稀发,量少,白带少,到医院妇产科检查,诊断为:双侧卵巢多囊性改变,经用中药治疗后,月经已行,开始2天经量多,以后很少,但缠绵血丝不断已20余天,故来我处求用中医药治疗。

体形消瘦,面色淡白无华,头晕目眩,精神萎靡不振,周身软弱无力,饮食无味,心悸气短,月经稀发,量少至闭经后,服用中药煎剂已1个月,服药后,月经已行,但量少、稀薄,以后20余天,白带中带血丝缠绵不断,大便溏薄,小腹隐胀,舌质淡,苔脉白,脉沉细而弱。

3. 临床检查与诊断
(1)彩超检查:双侧卵巢多囊性改变。
(2)诊断:多囊卵巢综合征。

4. 辨证施治 证属肾虚血瘀,气不摄血。肾为先天之根,肾主藏精,发育生殖,肾精不足,则月事不调,稀发量少;久则血瘀,故白带中有血丝;肾虚致脾气虚弱,气不摄血,故血丝缠绵难愈,头晕目眩,心悸气短。

5. 临床治疗 治宜补肾活血,益气软坚。用补肾活血软坚丸加减治之(经验方)。

处方:黄芪、人参各150克,白芍、白术、茯苓、枸杞子、熟地黄、侧柏叶、仙鹤草各80克,丹参、淫羊藿、益母草、茜草各60克,山药、山茱萸、补骨脂、菟丝子、昆布、海藻、肉苁蓉、锁阳、牡丹皮、山慈菇、桂圆肉、大枣、延胡索、荔枝核、浙贝母各50克,柴胡、当归、桃仁、红花、泽泻、泽兰各40克。

服法:上药制成水丸,每次服12克,每日3次,饭后服。服1周后,血丝停止,药也停服,1个周期后,月经稀发,再继续服至正常,经用2剂治疗后,月经恢复正常。

释义:多囊卵巢综征是一种由月经调节机制失常引起的综合征,特点是双侧卵巢呈多囊性增大,月经稀发或闭经、肥胖、多毛或不孕。

多囊卵巢综合征的发病原因,尚未完全清楚,可能由于垂体促性腺激素的分泌失调,使卵巢不断出现许多不成熟的囊状卵泡,卵泡腺细胞增生和黄素化,雌激素合成受阻,雄激素产生占优势造成卵巢的多囊性病变;卵巢类固醇生物合成所需酶系统功能缺陷,过多的雄激素和转换的雌激素影响下丘脑下部周期中枢的功能;肾上腺皮质功能紊乱,肾上腺的雄激素过量;常染色体和性染色体异常或显性遗传等因素所致。

中医学属"月事不调""不孕"等范畴。其病因病机为"肾精亏损""湿痰阻滞""气滞血瘀"等。

中医药治疗用"补肾填精""祛痰软坚""理气活血"等方法,往往能收到很好的治疗效果。

九、乳腺增生病

病例一：脾虚肝郁 痰瘀凝结

易某,女,33岁,农民。2008年6月24日诊。

1. 主诉 双侧乳房包块胀痛1年余。

2. 主症 患者1年多以来,两侧乳房不定时胀痛,月经前及经期,以及精神刺激后则症状加重,经检查诊断为:双侧乳腺小叶增生伴贫血,用过西药及中成药治疗,时好时差,一直不愈,故来我处求用中医药治疗。

体形偏瘦,面色萎黄,头晕额胀,周身乏力,心悸气短,食欲不振,大便不实,两侧乳房外侧有大小不等的结节和肿块,以右侧为甚,质韧实,边缘不清,无粘连,能活动,每因月经前或期间以及精神刺激则增大、胀痛,过后则缩小,胀痛减轻,乳头有时有黄绿色、棕色或血性液体渗出,有时粘住内衣,舌质淡,苔薄白,脉沉细而弱。

3. 临床检查与诊断

(1)血常规检查:红细胞(RBC)$3.2 \times 10^{12}/L$,白细胞(WBC)$3.5 \times 10^9/L$(减少),血红蛋白偏低。

(2)B超检查:双侧多个乳腺小叶间导管及末梢导管均有不同程度增生,大小1～3cm。

(3)诊断:乳腺小叶增生(双侧)。

4. 辨证施治 证属脾虚肝郁,痰瘀凝结。脾胃素虚,郁怒伤肝,劳倦思虑则伤脾,气滞郁结则伤肝,脾为生痰之源,脾虚运化失职,湿聚则生痰,痰瘀凝结,随气积聚于乳络,结块日增而成乳癖。

5. 临床治疗 治宜益气疏肝,化瘀散结。用乳腺增生丸加减治之(经验方)。

处方:柴胡、当归、升麻、胆南星、五味子、牡丹皮、浙贝母、昆布、海藻、广藿香各50克,黄芪180克,红参、西洋参各120克,白芍、白术、茯苓、丹参、麦冬、玄参、炒鳖甲各60克,陈皮、法半夏、栀子、莪术、砂仁、炮穿山甲、建曲、延胡索、郁金、防风、大枣各40克,三棱、云木香、天葵子、血竭、香附、全蝎、僵蚕各30克,橘核、生牡蛎、败酱草、蒲公英、夏枯草各80克,蜈蚣5条。

服法:上药制成水丸,每次服12克,每日3次,饭后服,月经期停服。

10月20日诊:上药服后,下一个月经周期各种临床症状好转,以后逐渐减轻,现包块已缩小,仍照前面处方服1剂。

2009年3月12日诊:各种临床症状基本消失,乳房很少胀痛,患者要求再用1剂药。

处方:柴胡、当归、升麻、陈皮、丹参、法半夏、白术、茯苓、胆南星、砂仁、建曲、山楂、昆布、海藻、僵蚕、鸡血藤、牡丹皮、栀子、浙贝母各40克,黄芪150克,红参100克,白芍、玄参、女贞子、大枣各50克,生牡蛎、橘核、蒲公英、败酱草、夏枯草各80克,郁金、延胡索、莪术、血竭、广藿香、香附各30克,炒鳖甲60克,全蝎、防风、云木香、三棱各20克,蜈蚣5条。

服法:同前方。

服完后停药,后随访3年,乳腺增生及贫血治愈后一直示未复发。

病例二:肝郁气滞 痰瘀凝结

谭某,女,34岁,农民。1987年7月3日诊。

1. 主诉 右侧乳房胀痛3月余。

2. 主症 患者右侧乳房在3个月前开始自觉发胀并疼痛,用手扪之有长条索状之肿块,以后逐渐增大,经治疗未见明显好转,遂来我院门诊检查要求用中医药治疗。

体形偏胖,面色红润,胸胁闷胀,右侧乳房右上方有8cm×3cm之条索状肿块1个,整个乳房外观比左侧乳房稍大,月经前及经期肿块增大疼痛,过后肿块缩小,胀痛减轻,挤压肿块有分泌物渗出,一股呈白色,一股呈黄色,舌质淡,苔白微腻,脉弦细。

3. 临床检查与诊断

(1)病理切片检查:乳腺小叶小管及末梢导管高度扩张。

(2)诊断:乳腺囊性增生(右侧)。

4. 辨证施治 证属肝郁气滞,痰瘀凝结。体形较胖,湿痰内生,肝气郁滞,七情内伤,情志不畅,影响气机运行,气滞湿痰凝结,日久成瘀,痰瘀互结,则乳房肿块形成。

5. 临床治疗 治宜疏肝理气,化瘀散结。用柴芍桃红汤加减治之(经验方)。

处方:柴胡、茯苓、白术、炒鳖甲、玄参各80克,当归、赤芍、白芍、青皮、陈皮、丹参、川芎、法半夏、莪术、白芥子、郁金、桃仁、浙贝母、三棱各50克,红花40克,生牡蛎100克,云木香、海浮石、胆南星各30克,甘草15克。

服法:上药研制为极细粉,每次服12克,每日3次,温开水吞服。月经期停服。

10月5日诊:上药服1剂后,肿块缩小一半,胀痛减轻,仍用上方加炮穿山甲、重楼、天葵子、山慈菇、龙葵子各50克,服法同上方,服完后,经复查,基本治愈。

后随访3年未复发。

病例三:肝气郁结 气血失调

方某,女,45岁,农民。1990年4月15日诊。

1. 主诉 右侧乳房包块3月余。

2. 主症 患者在3个月前偶然中发现右侧乳房有如核桃大小之包块二三个,按之有压痛感,未治疗,以后逐渐增大,故来我处求用中医药治疗。

体形较胖,面色晦滞,头目眩晕,潮热多汗,心烦易怒,失眠多梦,右侧乳房外侧有包块3个,大者如核桃大小,小者如蚕豆大小,呈椭圆形,按之较硬,表面光滑,推之可动,压痛明显,包块随月经周期增大胀痛,经后缓解,舌质淡,苔薄白,脉沉细。

3. 临床检查与诊断

(1)X线片检查:右侧乳房可见密度较高的,多个蚕豆大小的,边界可见的椭圆形影。

(2)诊断:右侧乳腺增生。

4. 辨证施治 证属肝气郁结,气血失调。肝失疏泄,天癸将竭,湿痰内生,冲任不调,瘀阻乳络,聚结成癖。

5. 临床治疗 治宜疏肝解郁,调和气血。用柴芍郁金汤加减治之(经验方)。

处方:柴胡、当归、法半夏、浙贝母、陈皮、胆南星各10克,赤芍、牡丹皮、茯苓、黄药子、海乳石、生牡蛎、瓜蒌仁、玄参各20克,栀子、郁金、三棱、莪术各15克,夏枯草30克,甘草3克。

服法:水煎服,5剂,每剂服2天,第一天,煎1次,服3次,第二天,煎2次,混合服3次。服完后休息5天,再续服5剂。

5月21日诊:上方服10剂后,临床症状消失,包块缩小变软,经期无胀痛感,为了巩固疗效,继续用药。

处方:柴胡、当归、法半夏、胆南星、川芎、泽泻、红花、枳壳各40克,炒鳖甲100克,白芍、白术、茯苓、生地黄、熟地黄、枸杞子各80克,丹参、益母草各

60克,陈皮、补骨脂、菟丝子、知母、酸枣仁、山茱萸、山药、牡丹皮、桃仁、橘核、鹿角霜、昆布、海藻各50克。

服法:制成水丸,每次服12克,每日3次,饭后服。

后随访3年未复发。

释义:乳腺增生多发生于30～50岁的妇女,中医学属"乳癖""乳痞"的范畴。

乳腺增生的发病原因尚未完全明了,据有关资料研究表明,本病与雌激素的平衡失调有一定的关系,有少数乳腺增生的患者,最后发展成为乳腺癌,所以不要轻视乳腺增生的治疗。

中医学治疗乳腺增生有肯定的疗效,主要关键要抓住"气""痰""瘀"的病因、病机。一般而论,疏肝以理气,利湿以祛痰,活血以化瘀,调节冲任之功能,基本上能治愈。

第七章 妇产科疾病

第八章 儿科疾病

一、儿童多动综合征

病例一：肾阴不足 肝阳偏亢

夏某,男,10岁,学生。2002年12月7日诊。

1. 主诉 冲动任性、学习困难、挤眉眨眼、摇头耸肩半年多。

2. 主症 患者半年前,在家里一起吃饭时,家长偶然发现患儿不定时地挤眉眨眼、摇头耸肩,据学校老师反映,在学校不遵守纪律,学习成绩逐渐下降,遂引起家长重视,到某某医院门诊治疗,用过中西药物,但疗效不十分明显,故来我处求用中医药治疗。

体形消瘦,面色晦滞少华,头部不自主地摇动耸肩,两眼不定时地上下眨动,无目的地过度活动,如跳跃、攀树,情绪不稳,冲动任性,自控力差,智力正常,上课注意力不集中,学习较为困难,夜尿多,有时遗尿,口干喜冷饮,舌质红苔少,脉细数。

3. 临床检查与诊断

(1)各种检查:未发现现异常。

(2)血清肌酸磷酸激酶检查:正常。

(3)心电图检查:正常。

(4)诊断:儿童多动综合征。

4. 辨证施治 证属肾阴不足,肝阳偏亢。本证是儿童生长发育期间阴阳失衡的一种症状。阴静不足,阳动有余,是其主要病机。由于患儿为纯阳之体,阳常有余,精血、津液相对不足,阴虚则不能制阳,故兴奋不宁,多动不安。

5. 临床治疗 治宜滋阴潜阳,平肝熄风。用地黄天麻汤加减治之(经验方)。

处方:生地黄、天麻、白芍、生龙骨、生牡蛎、茯苓、炙龟甲、玄参各15克,刺蒺藜、菊花、当归、地龙、僵蚕、怀牛膝各10克。

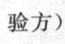

服法:水煎服,3剂,每剂服3天,第一天,煎1次,服3次,第二天,煎2次,混合服3次,第三天,煎3次,混合服3次。

12月18日诊:上方服后,各种临床症状好转,摇头耸肩,挤眉眨眼已停止发作,仍以上方加5倍量,再加西洋参、炒鳖甲、墨旱莲、枸杞子各100克,麦冬、钩藤、酸枣仁、夜交藤、大枣、女贞子各50克,炼蜜为丸,每丸重15克,每日3次。服完后病已治愈,未再发。

病例二:心脾气虚 神失所养

欧某,男,7岁,学生。2011年4月6日诊。

1. 主诉 情绪不稳、活动过多、冲动任性、自我控制能力差半年多。

2. 主症 患儿自半年前起,性情改变,注意力不集中,爱调皮,上课时爱摸弄东西,挤眉眨眼,特别好动,经某医院儿科检查,诊断为:儿童多动综合征,用过西药治疗,但疗效不十分明显,故来我处求用中医药治疗。

体形稍胖,面色㿠白少华,心神涣散,注意力不集中,活动过多,动作行为杂乱无目的性,眨眼耸肩,喜欢攀爬高登,不计后果,自我控制力差,坐立不安,说话口吃,不知疲倦,夜寐不宁,气短自汗,食纳欠佳,舌质淡,苔薄白,脉细数。

3. 临床检查与诊断

(1)血液检验查:红细胞(RBC)$3.3×10^{12}$/L,血红蛋白(HGB)100g/L,白细胞(WBC)$3.8×10^9$/L(偏低)。轻度贫血。血清肌酸激酶1012.8U/L,天冬氨酸氨基转移酶(AST)58U/L。

(2)诊断:儿童多动综合征。

4. 辨证施治 证属心脾气虚,神失所养。心脾气虚,精微不能濡养五脏和髓海,阴阳失其平衡,虚火浮动,上扰心神故见活动过多,自我控制力差等诸症,兼见不知疲倦,气短自汗。

5. 临床治疗 治宜补益心脾,养阴安神。用多运安神膏加减治之(经验方)。

处方:黄芪、炙龟甲、生龙骨各60克,天麻、白术、茯苓、党参、北沙参、石决明、珍珠母、夏枯草各50克,白芍、酸枣仁、苦参各40克,麦冬、五味子、黄连、僵蚕、菊花、蝉蜕、山楂、建曲、砂仁、决明子、石菖蒲、夜交藤、大枣各30克,钩藤、当归、莪术、陈皮、防风、法半夏、柏子仁、远志、生地黄、刺蒺藜、牛膝、全蝎、广藿香各20克,蜈蚣5条,甘草10克。

服法:上药水煎3次后,将药汁浓缩至一半,再加入适量白砂糖熬成药膏,服时用一汤匙药膏加入开水冲服,每日3次,连服3剂。

自此以后,病已痊愈,随访未再发。

释义:小儿多动综合征,又称脑功能轻度失调,是一种常见的儿童行为异常症,发病在5%左右。发病原因,目前尚未完全查明。

现代医学认为,可能是由于母孕期、产期患脑部疾病,重金属中毒,神经递质数量不足,大脑皮质信息不能及时下达,以及环境、代谢、遗传等因素,使脑神经功能失调所致。

中医学属"躁证""风证""失聪""健忘"等范畴。

本病患儿发病年龄多在6～14岁,此期儿童发育迅速,肾中精气尚未充盛,易阴虚阳亢或虚阳上浮,表现为阳动有余之象,故在调整脏腑功能时,应突出"少年治肾"的原则。

"少年治肾",以滋肾为本,兼平肝、清心、健脾、安神益智、祛痰化瘀。

治疗此证,中医药有肯定的优势,而且几乎没有什么不良反应,所以发现此病后,要及时诊断和治疗,使孩子早日康复,健康成长。

二、儿童孤独症(自闭症)

病例一:髓海不足 痰浊阻窍

朱某,男,4岁,农村留守儿童。2012年4月22日诊。

1. 主诉 语言障碍、兴趣狭窄、尿频已3年。

2. 主症 患儿从出生至现在一直未开口说话,但有听力,兴趣单一,喜独自摸弄东西,能与同龄儿童玩耍,但很固执,小便次数多。经重庆市某三甲儿童医院门诊检查诊断为:儿童孤独症,并被告知:目前无特效治疗,主要是针对其行为缺陷及早进行教育训练,尤其是学会与人交往。家长怀着试试看的心态求我诊治。

体形匀称,面色淡白少华,面无表情、呆板,体格发育一般,食欲、睡觉正常,语言障碍,从出生至现在,没有说过一句话,就连最简单的"爸""妈"都没有说过,听力正常,喜欢独自玩耍,摸弄东西,对亲友及陌生人无动于衷,喊叫他不理不睬,与同龄儿童玩耍,只顾自己的兴趣,不合群,但不惹是生非,只要接触不到一分钟,就有"傻乎乎"的感觉,小便次数多,舌质淡,苔薄白,指纹淡紫。

3. 临床检查与诊断

（1）儿童医院检查诊断：儿童孤独症。

（2）诊断：儿童孤独症（自闭症）。

4. 辨证施治 证属髓海不足，痰浊阻窍。脑为元神之府，灵机记性皆出于脑，肾主骨生髓而上通于脑，脑为髓海，赖先天肾精所充养，若先天禀赋不足，肾元精血亏虚，则可致骨髓发育不良，故表情呆板，无动于衷，喜独自活动；阳虚阴盛，脑髓失充，气壅聚液成痰，痰气郁留为邪气，闭塞脑窍，故不能言语，对周围事物不感兴趣，不理睬任何人。

5. 临床治疗 治宜补肾生精，涤痰开窍。用补肾生精健脑膏加减治之（经验方）。

处方：黄芪80克，天麻、白芍、生龙骨、炙龟甲、生龙齿各50克，白术、茯苓各40克，熟地黄、山茱萸、怀山药、酸枣仁、紫河车、陈皮、丹参、夜交藤各30克，当归、人参、羌活、益智仁、怀牛膝、法半夏、胆南星、石菖蒲、菟丝子、补骨脂、天竺黄、枳壳、干姜、桃仁、红花、全蝎、郁金、枸杞子、麦冬、巴戟天、肉苁蓉、桑螵蛸各20克，远志15克，琥珀10克，甘草5克，蜈蚣5条。

服法：上药共水煎3次，将3次的药汁浓缩后，加白砂糖熬制成药膏，每次用一汤匙兑开水服，每日3次。

服至5月25日上午10时左右，患儿与同龄儿童玩耍时，一小儿用石块扔到池塘中游水的鸭子，他大声说"不要扔"。这是他出生以来说的第一句话，当他在外地打工的爸爸听到消息后，赶紧告诉父母："要抓紧治疗，莫放松，不准换医师。"

5月27日诊：自前次说话后，每日能说两三次的简单话，小便减少了一些，仍照前方加鹿角霜、酸枣仁、大枣、砂仁、合欢皮各20克，服法：同前方连续服3剂，各种临床症状有改善，但智商有点差，随访比较良好。

病例二：髓海不足 风痰闭阻

江某，男，9岁，城镇居民。2012年1月25日诊。

1. 主诉 语言障碍、独自活动、智力低下、失眠6年。

2. 主症 患儿出生以后，2周岁后开始说简单的字，对周围的人和事不感兴趣，不理睬任何人，喜欢独自玩耍，摸弄东西，有时喃喃自语，独自嬉笑，送学校读书，学校不接收，经重庆市某三甲儿童医院门诊检查诊断为：儿童孤独症，并被告知，目前无特效治疗，主要是及早进行教育训练，家长无奈，只好求请中医药治疗。

体形匀称,面色淡白少华,外貌正常,对亲人及周围的人无动于衷,不主动开口说话,独自东摸西摸,脚手不停,独自发笑,喃喃自语,口齿不清,不与周围儿童玩耍,问话不答,很少自动开口,见人时,必须家长一字一句领教,方能回答,言语謇涩,吐字不清,语音高亢,睡眠障碍,晚上不易入睡,智力低下。学校让其作为旁听生读一年级,语文无法读写,数学能数 20 以内的数,能学会 20 以内的加减法,老师无法管教,同学爱戏弄他,与同学不合群。听力、四肢活动、饮食、大小便正常,舌质淡,苔薄白,脉沉细。

3. 临床检查与诊断

(1)儿童医院检查诊断为儿童孤独症。

(2)诊断:儿童孤独症(自闭症)。

4. 辨证施治 证属髓海不足,风痰闭阻,先天肾精不足,髓海失养,智能发育不健,故智力低下,语言障碍;肾精脑髓过少,阴不济阳,阳无所附,阴阳失调,则生风生痰,闭塞脑窍,故对周围事物及人群无反应,喜欢独处,自语嬉笑。

5. 临床治疗 治宜补肾生精,清心开窍。用补肾生精健脑膏加减治之(经验方)。

处方:天麻、乌梢蛇、炙龟甲各 100 克,生龙骨、生牡蛎、酸枣仁、生龙齿、珍珠母各 80 克,茯苓、白术、茯神木、生地黄、白芍、制何首乌各 60 克,钩藤、僵蚕、全蝎、法半夏、陈皮、石菖蒲、远志、益智仁、柏子仁、知母、酸枣仁、建曲、龙眼肉、合欢皮、夜交藤、刺五加皮、杭菊花、桃仁、丹参、玄参、黄柏、麦冬、竹茹、女贞子、楮实子、莲子心、蝉蜕各 50 克,胆南星、川芎、红花、怀牛膝、当归各 40 克,天竺黄、琥珀、铁磁石各 30 克,蜈蚣 10 条。

服法:上药共水煎 3 次,将 3 次的药汁浓缩后,加白砂糖熬制成药膏,每次用一汤匙兑开水服,每日 3 次。

上方服完后,各种临床症状有好转,睡眠较好,2013 年又续服 1 剂。

2014 年 1 月 29 日诊:语文读写不行,数学可加减 100 以内的数,仍照前法用药。

处方:天麻、太子参、生龙骨、生牡蛎、生龙齿、珍珠母、乌梢蛇各 100 克,炙龟甲 150 克,白芍、酸枣仁、石菖蒲、鸡血藤、茯苓各 80 克,丹参、茯神木、龙眼肉、生地黄、熟地黄、郁金、建曲各 60 克,僵蚕、全蝎、法半夏、陈皮、禹白附子、胆南星、远志、铁磁石、菊花、钩藤、蝉蜕、防风、天竺黄、酸枣仁、枳实、知母、竹茹、合欢皮、夜交藤、麦冬、刺五加皮、莲子心、山茱萸、牡丹皮、怀山药、桃仁各 50 克,川芎、红花、泽泻、香附子、桔梗、白术各 40 克,琥珀、白矾各 30

克,蜈蚣15条,甘草20克。

服法:上药制成水丸,每次服12克,每日3次,饭后服。

2014年8月30日诊:现已12周岁,身高1.7米,外貌正常,一表人才,如果不问话,看不出有什么病态,家长指教说什么,他就说什么,对人有礼貌,据家长表述,通过两年多的服中药治疗,再加上教育训练,各种临床症状有很大的好转,但智商还是较低,数学有进步,语文读写还是困难,家长不愿放弃中药治疗,并同时加强教育训练,嘱其间断用药。目前仍在治疗观察中,根据病情的预后判断,要恢复到正常孩子的智商是绝对不可能的,只要生活能自理,就是最大的幸事。

释义:儿童孤独症又称自闭症,是广泛发育障碍的一种,又称孤独性障碍。

本病通常起病于3岁前,一般男孩比女孩多4~5倍,遗传是本病的主要因素,但是目前还不知道遗传因素是如何导致儿童孤独症的。神经系统检查可以发现较多软体征。某些疾病如脆性X染色体综合征常可并发孤独症症状。

本病无特效治疗,主要是针对其行为缺陷及早进行教育训练,尤其是学会与人交往。注意观察不良行为及其影响因素,并予控制。随着年龄的增长,约半数孤独症患儿可获得有用的言语,有部分最终能进入普通学校,有部分生活能自理,其余则不能独立生活。

中医学属"痴呆"范畴。以补肾生精,清心开窍,补气益血,健脑益智为治法,可有改善智能之良效。用中药治疗到底有没有效果,据临床疗效观察,只要辨证准确,肯定是有效果的。

三、小儿脑积水

病例:肾气亏损 脾虚水泛

吴某,男,1岁半。2000年2月1日诊。

1. **主诉** 头颅逐渐增大半年。
2. **主症** 患儿自1岁开始,发现头颅有逐渐增大的趋势,囟门应合而不合,反为宽大,头缝开解,营养不良,发育障碍,行走困难,经重庆某医院检查断为:小儿脑积水,被告知:无法治疗,没有治愈的希望。家长为村医生,原系我校学生,抱着试一试的态度,求我用中医药治疗。

体形瘦弱,面色淡白无华,神情呆钝,目无神采,智能低下,头大颈细,前倾不立,头颅呈普遍均匀性增大,近年增长速度增快,骨缝分离,前囟门明显饱满而扩大,头皮青筋暴露,头颅部叩诊呈破壶音,头重颈肌不能支持而下垂,两眼下视,目珠下垂,白多黑少,阵发性烦躁,嗜睡,食欲不振,有时呕吐惊厥,舌淡苔少,指纹淡。

3. 临床检查与诊断

(1)头颅 CT 检查:脑实质菲薄,脑组织面积减少,脑室增宽扩大。

(2)头颅 X 光线摄片检查:骨板变薄,颅线分离,蝶鞍增宽。

(3)血常规检查:红细胞(RBC)$3.1 \times 10^{12}/L$,白细胞(WBC)$3.6 \times 10^{9}/L$(减少)。

(4)头围 53cm,身高 70cm。

(5)诊断:小儿脑积水。

4. 辨证施治 证属肾气亏损,脾虚水泛。小儿先天禀赋不足,或生后久病体弱。脑为髓之海,肾不足则骨髓之成长受损;脾气虚弱则水泛上致囟门扩大,颅缝分离而成"解颅"之证。

5. 临床治疗 治宜补肾益髓,健脾利水。用解颅膏加减治之(经验方)。

处方:熟地黄、黄芪、鹿角霜各 150 克,山药、茯苓、牡丹皮、丹参、桂圆肉、黄精、枸杞子、大枣各 100 克,白芍 80 克,鹿角胶、黑芝麻、太子参、核桃仁、制何首乌各 200 克,山茱萸、泽泻、当归、白豆蔻、砂仁各 50 克,甘草(蜜炙)30 克。

服法:上药水煎 3 次,取药汁 3000 毫升,再加入适量白砂糖或蜂蜜熬成膏药 4000 克,装钵备用。服时用开水冲服,每次 10 克,每日 3 次。60 日为 1 个疗程,疗程之间停药 5 日,此剂可服 2 个疗程。以后每年用 1 个疗程。

外用药:独活、天麻、三七、茯苓、白芷、赤芍各 20 克,苍术、荆芥、防风、远志、丹参各 15 克,桃仁、红花、石菖蒲、僵蚕、全蝎、姜黄、胆南星、法半夏、陈皮、酸枣仁、白附子、天竺黄各 10 克,蜈蚣 5 条,柏子仁 100 克。

用法:上药粉碎为极细末,每次用药末 50 克,面粉 30 克,猪胆汁(一个猪胆囊量)60 毫升,粮食醋 30 毫升,混合调匀。先将头发剃为光头,然后将调和之药摊在纱布上,敷于囟门及颅骨裂缝之部位,敷 3 天,干后则浇以淡醋息于药面上,休息 3 天后,再用下一次。

2003 年 12 月 1 日诊:家长叙述,自用药半年后,头颅未增大,神情智能正常,眼球已不下垂,体格发育正常。

刻诊:体形消瘦,头颅稍大,面色红润,语言清楚,精神智力正常,好动,后囟门已闭合,前囟门有轻微凹陷,但无骨缝,已上幼儿园,成绩中等。

头围57cm,身高90cm。

家长要求再用药治疗。

处方:熟地黄、山药、茯苓、白术、猪苓、黄精、泽泻、牡丹皮各10克,山茱萸、当归、桂枝各5克,甘草3克。

服法:水煎服,每剂服3天,每周服1剂,连续服半年。

外用药:细辛、肉桂各15克,吴茱萸、生附子各10克,干姜5克。

用法:上药研细末调猪胆汁20毫升,粮食醋50毫升,加少许面粉,调匀后摊在纱布上贴在前囟门处晚上贴,白天取下,用1个月后停敷。

半年后停药,后随访5年,患儿健康成长,年龄增长,智力也提高,读书成绩中上,只是头颅比同龄儿童稍大。

释义:小儿脑积水,中医学称为"解颅",治疗此病相当棘手,多数患儿不易养育,预后极其不良。

中医治疗此病有一定的特长,但是治疗时间长,而且要越早越好,少数患儿经精心治疗,可以治愈。

中医治疗此病的用药关键,主要在肾、脾、肝三脏,因为肾主骨生髓,肾气通于脑,脑为髓之海,肾气亏损则脑髓空虚而囟门不合,所以补肾生髓很关键。

脾主运化,脾气虚弱不足,则运化失司,不能运化水湿,日久成饮成痰,水湿痰浊乘虚上泛于脑,停聚脑络,致颅骨解开。

肾虚则肝亢,因为肾为水脏,水不济火,火热蒸腾,其髓则热,髓热则颅解。

该病例一方面用内服"解颅膏",另一方面外用敷药,坚持治疗近4年,基本治愈。

四、小儿疝气

病例一:脾气虚弱 气机不畅

曹某,男,11岁,学生。2009年12月23日诊。

1. **主诉**　右侧腹股沟有包块,胀痛不适5周。

2. **主症**　患者1个月前因爬树弹跳后,自觉右侧腹股沟胀痛,以后发现有一如栗子大小之肿块,后逐渐增至鸡蛋大小,有重坠胀痛感,经某医院门诊部诊断为：腹股沟斜疝,用过10余剂中药治疗,效果不明显,劝其手术治疗,因家长不同意手术,故来我处求用中医药治疗。

体形瘦长,面色淡白少华,头晕,肢软乏力,食纳不佳,右侧腹股沟肿块呈椭圆形,有重坠胀痛感,扪击肿块令咳嗽有膨胀性冲击感,平卧肿块缩小,有时消失,按之柔软,用手抚推,肿块消失,站立则依然如故,舌质淡,苔薄白,脉细弱微涩。

3. 临床检查与诊断
(1)B超检查：右侧包块为5cm×4cm。
(2)诊断：斜疝(右侧腹股沟)。

4. 辨证施治　证属脾气虚弱,气机不畅。由于脾气虚弱,体质较差,爬树弹跳后,致中气下陷,由于气虚下陷后,气机不调畅,故形成腹股沟之包块。

5. 临床治疗　治宜补益脾气,调畅气机。用补气行气汤加减治之(经验方)。

处方：黄芪、党参各30克,昆布、海藻各15克,白术、陈皮、橘核、川楝子、荔枝核各10克,当归、小茴香各8克,柴胡、升麻、桂枝、胡芦巴各6克。

服法：水煎服,3剂,2天1剂,第一天,煎1次,服3次,第二天,煎2次,混合服3次。

2010年1月2日诊：上方服后,胀痛消失,肿块缩小,面色转红润,说明药已对症,续服3剂,诸症消除。

1月10日诊：为了巩固疗效,防止复发,照原方去橘核、川楝子、荔枝核、小茴香、桂枝、加山药、芡实、莲米、扁豆各15克,服5剂,以恢复健康,后随访3年未再发。

病例二：脾胃气虚　中气下陷

何某,男,2岁半,街道居民。2009年7月12日诊。

1. 主诉　(家长代述)2个月前,发现患儿右侧阴囊内有如拇指大小之长圆状肿块,无不适感,啼哭则肿块略增大,经用中药治疗无好转,近因患腹泻,便后直肠脱出2cm多,某医院诊断为：腹股沟斜疝伴肛管直肠脱垂,用过西药治疗,腹泻已止,但疝气及脱肛如故,故来我处求用中医药治疗。

2. 主症　体形消瘦,面色唇色淡白,食欲较差,右侧阴囊内肿块呈长圆形,如拇指大小,有弹性感,无压痛,挤压肿块向上抚推,可回纳入腹腔,便后仍有脱肛,有时需上推,可回纳入腹腔,舌质淡,苔薄白,指纹色淡。

3. 临床检查与诊断

(1)血常规检查:红细胞(RBC)3.2×10^{12}/L,血红蛋白(HGB)102g/L,均偏低。

(2)诊断:腹股沟斜疝伴肛管直肠脱垂。

4. 辨证施治 证属脾胃气虚,中气下陷。脾胃亏虚,则不能升发,水谷不化,清阳下陷,升降失调,故腹泻、脱肛;中气不足,阳气不举,无力稳固脏器,致使脏器向下重坠,而发为疝气之证。

5. 临床治疗 治宜补益脾气,升举阳气。用补气升举汤加减治之(经验方)。

处方:黄芪、党参各20克,白术15克,橘核、川楝子、荔枝核各10克,柴胡8克,小茴香、陈皮、升麻、大枣各6克,生姜2片。

服法:水煎服,3剂,2日1剂,第一天,煎1次,服3次,第二天,煎2次,混合服3次。

外用方:白矾20克,兑冷开水100毫升,便后洗涤肛门脱肛处,然后缓缓送入肛内。可连续使用多天。

7月20日诊:上方服3剂后,疝气、脱肛都有好转,又续服3剂,并用外洗涤药,疝气、脱肛基本治愈。为了防止复发,又续服3剂,后随访3年未再发。

释义:腹股沟斜疝儿童比较多见,现代医学多采用手术治疗,但对不愿意手术者,采用中医药保守治疗,也是有较好疗效的。

中医学治疗此病的关键是要善于应用"补气行气法",这一方法是应用"矛盾对立与统一"的理论概念治疗此病。气虚和气滞是一对矛盾,若独治气虚,则气易凝结而无力以运,独治气滞,则易伤正气而中气难举,故运用补运结合,在对立中求统一,以期达到相对平衡而治愈疾病的目的。

笔者在门诊临床工作中,治疗过数十例"疝气"患儿,多数都已治愈,基本上都没有复发。

20世纪80年代,治疗本医院一职工的儿子(8岁),患左侧腹股沟斜疝3个月,因家长准备手术治疗,凑巧未做好准备工作,打算改日再做,我劝家长吃1剂中药试试看,用的就是"补气行气法",岂料1剂药后,疝气症状缓解,续服3剂,基本治愈,至现在一直未复发。

五、隐睾症

病例：禀赋不足 气虚气滞

谭某，男，14岁，学生。2008年3月15日诊。

1. 主诉 左侧腹股沟包块，发觉后告诉家长已2月余。

2. 主症 患者平素健康，2个月前左侧小腹疼痛，不药而愈，以后又出现疼痛，遂告知家长，发现左侧腹股沟靠近耻骨上有一包块，故来我处求用中医药治疗。

体形消瘦，面色淡白少华，无全身不适，刻诊：左侧腹股沟靠近耻骨上方有一包块为4cm×3cm×3cm，质硬，表面光滑，皮色不红不肿，上下左右能滑动，重压有疼痛感，往下触摸阴囊，发觉只有一颗睾丸，说明左侧腹股沟包块是隐睾未降至阴囊内，建议用手术治疗，因家长不同意手术治疗，要求用中药治疗试试看。

患者目前无全身不适，只是偶尔左侧小腹疼痛，但很快自愈，舌质淡，苔薄白，脉沉细。

3. 临床检查与诊断

(1)B超检查：阴囊内右侧有睾丸，左侧无，左侧腹股沟有一小包块（睾丸）。

(2)诊断：隐睾症。

4. 辨证施治 证属禀赋不足，气虚气滞。由于先天禀赋虚弱，脏器形成不按常归位，致睾丸不下降至阴囊内，而在腹股沟成为隐睾之症。

5. 临床治疗 治宜补脾益气，理气行滞。用补气行气汤加减治之（经验方）。

处方：黄芪、党参各30克，白术、茯苓、生姜、大枣各20克，柴胡、橘核、川楝子、荔枝核各15克，当归、青皮、陈皮、小茴香、广木香各10克，升麻、甘草各5克。

服法：服法：水煎服，3剂，每剂服2天，第一天，煎1次，服3次，第二天，煎2次，混合服3次。

3月28日诊：上方服3剂后，隐睾（包块）开始向阴囊下降，已降至耻骨下方，仍用上方加沉香5克，桂枝3克，橘核、川楝子、荔枝核加重为20克，连续服20剂后，睾丸已降至左侧阴囊内，以后身体健康。

释义：隐睾一症是指睾丸在腹腔内或腹股沟内不下降至阴囊内，基本上为先天性。

隐睾症临床比较少见，有时误认为是"疝气"，临床症状也比较少，不影响身体的正常发育，但往往是造成男性不育原因之一，由于睾丸生长在腹腔内或腹股沟内，其温度高于阴囊，不利于精子的生长发育，所以会致男性不育。阴囊在冷和热的环境下，可以自动调节温度，保护精子的生长发育。

现代医学治疗隐睾症，主要是采取手术治疗，把睾丸降入阴囊内。

中医学对隐睾的认识，归纳在疝气的范畴内，既辨证也要辨病，但以辨证为主。

临床上运用"大气周游全身，气之运行不足与气之运行不畅"的理论，大胆使用补气行气法，使隐睾从腹股沟自动下降至阴囊内。

六、婴儿急性肝炎

病例：阳黄

李某，男，3个月。2003年1月8日诊。

1. 主诉 家长代诉：巩膜及全身发黄1月余。

2. 主症 患儿从出生1周后，开始全身及巩膜发黄，以为是胎黄，未引起重视，后来黄疸有增无减，逐渐加重，遂往重庆某医院儿科医院治疗，经住院检查诊断为：①婴儿急性肝炎。②先天性心脏病。③染色体异常。并告知家长，没有治愈的希望，请出院。出院后经人介绍，来我处用中医药治疗。

患儿体形较瘦，全身及巩膜深度黄染，腹部膨隆，吃奶较少，晚上啼哭少睡，咳嗽无痰，尿少，大便灰白稀软，舌苔黄干少津，舌质红，指纹青紫。

3. 临床检查与诊断 同重庆某医院的诊断结论。

4. 辨证施治 证属阳黄。本证因湿热壅滞血分，肝胆脉络瘀阻，肝失疏泄，胆失顺降，络脉遏阻，胆汁外溢，故巩膜及全身黄染。

5. 临床治疗 治宜清热利湿，化瘀通络。用清利祛黄汤加减治之（经验方）。

处方：茵陈20克，栀子、黄柏、猪苓、泽泻、秦艽、黄芩、青皮、佛手、茜草、紫草、郁金、三七、柴胡、枳壳各5克，金钱草、茯苓、白术、建曲、山楂、赤芍、苦参、麦芽、谷芽、威灵仙、白鲜皮、蒲公英、败酱草各10克。

另加：鲜白茅根、鲜鱼腥草各50克，鲜枇杷叶3张，白砂糖适量。

服法：水煎服，5剂，每剂服3天，每天水煎1次后，不拘时多次少量喂服。

1月25日诊：上方服5剂后，黄疸已退尽，巩膜及全身已无黄染，现腹大，多汗，有时呕吐黄色物，舌苔白腻。

处方：柴胡、枳壳、赤芍、白芍、茵陈、栀子、太子参、黄芩、黄柏、苦参、泽泻、猪苓、秦艽、威灵仙各5克，广藿香、砂仁、陈皮、法半夏、紫苏叶、甘草各3克，茯苓、白鲜皮、蒲公英各8克。

服法：水煎服，2剂，服1周，加适量白砂糖兑服，每天不拘时多次少量喂服。

2月3日诊：咳嗽，因感冒并发肺炎，舌苔白腻，指纹青紫色。

处方：柴胡、枳壳、白芍、黄芩、黄柏、陈皮、泽泻、猪苓、秦艽、威灵仙、苦参、连翘、败酱草、白鲜皮、蒲公英、杏仁、桔梗各5克，茵陈、白术、茯苓各10克，广藿香、建曲、山楂、砂仁、黄连、紫苏、生姜、甘草各3克。

服法：水煎服，2剂，服1周，服法同前方。

2月14日诊：临床症状基本消失，只是有时有一点呕吐，此系胃失和降，用镇肝和胃，益气健脾法治之。

处方：太子参、白术、茯苓、代赭石、生龙骨、生牡蛎、大枣各10克，苍术、厚朴、陈皮、旋覆花各5克，广藿香、砂仁、黄连、甘草各3克，伏龙肝（即烧柴灶烧红后的红色泥土，捅下后打碎煎水，然后以煎水再煎上药）50克。

服法：水煎服，3剂，每剂服2天。

4月24日诊：上方服3剂后，呕吐已愈，现健脾益气。

处方：太子参、白术、茯苓、广藿香、佩兰、大枣各10克，山药、芡实、薏苡仁、莲米各20克，陈皮、法半夏各5克，砂仁、黄连、白豆蔻各3克，甘草2克。

服法：水煎服，1剂，每天煎1次，服1周，每天服3次，服完后停药。

以后患儿生长发育一般，智力轻度迟钝，随访1年，肝病未复发，5岁时，已做先天性心脏病手术，手术后健康成长。

释义：新生儿黄疸分生理性和病理性，生理性黄疸无须治疗，病理性黄疸分溶血性、阻塞性、肝细胞性，该病例为肝细胞性婴儿急性肝炎综合征。

笔者治疗过一些新生儿顽固性黄疸，多数基本上都已治愈。

对该病例的诊治，开始时也只想试一试，有无效果还没有把握，用了5剂药后，病情大有好转，直至最后终于治愈。

治疗该病例的用药关键，主要是清热利湿，化瘀通络，药味虽多，但药量轻，服药方法上以少量多次不拘时服药，这也是一个取效的方法，由于患儿小，多服受不了，少量多次服，可持续有药效，故病能治愈。

第九章　男科疾病

一、男性不育症

病例一：命门火衰　心脾虚损

杨某，男，44岁，农民。2010年11月24日诊。

1. 主诉　双侧输精管硬结，婚后不育4年多。

2. 主症　患者10年前，因计划生育结扎双侧输精管，4年前因婚姻关系破裂离异，有一子已判给女方，再结婚后，双方均无子女，因为男方已做双侧输精管吻合术，至今已3年多，其妻仍未怀孕，故来我处采用中医药治疗。

体形匀称，面色青而晦滞，头晕耳鸣，腰膝酸软，容易疲倦，周身乏力，食欲不佳，性功能减退，阳痿早泄，精液偏少，冬季手足偏寒冷，睡眠不稳定，尿色清白，舌质淡，苔薄白，脉沉细而弱。

3. 临床检查与诊断

(1)精液检查：精子成活率38.25%，活动度30.5%，畸形多。

(2)女方生殖系统检查：无异常发现。

(3)诊断：男性不育症。

4. 辨证施治　证属命门火衰，心脾虚损。命门火衰，阳虚不能温煦形体，振奋精神，故手足寒冷，周身乏力；腰为肾之府，下元虚惫，则腰膝酸软；心脾虚损，气血生化之源，则宗筋失养而成阳痿、早泄。

5. 临床治疗　治宜温肾壮阳，健脾养心。用活精丸加减治之(经验方)。

处方：黄芪150克，人参120克，枸杞子、紫河车、鹿角胶、龟甲胶、熟地黄各100克，白术、茯苓、墨旱莲各80克，蛇床子、女贞子、金樱子、淫羊藿、橘核、赤芍、白芍各60克，怀山药、山茱萸、补骨脂、菟丝子、肉苁蓉、锁阳、五味子、车前子、覆盆子、王不留行、丹参、水蛭、砂仁、大枣各50克，当归、桃仁、红花、牡丹皮、怀牛膝、柏子仁、沙苑子、三棱、莪术、川芎40克，甘草15克。

服法：制成水丸，每次服12克，每日3次。

上药服完后，妻子已怀孕，顺产一子。

病例二：肾精不足 湿热下注

赵某,男,24 岁,工人。2009 年 12 月 1 日诊。

1. 主诉 结婚后 4 年,女方未怀孕。

2. 主症 患者有慢性前列腺炎病史,经治疗病情时好时差,一直未治愈,现结婚后已 4 年,女方未怀孕。经检查,女方生殖系统正常,问题在男方,用过中西药物治疗,疗效不十分明显,故来我处求用中医药治疗。

体形稍胖,面赤而晦,头晕耳鸣,周身乏力,腰膝酸软,口干咽燥,尿短黄赤,有时尿频尿痛,性功能减退,性交后尿道有热痛的感觉,虚烦不眠,食欲不佳,工作效率降低,舌质淡,苔薄白,脉沉细而弱。

3. 临床检查与诊断

(1)精液检查:卵磷脂(+),白细胞(++),脓细胞(+),精子成活率<30%,活动度 30.20%。

(2)女方生殖系统检查报告:无异常发现。

(3)诊断:男性不育症。

4. 辨证施治 证属肾精不足,湿热下注。肾精不足,精血不能上充于脑,则见头晕耳鸣;肾主骨生髓,肾精不足,气血亏虚,则见腰膝酸软,虚烦不眠;湿热下注于肾,扰动精室,侵及膀胱,故尿短色黄,尿频尿痛。

5. 临床治疗 治宜滋肾填精,清利湿热。用滋肾清热正精汤加减治之(经验方)。

处方:熟地黄、生地黄、枸杞子、西洋参各 100 克,龙胆草、金樱子、酸枣仁、炙龟甲、生龙骨各 80 克,茯苓、白术、淫羊藿、墨旱莲各 60 克,怀山药、山茱萸、牡丹皮、知母、黄柏、黄芩、五味子、补骨脂、菟丝子、仙茅、巴戟天、肉苁蓉、锁阳、覆盆子、车前子、怀牛膝、女贞子、白芍、楮实子、蛇床子各 50 克,泽泻、麦冬、砂仁、远志、柏子仁、石菖蒲各 40 克,甘草 15 克。

服法:上药制成水丸,每次服 12 克,每日 3 次,饭后服,连续服 2 剂。

服完后病已治愈,妻子已怀孕,产下一女。

病例三：肾精亏损 气血虚弱

易某,男,31 岁,干部。2010 年 11 月 27 日诊。

1. 主诉 婚后 8 年,女方未怀孕。

2. 主症 患者 23 岁结婚,婚后 8 年,一直同居,女方至今未怀孕,双方经多家医院检查诊断为:男性不育症。用过中西药物治疗,但没有效果,经人介绍,来我处求用中医药治疗。

体形矮瘦(体重 51 千克),面色㿠白少华,头晕耳鸣,精神萎靡不振,神疲乏力,腰膝酸软,畏寒肢冷,性欲冷淡,食纳不佳,大便溏薄,小便清长,精冷精少,舌质淡舌体胖,脉沉细而弱。

3. 临床检查与诊断

(1)精液检查:精子成活率<41.25%,死精多 68%,活动度为 12.81%。

(2)女方生殖系统检查:基本正常,无异常发现。

(3)诊断:男性不育症。

4. 辨证施治　证属肾精亏损,气血虚弱。肾精不足,命门火衰,真阳衰微,阳虚不能温煦形体,故头晕耳鸣,腰膝酸软,畏寒肢冷;血为精所生,精亏不能生气血,致气血虚弱,生化不足,则见食欲不佳,大便溏薄。

5. 临床治疗　治宜补肾填精,阴阳双补。用活精丸加减治之(经验方)。

处方:黄芪 150 克,高丽参 120 克,熟地黄、枸杞子、龟甲胶各 100 克,淫羊藿、金樱子各 80 克,白芍、茯苓、狗肾各 60 克,山药、海龙、山茱萸、补骨脂、菟丝子、肉苁蓉、锁阳、鹿茸、五味子、覆盆子、沙苑子、蛇床子、楮实子、杜仲各 50 克,当归、麦门冬、陈皮、车前子、怀牛膝、大枣、泽泻、牡丹皮、巴戟天、仙茅、芡实、续断、川芎、熟附片各 40 克,蛤蚧 2 对,甘草 15 克。

服法:上药制成水丸,每次服 15 克,每日 3 次,饭后服,连续服 3 剂。

上药服 1 剂后,精子成活率、活动度上升,服 3 剂后,基本正常,后妻子已怀孕。

释义:男性不育症是指夫妻同居两年以上,未采用任何避孕措施,由于男方原因而不能孕育之男科疾病。

现代男性不育症越来越多,已引起医学界的普遍关注,用现代的高科技治疗,效果很好,但费用较高。有部分病例用中医学的保守治疗,也有很好的效果,而且费用相当低廉。

男性不育症的病因十分复杂,中医学称为"无子""无嗣"。常见的内因有肾阳虚衰,肾精不足,气血两虚,阴阳失调,脏腑虚弱,以及隐睾、无睾、生理缺陷等。外因有六淫侵袭,跌打损伤,药物射线,疲劳过度,房事过度等社会和心理因素造成无精、死精、少精、弱精、滞精、精液异常、阳痿、早泄,导致多年不育或终身不育。

近年来,随着男性学和性医学研究的发展,在男性不育症的辨证与施治中,积累了许多可贵的经验,创立了不少疗效理想的方药,中医药对治疗男性不育症的优势得到了发挥。

二、阳痿

病例一：肾气亏损 湿热下注

李某,男,36岁,干部。2007年11月4日诊。

1. 主诉 性生活时阴茎不能勃起,有时勃而不坚,不能进行正常性生活1年余。

2. 主症 患者近一年以来,性欲逐渐减退,阴茎难以勃起,有时勃而不坚,经用补肾壮阳的中药,如鹿胶、狗肾、鹿鞭、枸杞子、山茱萸等都难以奏效,经人介绍,来我处求用中医药治疗。

体形稍胖,面色晦滞少华,头晕目眩,精神萎靡不振,腰膝酸软,神疲乏力,饮食无味,阴囊潮湿,性欲淡漠,阴茎难以勃起,偶尔勃而不坚,夜尿多频,尿短尿黄,口苦咽干,舌质红,苔微腻,脉细弦而数。

3. 临床检查与诊断

(1)前列腺液检查:白细胞(++),卵磷脂小体(+),红细胞偶见。

(2)B超检查:慢性前列腺炎。

(3)诊断:阳痿(慢性前列腺炎致性功能减退)。

4. 辨证施治 证属肾气亏损,湿热下注。肾为先天之根,肾气亏损则阳事不举,或举而不坚;湿热下注,宗筋弛纵,致阳痿,阴囊潮湿,尿频、尿短、尿黄。

5. 临床治疗 治宜滋肾壮阳,清利湿热。振痿汤合龙胆四苓汤加减治之(经验方)。

处方:龙胆草、金银花、生地黄、蒲公英、败酱草、薏苡仁、白花蛇舌草、茯苓、白术各80克,熟地黄、枸杞子各120克,西洋参150克,淫羊藿、蛇床子、韭菜子、连翘各60克,知母、黄柏、车前子、覆盆子、五味子、锁阳、肉苁蓉各50克,猪苓、泽泻、菟丝子、山药、补骨脂、栀子、沙苑子、山茱萸、牡丹皮、怀牛膝、巴戟天、仙茅各40克,远志30克。

服法:上药制成水丸,每次服12克,每日3次,饭后服,连续服3剂。

服完后,病已治愈,后随访3年未复发。

病例二：肾精亏损 命门火衰

黄某,男,35岁,工人。2011年9月19日诊。

1. 主诉 性欲冷淡,无法进行性生活 2 年多。

2. 主症 患者结婚 13 年,育有一子一女,两年前开始,出现头晕耳鸣,周身疲软无力,腰膝酸痛,性欲冷淡,两年多来,基本缺少性生活,与其妻关系逐渐不合,出现感情危机,经人介绍,故来我处求用中医药治疗。

体形消瘦,面色淡白无华,头晕耳鸣,精神萎靡不振,周身软弱无力,腰膝酸痛,畏寒肢冷,阳痿精薄,偶尔性生活,精冷精少,食纳不佳,大便溏薄,小便清长,夜尿频,舌质淡,舌体胖,苔薄白,迟脉沉弱。

3. 临床检查与诊断

(1)血常规检查:红细胞(RBC)3.2×10^{12}/L,血红蛋白(HGB)100g/L,轻度贫血。

(2)精液检查:活精 41%,死精 68%,精子畸形,活动度 25.6%。

(3)前列腺液检查报告:卵磷脂小体(+),白细胞(++)。

(4)诊断:阳痿(性功能减退)。

4. 辨证施治 证属肾精亏损,命门火衰。肾主藏精,肾精亏损则阳事不举,或举而不坚;命门火衰,则阳痿精薄,精冷精少,畏寒肢冷;腰为肾之府,下元虚惫,则腰膝酸痛。

5. 临床治疗 治宜补肾壮阳,益气健脾。用兴乾丸加减治之(经验方)。

处方:人参、黄芪各 150 克,枸杞子、龟甲胶、熟地黄各 100 克,淫羊藿、蛇床子、韭菜子、沙苑子各 60 克,山茱萸、补骨脂、菟丝子、鹿茸、茯苓、山药、五味子、车前子、覆盆子、白芍、白术、大枣、肉苁蓉、锁阳、杜仲、续断、砂仁各 50 克,当归、牡丹皮、泽泻、巴戟天、仙茅、怀牛膝、熟附片各 40 克,川芎 30 克,甘草 20 克,肉桂 10 克。

服法:上药制成水丸,每次服 15 克,每日 3 次,饭后服。

第一剂服完后,病情有很大的好转,患者要求再服 1 剂,自此以后,恢复如正常人。

病例三:湿热下注 心脾虚损

吴某,男,47 岁,城市居民。2009 年 6 月 17 日诊。

1. 主诉 性欲冷淡,阴茎不能勃起,不能进行正常性生活一年多。

2. 主症 患者有慢性前列腺炎病史,以前虽然性功能有轻度减退,但还可正常性交。一年多以来,出现性欲冷淡,没有兴趣,偶尔有欲望,但阴茎勃而不坚,无法进行正常性生活,服过多种滋肾壮阳之剂,几乎没有效果,故来我处求用中医药治疗。

体形稍胖,面色青而晦滞,头晕耳鸣,食少倦怠,心悸健忘,失眠多梦,口苦咽干。近一年多来性欲冷淡,阴茎不能勃起,偶尔勃起也勃而不坚,无法进行正常性生活,阴囊潮湿,有时坠胀肿痛,尿频尿急,有时灼痛,舌质红,苔微黄腻,脉滑数。

3. 临床检查与诊断
(1)前列腺液检查:白细胞(++),卵磷脂小体(+),红细胞偶见。
(2)尿常规检查:白细胞(++),红细胞(+),隐血(+)。
(3)诊断:阳痿(慢性前列腺炎所致)。

4. 辨证施治 证属湿热下注,心脾虚损。湿热内蕴,下注宗筋,则宗筋弛纵致阳痿;下注阴器则阴囊潮湿,坠胀、肿痛;下注膀胱则尿急、尿频、尿痛;心脾虚损,气血生化乏源,则筋失养而成阳痿,致心悸健忘,失眠多梦。

5. 临床治疗 治宜清热利湿,益气振痿。用龙胆四苓汤合调补阴阳振痿汤加减治之(经验方)。

处方:龙胆草、生地黄、茯苓、金樱子、太子参、炙龟甲、酸枣仁、薏苡仁各80克,人参100克,白术、瞿麦、萹蓄、金银花、连翘、蒲公英、败酱草、金钱草、鸡内金、滑石各60克,知母、黄柏、猪苓、泽泻、黄芩、栀子、车前子、牡丹皮、山茱萸、石韦各50克,海金沙、当归、赤芍、麦冬各40克。

服法:上药制成水丸,每次服15克,每日3次,饭后服,连续服3剂。

服完后,病已治愈,后随访3年未复发。

释义:阳痿是指男性在性生活中阴茎不能勃起或勃而不坚的生殖器官病变。

阳痿发病的原理,现代医学认为,是神经中枢遭受损害,使神经传导受到影响;精神紧张、压抑、恐惧、创伤,使大脑皮质对阴茎勃起的抑制作用加强;阴茎海绵窦供血不足或先天性畸形;脊髓中枢功能紊乱,性激素分泌不足引起性欲下降,阴茎痿软。

中医学认为,多因纵欲过度,情志失调,过度疲劳,频繁遗精,斫伤太过,湿热下注,使肝脾肾功能失调,宗筋弛纵而引起的男子青壮年时期临房时阴茎痿软不举,或举而不坚,影响正常性生活的病症。

由于阳痿虚证居多,故历代医家对阳痿的治疗提出以补虚为主要原则,所以容易忽视实证的治疗。具体地讲,即虚者当补,实者当泻,无火者当温,有火者当清,虚实夹杂者,补清并用,临床治疗上,多以补为主,兼顾清利,用药以润为主,兼以燥湿。

三、遗精

病例一：心肾不交 湿热下注

傅某，男，30岁，农民。2004年1月30日诊。

1. 主诉 经常有梦而遗精3年多，加重已半年。

2. 主症 患者正值壮年之季，由于未婚，偶尔有手淫之恶习，3年前经常梦中遗精，一般半个月1次，无全身不适，近半年来逐渐加重，影响日常工作与生活，思想非常苦恼，用过各种中西药物治疗，因疗效不佳，故来我处求用中医药治疗。

体形偏胖，面赤而晦，头晕耳鸣，神疲乏力，腰膝酸软，咽干口苦，心悸健忘，失眠多梦，梦中遗精，潮热盗汗，阴囊潮湿，手足心多汗，小便热赤不爽，食纳不佳，白天无精打采，舌质淡红，苔淡白，脉沉细而数。

3. 临床检查与诊断

(1)前列腺液、精液检查：无异常发现。

(2)诊断：遗精。

4. 辨证施治 证属心肾不交，湿热下注。心火内动，扰动精室，故梦遗时作；神不守舍，则失眠多梦；火旺耗伤心血，血不养心，则心悸健忘；血不外充于脑，则神疲乏力；火盛伤阴，肾精不足，不能上充于脑，则头晕耳鸣，腰膝酸软；阴虚生内热，则潮热盗汗；湿热下注，扰动精室，则遗精频作；湿热下注于膀胱，则小便热赤不爽。

5. 临床治疗 治宜交通心肾，清热利湿。用心肾交通汤合清肾泻肝汤加减治之(经验方)。

处方：龙胆草、金樱子、生地黄、茯苓、生龙骨、生牡蛎、芡实、百合各20克，莲须、沙苑子、麦冬、酸枣仁、夜交藤各15克，知母、黄柏、远志、山茱萸各10克，黄连(酒制)6克。

服法：水煎服，5剂，每剂服2天，第一天，煎1次，服3次。第二天，煎2次，混合服3次。

2月28日诊：前方服5剂后，病情有很大的好转，现在梦遗一周1次，并有小便热痛的感觉，仍照前方加瞿麦、萹蓄各20克治之，服5剂，每剂服2天，服法同前。

4月2日诊：前用交通心肾，清热利湿之剂后，梦遗好转，基本正常，由于病久,肾气不足,封藏失司,仍有一些临床症状,为了防止复发,现用滋肾涩精,清泄肝火之剂以巩固疗效。

处方:熟地黄、枸杞子、人参、生龙骨、生牡蛎各80克,金樱子100克,淫羊藿、蛇床子各60克,生地黄、山茱萸、山药、酸枣仁、茯苓、牡丹皮、肉苁蓉、锁阳、巴戟天、仙茅、怀牛膝、覆盆子、五味子、车前子、菟丝子、大枣、莲须、芡实、沙苑子、砂仁、夜交藤各50克,当归、知母、黄柏、补骨脂、远志、柏子仁、泽泻、白芍、白术、陈皮、韭菜子各40克,川芎30克,甘草15克。

服法:上药制成水丸,每次服12克,每日3次,饭后服,连续服2剂。

自此以后,病已治愈,无任何全身不适,于当年国庆节结婚,其妻第二年产下一子。

病例二:肾气不固 劳伤心脾

张某,男,36岁,干部,已婚。2009年1月25日诊。

1. 主诉 遗精频作,无梦而遗,失眠健忘半年多,加重半个月。

2. 主症 患者素体较弱,自担任文秘工作以来,比较繁忙,熬夜时间多,正常性生活较稀疏,半年前出现无梦而遗精,遗精后,第二天精神不振,周身软弱,工作效率低,开始时2~3日一次,近半个月来,隔日1次或夜夜如此,用过中成药治疗,但效果不佳,经人介绍来我求用中医药治疗。

体形高瘦,面色萎黄,头晕耳鸣,精神萎靡不振,周身乏力,心悸失眠,多梦健忘,腰膝酸软,畏寒肢冷,食少便溏,无梦而遗精,近半个月以来,几乎夜夜如此,滑精时无感觉,醒来后发觉内裤上有精液浸湿,白天稍微心动及阴茎被摩擦都有精液滑出,滑精后,精神不振,四肢软弱无力,思想非常苦恼,舌质淡苔白,脉沉细而弱,育有一子。

3. 临床检查与诊断

(1)前列腺液检查:无异常发现。

(2)精液检查:精子<30%,活动度21%,畸形多。

(3)诊断:遗精(滑精)。

4. 辨证施治 证属肾气不固,劳伤心脾。肾气不足,封藏失司,故遗精频作;肾精不足,不能上充于脑,则见头晕耳鸣,腰膝酸软;过劳则伤中气,气不摄精,故劳则遗精;心血不足,心神失养,则心悸失眠,多梦健忘;脾胃虚弱,气血生化乏源,则面色萎黄,精神萎靡不振。

5. 临床治疗 治宜补肾填精,益气固摄。用补肾固精丸加减治之(经验方)。

处方：黄芪、高丽参各 150 克，熟地黄、枸杞子各 120 克，金樱子、炙龟甲、鹿角胶各 100 克，煅龙骨、煅牡蛎各 80 克，茯苓、淫羊藿各 60 克，山茱萸、沙苑子、补骨脂、白芍、山药、菟丝子、酸枣仁、巴戟天、仙茅、肉苁蓉、锁阳、五味子、车前子、覆盆子、韭菜子、大枣、海龙各 50 克，当归、熟附片、柏子仁、远志、牡丹皮、泽泻、怀牛膝各 40 克，冬虫夏草、益智仁、甘草各 20 克，肉桂 10 克，蛤蚧 2 对。

服法：上药制成水丸，每次服 12 克，每日 3 次，饭后服。

4 月 20 日诊：上药服后，性功能、滑精都有好转，仍照前法加减巩固疗效。

处方：黄芪、人参各 150 克，枸杞子、熟地黄各 120 克，鹿角胶、狗肾各 100 克，炙龟甲、煅龙骨、煅牡蛎、金樱子各 80 克，茯苓、白术、沙苑子、补骨脂、菟丝子、覆盆子、淫羊藿、酸枣仁、夜交藤、熟附片各 50 克，肉苁蓉、锁阳、仙茅、巴戟天、五味子、车前子、大枣、柏子仁、牡丹皮、泽泻、山药、桑螵蛸、怀牛膝、石菖蒲各 40 克，当归、远志、山茱萸、益智仁各 30 克，甘草 20 克，肉桂 10 克。

服法：同前。

自此以后，患者红光满面，精神焕发，病已治愈，后随访 3 年，一直很健康。

释义：遗精是指男性成人未与女方发生性关系，而精液外泄的一种生殖系统病症，又称"失精"，有梦而遗者称"梦遗"，无梦而遗者，称"滑精"。梦中遗精者，多见于年轻人，多数为未婚，但也有已婚者。遗精有生理与病理之分，未婚成年男人或夫妇分居者，一月遗精 1～2 次是正常的生理现象，一周 2 次以上或连日而遗者属于病态反应，需要治疗。

无梦而遗的滑精者，是遗精中比较严重的一种类型，使患者精神憔悴，必须积极治疗。

中医学治疗遗精有一定的优势，遗精的辨证要点，前人以有梦属"心火"，无梦属"肾虚"之说，但还要辨其虚实的相互转化。

实证以清泄为主，分别采用清心安神，交通心肾，清热利湿等法；虚证以补肾固精为主，分别采用补益脾肾，滋阴补肾，温补肾阳，补肾固涩等法，治疗遗精切忌一味采用温补固涩的治法，张景岳也说："遗精不涩泄。"

四、睾丸炎

病例一：湿热下注 气郁化火

江某，男，46岁，农民。1982年7月8日诊。

1. 主诉 右侧睾丸肿大半月余。

2. 主症 患者右侧睾丸肿大伴小腹疼痛，尿频尿急已半个多月，住某医院治疗，诊断为"睾丸炎"。住院10天，腹痛、尿频、尿急减轻，但睾丸肿块未消，稍活动即感疼痛，故出院后改用中医药治疗。

体形稍胖，面色晦暗，头昏脑涨，口干口苦，食纳不佳，小腹隐痛，小便时尤甚，大便稀溏，舌苔腻微黄，脉沉弦而涩。

3. 临床检查与诊断

(1)血常规检查：血常规白细胞（WBC）$11.5 \times 10^9/L$，中性粒细胞（NEUT）85％升（高）。

(2)睾丸检查：右侧睾丸肿大 $6cm \times 5cm \times 4cm$，质硬皮色紫红，外表光滑活动。

诊断：睾丸炎。

4. 辨证施治 证属肝经湿热下注阴囊，气郁化火，故睾丸肿胀质硬，尿频尿急；火热窜动则掣引小腹疼痛。

5. 临床治疗 治宜清热泻火，理气软坚。用龙胆泻肝汤合荔枝核散加减（《兰氏秘藏》《证治准绳》方）。

处方：龙胆草、茯苓、橘核、荔枝核、川楝子、昆布(洗)、海藻(洗)、生牡蛎、海浮石(均先煎)各20克，柴胡、黄芩、白术各15克，猪苓、泽泻、栀子各10克，沉香(研细末兑药汁服)3克。

服法：水煎服，3剂，每日1剂。

二诊：上方服3剂后，头昏脑涨，口干口苦，小腹隐痛等症状已消失，睾丸肿块已缩小1/3。续服3剂后，与对侧睾对比大小肤色基本正常，后随访3年未再发。

病例二：感受寒湿 阻滞肝脉

谭某，男，11岁，学生。1994年6月8日诊。

1. 主诉 左侧阴囊内包块1月余。

2. 主症 患者无意中摸到阴囊左侧睾丸比右侧大,有如核桃大小,遂告诉家长,用过西药治疗后,因疗效不显,故来我处求用中医药治疗。

体形偏瘦,面色淡白少华,食纳不佳,左侧阴囊内之睾丸呈长椭圆形,约5cm×3cm,比对侧几乎大一倍,捏之质地较硬,表面光滑,与皮肤无粘连,近来有轻微的疼痛感觉,大便稀溏,小便色白,舌质淡,苔薄白,脉弦涩。

3. 临床检查与诊断 经检查,排除睾丸结核,睾丸肿瘤,鞘膜积液,确诊为慢性睾丸炎。

4. 辨证施治 证属感受寒湿,凝结阴囊,阻滞肝脉,发而为病。

5. 临床治疗 治宜祛寒利湿,理气散结。用橘核丸合茴香五苓散加减治之(《济生方》《医宗金鉴》方)。

处方:橘核、川楝子、荔枝核各20克,昆布、海藻各30克,桂枝、白术、茯苓、泽泻、猪苓、小茴香、青皮、乌药各10克。

服法:水煎服,3剂,2天1剂,第一天,煎1次,服3次,第二天,煎2次,混合服3次。

二诊:上方服3剂后,睾丸肿大已缩小1/3,照上方续服3剂已痊愈,后随访未复发。

释义:睾丸炎是男性的特有疾病,中医学称为"子痈",临床比较少见。

引起睾丸炎的原因,主要由于强力举重,涉水浸泡,受寒湿侵袭,外部创伤等因素所致。

中医学认为,因外受寒湿,化生湿热,内行于小腹,寒滞肝经,经络凝滞,使阴器不通,故生肿痛。

治疗此证主要是湿热,寒湿两种因机,但用药都必须要注意调畅气机才能有效。

五、遗尿

病例一:肾阳不足 气虚不摄

程某,男,28岁,农民。2006年2月7日诊。

1. 主诉 晚上睡眠中无知觉遗尿10余年。

2. 主症 患者自幼年起,夜间无自主地遗尿10余年,常发生于夜间熟睡时,尿后不醒,次数不清楚,反正醒来后,自觉裤子已被尿湿透,曾经治疗过,但无疗效,待成年后,仍未愈。交女朋友同居仍然遗尿,故被对方拒绝,现一直不敢交女朋友,非常苦恼,经人介绍来我处求用中医药治疗。

体形中等偏瘦,面色黄红隐隐,外表健康,全身无任何不适,只是感觉手足有点寒冷,个人独处寝室,每晚夜间熟睡中,不自主地遗尿,次数不清,醒后自觉裤子已被尿湿透,几乎每晚如此,有时候脱掉裤子垫上烂裤睡觉,因此不敢交女朋友。小便清长,有性欲的愿望,半个月至1个月,自动遗精1～2次,大便、食欲均正常,舌质淡,苔薄白,脉沉细而缓。

3. 临床检查与诊断
(1)血常规,尿常规,彩超检查:无异常发现。
(2)诊断:遗尿症。

4. 辨证施治 证属肾阳不足,气虚不摄。肾为先天之根,脾为后天之本,肾阳不足,元阳不充,不能上充于脑,故熟睡中不自主遗尿;脾气不足,不能摄控小便,故长时间遗尿。

5. 临床治疗 治宜补肾壮阳,益气固摄。用补肾健脾汤加减治之(经验方)。

处方:黄芪120克,高丽参80克,熟地黄100克,枸杞子150克,白芍、桑螵蛸各50克,益智仁、五味子、山茱萸、菟丝子、补骨脂、沙苑子、覆盆子、肉苁蓉、锁阳各40克,当归、升麻、熟附片、车前子、大枣、鹿茸、巴戟天、仙茅、茯苓、怀山药各30克,干姜、肉桂各15克,甘草10克。

服法:炼蜜为丸60粒,每次1丸,每日3次。

3月21日诊:上药服完后,每周有3个夜间不遗尿,说明药已对症,仍照前法治之。

处方:前方加金樱子50克,桂枝、辽细辛各30克,梅花鹿茸增至50克,减去肉桂。

10月30日诊:经两次治疗后,夜间只有1/3的晚上遗尿,仍照前法加减治之。

处方:北黄芪120克,熟地黄、鹿角胶、五味子、益智仁、枸杞子各100克,高丽参、龟甲胶、鹿茸、桑螵蛸各80克,山茱萸、怀山药、补骨脂各50克,白芍60克,茯苓、升麻、菟丝子、沙苑子各40克,泽泻、牡丹皮、熟附片、当归、干姜、怀牛膝、大枣各30克,乌药20克,肉桂15克,甘草10克。

服法:炼蜜为丸90粒,每次1丸,每日3次。

蜜丸服完,遗尿症已基本治愈,体格也很健壮,2007年8月已结婚,第二年生下一胖小子,后随访5年未再发。

病例二：脾气虚弱 肾气不固

徐某,女,18岁,学生。2005年8月19日诊。

1. 主诉 夜间遗尿,白天偶尔小便失禁6年多。

2. 主症 患者从小有夜间遗尿的病史,曾经服中药治疗过,但疗效不显著,进入中学后,因自知有遗尿病症,不敢读住宿,怕被同学发现后遭耻笑,但也在继续治疗,因没有效果,后经人介绍来我处求用中医药治疗。

体形较瘦,身高正常,面色淡白少华,精神面貌较差,头晕眼花,肢软乏力,胃纳不佳,月经紊乱,学习成绩一般。每晚夜间睡眠中无自主地遗尿,醒后才被发觉,一般1～2次,有时候白天上课时尿失禁,不自觉地尿在裤子里,故此不敢住校读书,一直走读,每日往返10余公里,精神非常苦恼,家长迫切要求治愈,舌质淡,苔白微腻,脉沉细而弱。

3. 临床检查与诊断

(1)血常规检查:红细胞(RBC)$3.2×10^{12}$/L,血红蛋白(HGB)98g/L,轻度贫血。

(2)诊断:遗尿症。

4. 辨证施治 证属脾气虚弱,肾气不固。脾为气血生化之源,脾胃虚弱,生化乏源,脾气虚弱不能摄纳小便,肾气不足,封藏失司,不能固摄小便,脾肾两虚,则遗尿始作。

5. 临床治疗 治宜滋补肾气,健脾固摄。用补肾健脾汤加减治之(经验方)。

处方:黄芪150克,熟地黄、枸杞子各120克,红参、煅龙骨各80克,炙龟甲60克,金樱子、益智仁、酸枣仁、灵芝菌、桑螵蛸、白术、梅花鹿茸片各50克,当归、山茱萸、补骨脂、菟丝子、覆盆子、升麻、车前子、白芍、仙茅、巴戟天、怀山药、茯苓、石菖蒲、益母草、大枣、丹参、夜交藤、合欢皮、煅牡蛎、牡丹皮各40克,远志、五味子、柏子仁、陈皮、泽泻各30克,柴胡、乌药各20克,肉桂、干姜各15克。

服法:炼蜜为丸90粒,每次1粒,每日3次。

服完后,多年顽疾,竟获痊愈,后未再发。

病例三：肾气不足 脾气失摄

冷某,男,9岁,学生。2008年11月12日诊。

1. 主诉 每晚夜间睡眠中无自主遗尿5年。

2. 主症 患者自4岁起,独自处一寝室住宿,晚上家长没有呼喊解小便,任其自由睡眠,过一段时间后,家长发现每晚夜间必尿床,故此每晚必须呼叫2～3次,方能不遗尿,忘记了呼叫,非尿床不可,打骂无济于事,至9岁了仍然尿床,故来我处求用中医药治疗。

体形匀称,身高、体重正常,面色红润,精神食欲正常,无全身不适,喜好活动,晚上睡眠较深,不易叫醒,需推搡才能苏醒,每晚夜间没有家长推搡呼喊,非尿床不可,学习成绩较好,舌质淡,苔薄白,脉沉细。

3. 临床检查与诊断

(1)血常规、尿常规检查:各项指标均正常。

(2)彩超检查:无异常发现。

(3)诊断:遗尿症。

4. 辨证施治 本证虽无证可辨,根据睡眠较深,不易叫醒的特点,可认为有肾气不足,脾气失摄的因素。因为肾气通于脑,肾气不足,精气不能上充于脑,则睡眠较深,不易叫醒,脾气失摄,则关元不固,故有遗尿之症。

5. 临床治疗 治宜补肾益精,健脾固摄。用补肾健脾汤加减治之(经验方)。

处方:黄芪80克,熟地黄50克,枸杞子、红参、煅龙骨、煅牡蛎、桑螵蛸、炙龟甲各40克,金樱子、益智仁、五味子、灵芝菌、白术、茯苓各30克,当归、山茱萸、补骨脂、菟丝子、覆盆子、陈皮、升麻、车前子、酸枣仁、白芍、怀山药、大枣、石菖蒲、合欢皮、夜交藤各20克,远志15克,柴胡、干姜、柏子仁、泽泻、甘草各10克。

服法:上药制成水丸,每次服8克,每日3次,饭后服。

上方服完后,每晚夜间能自觉苏醒解小便,不需家长呼叫,以后随访3年很正常。

释义:遗尿症中西药名相同,一般而言,儿童期遗尿较多,至青春期则渐渐消失,而青春期遗尿者,临床上比较少见,成年人遗尿则更为少见,而且治疗也相当棘手。

现代医学认为,遗尿与神经系统有一定的关系,由于精神等因素,使膀胱壁膨胀,贮尿容量减少,平滑肌变粗痉挛,尿道不能制约而形成。

中医学认为,遗尿症与肾气亏虚,下元不固,脾气虚弱,不能摄纳有关;因为肾与膀胱之气不能制约水道,脾肺气虚,制约无权,致膀胱无权,关元不固,上虚则下遗。

治疗原则以益气固摄,补肾止遗,往往能收到很好的治疗效果。

六、慢性前列腺炎

病例一：下焦湿热 蕴结膀胱

程某，男，33岁，农民。2006年2月25日诊。

1. 主诉　尿频、尿急、尿痛、尿道口红肿已1年余。

2. 主症　患者在深圳打工，1年前由于有冶游史，镜检有支原体、衣原体等感染，彩超检查：慢性前列腺炎伴结石囊肿，用过中西药物治疗，花费数万元，疗效不十分显著，思想包袱非常严重，自认为是不治之症了，曾有想跳楼轻生的念头，妻子已与其离婚，故此回到老家街上，经人介绍来我处求用中医药治疗。

体形消瘦，面色晦滞少华，慢性病容，精神不振，周身乏力，食欲不佳，尿频、尿急、尿痛，排尿不畅，龟头红肿，尿道口有热感，尿色黄，常有白浊流出，小腹会阴胀痛，走路时龟头胀痛，睾丸痛，下半身不舒服，阴囊潮湿，肛门坠胀，大便干，舌质红，苔薄微黄腻，脉滑数。

3. 临床检查与诊断

（1）实验室检查：支原体（＋＋），衣原体（＋＋），卵磷脂（＋），白细胞（＋＋）。

（2）彩超检查：前列腺肿大伴结石囊肿，4.5cm×3.5cm×2.5cm。

（3）诊断：慢性前列腺炎伴结石囊肿。

4. 辨证施治　证属下焦湿热，蕴结膀胱。下阴不洁，湿热之邪，侵入膀胱，致膀胱湿热蕴结，气化失司，水道不利，遂发为淋病；日久损血入肾，由腑及脏，致病情逐渐加重。

5. 临床治疗　治宜清热解毒，利湿通淋。用淋症丸加减治之（经验方）。

处方：龙胆草150克，白术、茯苓、瞿麦、萹蓄、滑石、金钱草、车前草、白花蛇舌草、半枝莲、蒲公英、败酱草、金银花、益母草、生地黄、生牡蛎、威灵仙、连翘、牡丹皮、知母、黄柏、栀子各100克，柴胡、白芍、赤芍、土茯苓、苦参、鸡内金、桃仁、玄参各80克，乌药、王不留行、川楝子、莪术、浙贝母、海金沙、石韦、丹参各60克，当归、猪苓、泽泻、红花、甘草、三棱各50克，桂枝、琥珀各30克。

服法：上药粉碎为粗末，每日用150克，装入棉布袋中扎紧，用水煎煮3次，分3～4次口服，忌烟酒，戒辛辣。

外用坐药浴疗。

处方:大黄、芒硝、威灵仙、益母草、蒲公英、败酱草、白花蛇舌草、金钱草、车前草各 30 克,知母、黄柏、苦参、延胡索、三棱、莪术、桃仁、土茯苓、赤芍、牡丹皮、瞿麦、萹蓄、栀子各 20 克。

用法:上药水煎 1 次后,将药汁盛入盆中,趁热坐在盆中 1 小时,每晚 1 次,1 剂药分 3 天,3 次煎,用 3 个晚上。5 剂,连用 15 天,1 个月用 15 天,休息 15 天,连续用 3 个月。

3 月 26 日诊:经使用上面方法治疗后,排尿不畅已减轻,龟头红肿已消退,各种临床症状有好转,拟清热利湿,疏肝解郁,活血化瘀等法治之。

处方:龙胆草、西洋参各 150 克,白术、茯苓、知母、黄柏、熟地黄、生地黄、枸杞子、鸡内金、威灵仙、瞿麦、萹蓄、连翘、石韦、蒲公英、败酱草、金钱草、夏枯草、车前草、半枝莲、白花蛇舌草、生牡蛎各 100 克,柴胡、白芍、赤芍、牡丹皮、栀子、怀山药、丹参、桃仁、玄参、浙贝、母各 80 克,山萸黄、泽泻、红花、乌药、海金沙、莪术、砂仁、刘寄奴各 60 克,当归、三棱、土鳖虫各 50 克,甘草 30 克,沉香 20 克。

服法:同前方,连服 3 剂。

8 月 30 日诊:各种临床症状消失,检验、彩超复查基本正常。

处方:柴胡、当归、丹参、夜交藤、建曲、远志各 60 克,熟地黄、龟甲、龙骨各 100 克,白芍、白术、茯苓、酸枣仁、知母、黄柏、黄连、枸杞子各 80 克,丹参、山萸黄、法半夏、陈皮、五味子、石菖蒲、川芎、铁磁石各 50 克。

服法:制为水丸,每次服 12 克,每日 3 次,连续服 2 剂,后随访已基本治愈。

病例二:肝经湿热 下注膀胱

李某,男,38 岁,农民。2003 年 6 月 17 日诊。

1. 主诉　尿频、尿急、尿痛、排尿不畅半月余。

2. 主症　患者半个月前因天气炎热,冒热行走远路后,出现尿频、尿急、尿痛,休息后稍有好转,第二天感周身不适,肢软乏力,不思饮食,恶心呕吐,用西药输液治疗 1 周后,基本治愈。以后经常反复尿频、尿急、尿痛,经间断输液治疗后,开始有效,逐渐没有疗效,遂来我处求用中医药治疗。

体形偏胖,面色青赤而晦滞,头晕耳鸣,腰酸背痛,四肢乏力,心悸失眠,食欲不振,尿频、尿急、尿痛,排尿时尿道有灼热疼痛感,疼痛放射至阴茎龟头处,清晨后起床排尿道口有白色黏液分泌物,后尿道、会阴和肛门处坠胀不适,下蹲及排大便时,长时间坐在椅凳上时胀痛加重,阴囊、睾丸、小腹有胀痛感,性功能减退,大便干,舌质红,苔微黄腻,脉沉细而数。

3. 临床检查与诊断
(1)彩超检查:前列腺体积为 4.3cm×2.5cm×3.0cm,前列腺轻度肿大。
(2)实验室检查:卵磷脂(十),支原体(十),衣原体(十),白细胞(十十)。
(3)诊断:慢性前列腺炎。

4. 辨证施治 证属肝经湿热,下注膀胱。暑天受热,热气蒸腾,湿气上升,湿热之邪,互相交阻,循肝经下注膀胱,膀胱湿热蕴结,致气化失司,水道不利,遂成淋病。

5. 临床治疗 治宜清热解毒,利湿通淋。用淋症丸加减治之(经验方)。
处方:龙胆草、生地黄、知母、土茯苓、黄柏、茯苓、黄芩、金钱草、车前草、蒲公英、败酱草各 20 克,瞿麦、萹蓄各 40 克,滑石 30 克,栀子、石韦、丹参、白术各 15 克,木通、猪苓、泽泻各 10 克,大黄、通草各 5 克,琥珀(研末分次冲中药汁服)8 克。
服法:水煎服,5 剂,每剂服 2 天,第一天,煎 1 次,服 3 次,第二天,煎 2 次,混合服 3 次。忌烟酒、戒辛辣。

外用坐药浴疗。
处方:大黄、苦参、白花蛇舌草、败酱草各 20 克,芒硝 50 克,白矾 30 克,三棱、莪术、知母、黄柏各 15 克。
用法:上药水煎 1 次后,将药汁盛入盆中,趁热坐在盆中 1 小时,每晚 1 次,1 剂药分 2 天,2 次煎,用 2 个晚上,5 剂,连用 10 天。1 个月用 10 天,休息 20 天,连续用 3 个月。

6 月 30 日诊:经上面方法治疗后,各种临床症状好转,仍照前方加减治之。
处方:龙胆草、金钱草、蒲公英、败酱草、半枝莲、白花蛇舌草、车前草、鸡内金各 100 克,白术、茯苓、知母、黄柏、连翘、生地黄、萹蓄、瞿麦、黄芩、赤芍、桃仁、生牡蛎、海金沙、威灵仙各 80 克,丹参、石韦、玄参、广藿香、建曲、莪术各 60 克,泽泻、浙贝母、红花、砂仁各 50 克,琥珀、甘草各 30 克。
服法:制为水丸,每次服 12 克,每日 3 次。用 2 剂,服完后复查,各项指标正常,未复发。

病例三:脾肾亏虚 湿热蕴结

陈某,男,40 岁,农民。2003 年 4 月 20 日诊。
1. 主诉 尿频、尿急、尿痛,排尿不畅半年多。

2. 主症 患者半年前出现夜尿增多,以后白天也增多,每次尿量少,排尿不畅,有尿痛的感觉,并有全身不适,性功能减退的症状,用过中西医药物治疗,因疗效不显著,故患者来我处求用中医药治疗。

体形偏胖,面色赤而晦滞,头晕目眩,尿频、尿急、尿痛,排尿不畅,尿后余沥不尽,有时有白色分泌物溢出,排尿有时费力困难,疼痛,排尿次数增多,尤其在夜间更为明显,少腹会阴部胀痛,睾丸隐痛,阴囊潮湿,腰膝酸软无力,性功能减退,舌质红,苔微腻,脉沉细而数。

3. 临床检查与诊断
(1)尿常规检查:卵磷脂(++),白细胞(+),上皮细胞(+),管型(+)。
(2)彩超检查:前列腺体积为 4.7cm×2.7cm×3.2cm,前列腺肿大。
(3)诊断:慢性前列腺炎。

4. 辨证施治 证属脾肾亏虚,湿热蕴结,气化功能失常,故尿频、尿急、尿痛、排尿不畅;复因脾肾亏虚,脾气不足,中气下陷,肾气不固,统固失常,头晕目眩,排尿费力困难。

5. 临床治疗 治宜益气健脾,利湿通淋。用益气通淋饮加减治之(经验方)。

处方:黄芪 50 克,党参 30 克,金钱草、车前草、败酱草、生地黄、白术、茯苓、滑石、石韦各 20 克,瞿麦、萹蓄各 40 克,知母、黄柏、龙胆草、苦参、栀子、菟丝子各 15 克,木通、猪苓、泽泻、琥珀(研末冲中药汁服)各 10 克,甘草 5 克,沉香 8 克。

服法:水煎服,5 剂,每剂服 2 天,第一天,煎 1 次,服 3 次,第二天,煎 2 次,混合服 3 次。忌烟酒、戒辛辣。

外用坐药浴疗。

处方:大黄、苦参、白矾、白花蛇舌草、败酱草各 30 克,芒硝 50 克,三棱、刘寄奴、莪术、知母、黄柏各 20 克。

用法:上药水煎 1 次后,将药汁盛入盆中,趁热坐在盆中 1 小时,每晚 1 次,1 剂药分 2 天,2 次煎,用 2 个晚上,5 剂,连用 10 天。1 个月用 10 天,休息 20 天,连续用 3 个月。

5 月 2 日诊:经使用上面方法治疗后,各种临床症状减轻,仍照前方加减治之。

处方:黄芪、党参各 150 克,龙胆草、金钱草、蒲公英、败酱草、车前草、白花蛇舌草、半枝莲各 100 克,白术、茯苓、知母、黄柏、连翘、生地黄、熟地黄、瞿麦、萹蓄、赤芍、桃仁、威灵仙、海金沙、鸡内金、栀子、枸杞子、生牡蛎各 80

克,丹参、石韦、莪术、砂仁、建曲、玄参、菟丝子、苦参各 60 克,当归、浙贝母、怀山药、山茱萸、牡丹皮、土鳖虫、泽泻、三棱、乌药各 50 克,沉香 20 克,琥珀、甘草各 30 克。

服法:制为水丸,每次服 12 克,每日 3 次,连续服 2 剂。复查基本治愈,随访未复发。

释义:慢性前列腺炎是前列腺的慢性炎症,前列腺的尿路感染致慢性充血为主要因素,慢性充血引起前列腺分泌长期淤积,腺体平滑肌张力减退,导致前列腺慢性炎症。

慢性前列腺炎临床上比较多见,是青壮年常见的前列腺疾病,本病在临床上以排尿异常,会阴部、腰腹部疼痛,性功能障碍为特征。由于本病病程长,迁延难愈,缺乏特效的治疗方法,所以用中医药治疗尚有一定的优势。

中医学治疗此证,属感染性者,以清热解毒,利湿通淋,活血化瘀为主;非感染性者,以益气健脾,利湿通淋,滋阴补肾为主。

由于前列腺表面包有一层坚韧的纤维膜,使一般药物很难顺利进入前列腺,给彻底治愈带来困难,所以采用外治法,坐浴疗法也有很好的疗效,根据临床疗效观察,凡采用了内外结合治疗者,其根治率是相当高的。

七、前列腺增生

病例一:膀胱湿热 蕴结不解

游某,男,56 岁,农民。2011 年 11 月 7 日诊。

1. 主诉 尿频、尿急、尿变细、排尿无力 2 年多。

2. 主症 患者 2 年前出现小便排尿不畅,淋漓不尽的症状,经门诊检查诊断为:前列腺增生症。治疗后,病情有所好转,以后经常复发,用过中西药物治疗,时好时犯,最近病情加重,故来我处求用中医药治疗。

体形匀称,面色晦滞,精神疲乏,食欲不振,小便通而不爽,尿频、尿急、尿变细,有时排尿分叉,量少而短赤,有时有灼热感,小腹胀满,口苦口黏,口渴而不欲饮水,大便不畅,发热,舌质红,苔微黄腻,脉象濡小而数。

3. 临床检查与诊断

(1)尿常规检查:卵磷脂小体(++),白细胞(4~6/HPF),红细胞(10~15/HPF),上皮细胞少许。

(2)B 超检查:前列腺体横断面呈半月形。结论:前列腺中度增生。

(3) 诊断：前列腺增生。

4. 辨证施治　证属膀胱湿热，蕴结不解。湿热邪气入侵，致使肾与膀胱功能失调，三焦气化不利，导致排尿不畅，小便量少，点滴而出，淋漓不尽。

5. 临床治疗　治宜清热泻火，利水通淋。用加味八正散加减治之（经验方）。

处方：瞿麦、萹蓄各40克，滑石、荔枝核各30克，知母、黄柏、茯苓、白术、橘核、猪苓、泽泻、牡丹皮、栀子、龙胆草、金钱草、车前草、海金沙各20克，琥珀（研末冲药汁服）10克，白通草5克。

服法：水煎服，3剂，2日1剂，第一天，煎1次，服3次，第二天，煎2次，混合服3次。

11月18日诊：上方服3剂后，病情有所好转，现手足心发热，舌苔厚腻，仍照前法加芳香化浊之药治之。

处方：薏苡仁50克，瞿麦、萹蓄各40克、白术、茯苓、佩兰、广藿香、金钱草、车前草、滑石各30克，知母、黄柏、牡丹皮、栀子、猪苓、泽泻、青蒿、石韦、海金沙各20克，龙胆草、银柴胡各15克，胡黄连、琥珀（研末冲药汁服）、王不留行各10克，甘草5克。

服法：水煎服，5剂，每剂服3天，第一天，煎1次，服3次，第二天，煎2次，混合服3次，第三天，煎3次，混合服3次。

2012年1月12日诊：病已减轻，仍照前法加活血化瘀之药治之。

处方：龙胆草、瞿麦、萹蓄、广藿香、滑石、白术、茯苓、薏苡仁、佩兰、金钱草、赤芍、青蒿、车前草各80克，丹参、桃仁各60克，知母、黄柏、牡丹皮、栀子、猪苓、泽泻、胡黄连、石韦、王不留行、泽兰、炮穿山甲、土鳖虫、当归、海金沙、银柴胡各50克，琥珀30克，甘草15克。

服法：上药制成水丸，每次服12克，每日3次，饭后服。

上药服完后，各种临床症状基本消失，2013年6月又有复发的趋势，仍照上方服1剂后，病已痊愈。

病例二：中气不足　肾气不固

朱某，男，73岁，农民。2010年7月6日诊。

1. 主诉　小便欲解不爽，尿变细，淋漓不尽3年多。

2. 主症　患者3年前出现解小便无力，尿变细，淋漓不尽，整天内裤都是湿漉漉的，只好用"尿不湿"垫着，经住院治疗，诊断为：前列腺增生症，保守治疗后，劝其手术治疗，因患者惧怕手术，经人介绍来我处求用中医药治疗。

体形瘦削,面色晦滞少华,精神萎靡不振,周身乏力,少气懒言,语声低微,腰膝酸软,畏寒肢冷,食欲不振,小便频数,点滴不爽,排尿无力,尿流变细,有时分叉,尿后余沥不尽,顷刻又欲小解,内裤成天用"尿不湿"垫着,臭气难闻,只好独处,精神非常苦恼,舌质淡,苔薄白,脉沉细而弱。

无高血压、高血糖、高血脂、高尿酸、高胆固醇、冠心病等病史。

3. 临床检查与诊断

(1)尿常规检查:卵磷脂小体(+),白细胞(6~8/HPF),红细胞(11~16/HPF),上皮细胞,少许。

(2)B超检查:前列腺体横断面呈圆形。结论:前列腺高度增生。

(3)诊断:前列腺增生。

4. 辨证施治 证属中气不足,肾气不固。脾胃虚弱,中气下陷,清阳不升,浊阴不降,膀胱气化无权,开阖无力,则小便无力排出,精神疲乏;命门火衰,肾气不固,元气衰惫,则小便淋漓不尽。

5. 临床治疗 治宜升举阳气,补肾固精。用升举滋肾汤加减治之(经验方)。

处方:黄芪100克,滑石30克,怀山药、熟地黄、茯苓、赤芍各20克,山茱萸、浙贝母、泽泻、牡丹皮、怀牛膝、熟附片、王不留行、冬葵子、知母、黄柏各15克,肉桂(研末冲药汁服)5克,沉香(研末冲药汁服)3克,甘草3克,炮穿山甲(研末冲药汁服)、莪术各10克。

服法:水煎服,3剂,2日1剂,第一天,煎1次,服3次,第二天,煎2次,混合服3次。

7月15日诊:上药服3剂后,临床症状减轻,患者心情高兴,精神好转,仍照前方加柴胡、当归、升麻各10克,党参30克,白术20克,仍服3剂,服法同前。

7月25日诊:经过前面的方法治疗后,药已对症,病情大有好转,拟用丸药缓图之。

处方:黄芪200克,人参150克,滑石100克,熟地黄、茯苓、赤芍、生牡蛎、枸杞子各110克,王不留行、丹参、广藿香、建曲、车前子、玄参、覆盆子、菟丝子、补骨脂、桑螵蛸、淫羊藿、熟附片各60克,山茱萸、牡丹皮、冬葵子、炮穿山甲、莪术、砂仁、浙贝母、知母、黄柏、怀山药、怀牛膝、泽泻、沙苑子、五味子、大枣各50克,当归40克,云木香30克,肉桂、沉香各10克,甘草15克,琥珀20克。

服法：上药制成水丸，每次服 12 克，每日 3 次。忌食辛辣食物。

上药服完后，病已治愈，后随访 3 年未复发。

释义：前列腺增生曾叫前列腺肥大，多发生于 50 岁以上的老年人，据资料统计，其发病率在 50% 以上，由于前列腺恰好位于膀胱出口处，围绕着尿道的特殊位置，一旦发生增生，便会从四面八方压迫尿道，使膀胱内的尿液排出受阻，引起泌尿系统的一系列病变。

中医学无此病名，属"癃闭""淋证""癥瘕"等范畴。其病因病机多为"湿热下注""肺气闭塞""肾虚血瘀""中气不足""脾肾两亏"等。

现代医学治疗此病多采用手术治疗，对不愿用手术治疗者，运用中医药治疗也有很好的疗效，只要辨证准确，治疗方法得当，其效果是相当不错的。

第十章 外科疾病

一、扁平疣

病例一：湿毒侵肤 痰瘀凝结

陈某，女，33岁，城市居民。2005年4月30日诊。

1. **主诉** 头额部较多丘疹1月余。
2. **主症** 患者1个月前头额部出现丘疹，有时异常瘙痒，无全身症状。但影响美观，经用外用搽剂及口服维生素E治疗，因疗效不满意，故要求用中医药治疗。

体形壮实，面色黑红，头额部有如针头大小的扁平丘疹，浅褐色，大小不一，呈圆形、椭圆形、多角形，表面光滑，境界明显，多数散在，少量密集，平常微痒，受热后异常瘙痒，无全身症状，舌质淡，苔薄白，脉沉细。

3. **临床检查与诊断** 皮肤扁平疣。
4. **辨证施治** 证属湿毒侵肤，痰瘀凝结，湿毒搏于肌肤，使表皮增殖而形成皮肤扁平疣。
5. **临床治疗** 治宜清热解毒，祛痰化瘀。用紫草苡仁汤加减治之(经验方)。

处方：紫草、苦参、金银花、赤芍、蒲公英、牡丹皮、土茯苓、刺蒺藜、白鲜皮、地肤子各20克，薏苡仁50克，板蓝根、败酱草各30克，苍耳子15克，蝉蜕、桃仁、红花、重楼、莪术各10克，甘草5克。

服法：水煎服，5剂，2日1剂，第一天，煎1次，服3次，第二天，煎2次，混合服3次。

另用：苍耳子、糯米各50克，水煎苍耳子，取汁熬糯米稀粥，加白砂糖服，隔日1次，服5次。忌辛辣、葱蒜、腥味食物。

二诊：上方服5剂后，皮肤扁平疣颜色变淡，数量减少，续服上方5剂后，皮肤恢复正常，基本治愈，后随访未复发。

病例二：风热袭表 湿郁肌肤

刘某,女,18岁,学生。2002年12月21日诊。

1. 主诉 面部斑点伴青春痘半年余。

2. 主症 患者两颧部褐色斑点,并伴有额部及两颊部青春痘,用过中西药物治疗,因效果不十分满意,故来我处治疗。

体形偏胖,面赤而晦,两颧浅褐色斑点,小如针头,大如黄豆,丘疹高出皮肤,表面光滑,境界明显,坚实而扁平,呈圆形、椭圆形、多角形,有炎症时异常奇痒。额部及两颊部有赤色脓性丘疹,丘疹头有白色脓液,挤出脓头后,丘疹呈红色空洞,并有血液渗出,并有逐渐增多的趋势,口渴尿赤,大便秘结,舌质红,薄黄苔,脉浮弦而数。

3. 临床检查与诊断 经皮肤科诊断为扁平疣伴青年青春痘。

4. 辨证施治 证属风热袭表,湿郁肌肤。湿热毒邪侵袭面部肌肤,湿蕴热蒸发而为病。

5. 临床治疗 治宜清热解毒,祛风利湿。用银翘芩连解毒汤加减治之(经验方)。

处方:金银花、连翘、紫草、黄芩、黄连、黄柏、知母、蝉蜕、刺蒺藜、牡丹皮、栀子、荆芥、防风、苍耳子、薄荷、苦参、地肤子、赤芍、玄参、白鲜皮、木贼草、重楼、当归、板蓝根各30克,薏苡仁、石膏、土茯苓、生地黄、生牡蛎、夏枯草各50克,大黄、甘草各10克。

服法:上药制成水丸,每次服12克,每日3次,饭后服。忌辛辣、葱蒜、腥味食物。

2个月后随访,只此1剂丸药,基本治愈,面部未留任何瘢痕。

释义: 扁平疣为青年常见的皮肤病,中医学称为"扁瘊"。其病机为风热上扰,湿邪疫毒侵入肌肤。

现代医学认为,乳头多瘤空泡病毒在肌肤免疫力低下时乘虚而入引起本病。

还有一种异常疣,俗称"瘊子",其症状是丘疹比扁平疣大,多发于手背、手指或头面部,数目不定,大者似菜花样,表面粗糙不平,顶端分裂成刺状,质硬、黄、灰褐色,偶有压痛。都是由乳头多瘤空泡病毒引起,其内服药与扁平疣基本相同。

二、黄褐斑

病例一：肝郁气滞 肾虚血瘀

高某，女，37岁，城镇居民。2003年2月12日诊。

1. **主诉** 颜面颧部、鼻部两旁对称性斑块2年余。
2. **主症** 患者2年前两侧颧部及鼻部两旁开始出现少量的浅淡咖啡色斑块，以后逐渐增多且颜色加深，贴过面膜，搽过珍珠霜等药物，并有妇科病的临床症状，因疗效差，故要求用中药治疗。

体形消瘦，颧部、额部、鼻部两旁有咖啡色斑块，指甲或小儿手掌大小，枯暗无光，边缘清楚，不高出皮肤，像斑竹的巴叶壳颜色一样，不痛不痒，无鳞屑。夏重冬轻，伴月经失调，月经量少，色紫暗，经期短，舌质淡，苔薄白，脉沉细而涩。

3. **临床检查与诊断** 经皮肤科检查诊断为"面部黄褐斑"。
4. **辨证施治** 证属肝郁气滞，肾虚血瘀。肝郁气滞则月经失调；肾虚血瘀则色素沉着。
5. **临床治疗** 治宜疏肝解郁，补肾祛瘀。用柴芍桃红汤加减治之（经验方）。

处方：柴胡、当归、白芍、白术、茯苓、牡丹皮、栀子、生地黄、熟地黄、山药、山茱萸、女贞子、补骨脂、菟丝子、泽泻、何首乌(制)、禹白附子、紫草各40克，僵蚕、白芷、川芎、桃仁、红花、白鲜此、益母草、香附子、丹参、蝉蜕各30克，赤芍、防风、泽兰各20克，甘草15克。

服法：上药制成水丸，每次服12克。每日3次，饭后服。1剂为1个疗程。

外用处方：白及、禹白附子、白芷、白蔹各20克，浙贝母10克。

用法：上药共研极细末，每次用少许药末放入鸡蛋清或白蜜内搅调成稀膏，晚上睡前先用温水浴面，然后将此膏涂于斑处，早晨起床后洗净。

5月16日复诊：上丸药服完后复诊，斑块颜色变浅，数量变少，月经量、经期也基本恢复正常，嘱其再服用1个疗程，后随访面部斑块基本消失，未再复发。

病例二：肝郁肾虚 血虚风燥

李某，女，38岁，农民。2005年8月10日诊。

1. 主诉 颜面鼻部两旁对称性斑块年多。

2. 主症 患者一年前颜面鼻之两旁及两颊出现黄褐斑块,以后逐渐增多,颜色加深,服过西药治疗,因疗效不显,故改用中药治疗。

体形稍胖,面色晦滞少华,鼻之两旁及面颊部有黄褐色斑块,指甲大小,形状不一,不高出皮肤,边缘清楚,两侧对称。患者曾患子宫肌瘤,于 2003 年已手术子宫全切除,无月经。周身乏力,腰膝酸软,胸背部皮肤瘙痒,头屑较多,舌质红,苔淡白,脉沉细而数。

3. 临床检查与诊断 经皮肤科检查诊断为"面部黄褐斑"。

4. 辨证施治 证属肝郁肾虚,血虚风燥。肝郁肾虚则色素上泛于面,精血不足则风疹瘙痒易生。

5. 临床治疗 治宜疏肝滋肾,养血祛斑。用祛斑丸加减治之(经验方)。

处方:柴胡、川芎、栀子、荆芥、防风、苦参、地肤子、知母、黄柏、浙贝母、茜草、白芷、补骨脂、菟丝子、沙苑子、白鲜皮、蝉蜕、墨旱莲各 30 克,当归、白芍、土茯苓、紫草、女贞子、山茱萸各 40 克,白术、茯苓、牡丹皮、刺蒺藜各 50 克,枸杞子 100 克,制何首乌、生地黄各 80 克,甘草 15 克。

服法:上药制成水丸,每次服 12 克,每日 3 次,饭后服,1 剂为 1 个疗程。

外用处方:禹白附子 20 克,白芷 30 克,密陀僧、芦荟各 10 克,雪花膏 100 克。

用法:将前 4 味药研极细末,与雪花膏混匀,每日晚上睡前洗脸后涂搽患处。用药期间不宜接触冷水,忌食辛辣燥热食物,30 天为 1 个疗程。

11 月 4 日复诊:上药丸服完后,斑块逐渐减少,颜色也变浅淡,仍用上药续服 1 个疗程,间断使用外用药,后随访斑块基本消失,恢复正常,一直未复发。

释义:黄褐斑俗称"蝴蝶斑""肝斑""黧黑斑"。多见于中年妇女,发病原因,多为内分泌失调或其他疾病引起。

中医学称"面尘""黧黑黚黯"。主要为肾阴不足,气血失调,色素沉着所致。

治疗原发性疾病,如肝病、肾上腺减退疾病、贫血、结核病、盆腔炎等疾病,原发病愈则黄褐斑可自愈。

内分泌失调的黄褐斑,多为卵巢功能减退,月经不调等所引起。

治疗黄褐斑的关键在于疏肝解郁,滋肾养阴,理气活血,加上外用搽药,基本上能治愈。

三、白癜风

病例一:肝肾不足 血瘀风燥

程某,女,16岁,学生。2013年4月26日诊。

1. 主诉 左侧颈部锁骨上有乳白色斑块3处1年多。

2. 主症 患者一年前左侧颈部开始有乳白色斑块一小块,如5分币大小,后逐渐增大多为3处,用过内服、外搽药物治疗,但疗效不显著,故来我处求余治疗。

体形消瘦,面色淡白少华,左侧颈部锁骨上有3处局部色素脱失斑,呈品字形相连,最大一块为3cm×3cm,其余如钱币大小,呈乳白色,斑内皮肤无萎缩、硬化,不痛不痒,无脱屑等病变,白斑向正常皮肤移行,境界不清,偶有头晕眼花,周身乏力,月经不调,舌质淡,苔薄白,脉沉细。

3. 临床检查与诊断

(1)血常规检查:白细胞(WBC)$3.5×10^9/L$,偏低。

(2)诊断:白癜风(进展期)。

4. 辨证施治 证属肝肾不足,血瘀风燥。其人素体虚弱,情志失调,气机不畅,风邪留于腠理,复感风邪,搏于肌肤,致气血失和,气滞血瘀而发为本证。

5. 临床治疗 治宜补肝益肾,祛风活血。用白驳丸加减治之(经验方)。

处方:黄芪150克,黑芝麻、核桃仁各100克,制何首乌、枸杞子、生地黄、熟地黄、白术、茯苓、土茯苓、赤芍、墨旱莲各100克,乌梢蛇120克,女贞子、丹参、紫草各60克,苦参80克,刺蒺藜、防风、菟丝子、补骨脂、蝉蜕、桃仁、鸡血藤、威灵仙、牡丹皮、覆盆子各50克,红花、白芷、重楼、川芎、当归各40克,三七30克,甘草20克。

服法:上药制成水丸,每次服12克,每日3次,饭后服。

外用搽药:补骨脂、菟丝子、威灵仙、禹白附子、苦参、红花、川芎、刺蒺藜各30克。

用法:75%酒精浸泡1周后,涂搽患处。

自此服用2剂后,肤色恢复正常未复发。

病例二:肝肾亏损 血瘀风燥

张某,男,43岁,农民。2010年6月7日诊。

1. 主诉 胸骨两侧及左下腹耻骨阴毛际处,有乳白色局部色素脱失斑多处,已有3年多。

2. 主症 患者3年前发现左侧胸部乳房上,有乳白色小斑块如蚕豆大小两三处,因不痛不痒,又不影响美观,所以没有管它,后逐渐增多,并向下腹左侧耻骨上阴毛际处扩展,开始境界不清,现停止发展,境界清楚,用过中成药内服、外搽治疗,因疗效不佳,故来我处诊治。

体形匀称,面色青而晦滞,刻诊所见:胸骨两侧及左侧下腹耻骨上阴毛际处,有局部色素脱失斑,呈乳白色,境界清楚,有20余处,形状各异,大者如乒乓球,小者如蚕豆、豌豆大小。白斑处边缘色素增加,白斑中不痛不痒,无萎缩、硬化、脱屑等病变,伴有腰膝酸软,阳痿早泄,舌质红、苔白微腻,脉沉细而数。

3. 临床检查与诊断

(1)血常规检查:嗜酸性粒细胞(EO)8.5%(稍高)。

(2)诊断:白癜风(稳定期)。

4. 辨证施治 证属肝肾亏损,血瘀风燥。肝肾亏损,正气不足,不能抵御风邪,风邪留于腠理,搏于肌肤,致气滞血瘀而成为白斑之证。

5. 临床治疗 治宜补肝益肾,祛风活血。用白驳丸加减治之(经验方)。

处方:黄芪200克,生地黄、熟地黄、赤芍、墨旱莲、土茯苓、乌梢蛇、枸杞子各100克,制何首乌、白术、茯苓、紫草、苦参、女贞子各80克,牡丹皮、丹参、蝉蜕、桃仁、威灵仙、鸡血藤各60克,刺蒺藜、防风、红花、重楼、补骨脂、菟丝子、覆盆子、白芷各50克,川芎、当归、三七各40克,甘草20克。

服法:上药制成水丸,每次服12克。每日3次。

外用搽药:补骨脂、菟丝子、威灵仙、禹白附子、红花、川芎、苦参、刺蒺藜各50克。

用法:75%酒精浸泡1周后,涂搽患处。

上药用3剂后,肤色恢复正常,未再复发。

释义: 白癜风是一种局限性黑色素脱失性皮肤病,发病原因目前尚未查明。可能是由于常染色体显性遗传,迟发超敏型的自身免疫反应,周围自主神经不稳定引起组织中各种神经化学因子不平衡,还有某些化学物质(如抗氧化剂、氢醌单醚等),对黑素细胞有选择性地破坏及铜离子缺乏等因素致表皮色素细胞缺乏酪氨酸酶,影响皮肤色素代谢,使表皮色素细胞不能产生黑色素。

中医学称为"白驳风",主要是由于风湿郁于皮毛,气血失和,肤失所养,肝肾不足,血瘀风燥,某些化学品的刺激等因素所致。

白癜风对身体健康没有妨碍,但影响美观,特别是发生于面部者,使患者非常苦恼。中医学治疗以补肝益肾,活血祛风,兼以外用搽药,多能治愈。

四、银屑病

病例一:风燥血热 湿毒瘀血

张某,女,56岁,城市居民。2012年2月3日诊。

1. 主诉 全身性斑块、瘙痒、脱屑5年多。

2. 主症 患者5年前开始有背部出现红色小丘疹,以后逐渐增多,形成银白色云母状干燥性鳞屑,用指甲刮除后,露出半透明的薄膜样或点状出血,经过多方治疗,花去医药费用数万元,病情时好时坏,反复发作。近期病情加重,经人介绍,故来我处求用中医药治疗。

体形偏胖,面色淡白少华,头晕眼花,周身乏力,心情烦躁,睡眠不好,食纳不佳,背腹四肢有斑丘疹,淡红色,境界明显,表面被覆多层银白色鳞屑,周围有轻度红晕,剥脱鳞屑,露出半透明薄膜,撕去薄膜,出现小血点,自觉瘙痒,晚上尤重,起床后床单上留下许多银白色鳞屑,非常苦恼,舌质红,苔薄微黄,脉弦细而数。

3. 临床检查与诊断

(1)血常规检查:白细胞(WBC)$11.6 \times 10^9/L$,嗜酸性粒细胞(EO)8.5%,均偏高。

(2)医院皮肤科诊断:银屑病(寻常型)。

(3)诊断:银屑病。

4. 辨证施治 证属风燥血热,湿毒瘀血。其人因外感风邪,饮食不节,过食肥甘厚味,以致湿毒搏于肌肤,郁久化热,热郁血中,而成血燥,血燥成血瘀,而成为丘斑疹之证。

5. 临床治疗 治宜清热解毒,活血消风。用克银丸加减治之(经验方)。

(1)内服处方:金银花、连翘、乌梢蛇各100克,生地黄、赤芍、土茯苓、苦参、薏苡仁、水牛角丝、蒲公英、败酱草各80克,紫草、地肤子、刺蒺藜、知母、板蓝根、茯苓、丹参、牡丹皮各60克,威灵仙、苍术、黄柏、蝉蜕、僵蚕、当归、荆芥、防风、重楼、白鲜皮、白芷、山楂、桃仁、玄参各50克,红花40克,甘草10克,蜈蚣15条。

服法：上药制成水丸，每次服12克，每日3次，饭后服。

(2)外用处方：生川乌、生草乌、生天南星、苦参、紫草、禹白附子各30克，乌梢蛇50克，三棱、莪术、三七、生马钱子、红花、百部、半枝莲、重楼各20克，冰片5克，细辛、荜茇各10克。再加鲜半夏(俗称麻芋子)100克，来苏尔(又名煤酚皂、甲酚)500毫升，凉开水500毫升。

用法：上药混合一起，装入瓷瓶中封紧，浸泡1周后，用药棉花蘸药液涂搽患处，一日2～3次。此药有毒，严禁入口。

4月10日诊：上药内服外用后，病情有很大好转，患者自觉减轻了百分之七八十，效不更方，照前法加减治之。

(1)内服处方：金银花、连翘各150克，生地黄、赤芍、土茯苓、苦参、薏苡仁、水牛角丝、蒲公英、败酱草各100克，黄柏、茯苓、丹参、牡丹皮、玄参、知母、紫草、地肤子、刺蒺藜各80克，乌梢蛇120克，蝉蜕、僵蚕、当归、板蓝根、荆芥、防风、重楼、白芷、白鲜皮、山楂、桃仁、威灵仙、苍术各60克，红花50克，莪术、虎杖各40克，甘草20克，蜈蚣15条。

用法：同前。

(2)外用处方：生川乌、生草乌、生天南星、苦参、紫草、禹白附子各50克，乌梢蛇60克，生马钱子、红花、百部、重楼、半枝莲、生大黄、三七、三棱各30克，莪术40克，辽细辛20克，荜茇、胡椒各15克，冰片6克，斑蝥5克。加鲜半夏100克，来苏尔(二甲酚)600毫升，凉开水600毫升，粮食醋400毫升，鸡蛋白5枚。

服法：同前方。

此后，病情得到有效控制，嘱患者坚持不间断用药，基本上没有反复，最后得以痊愈，后随访：皮肤有少量色素沉着，皮肤光滑，无鳞屑，全身情况良好，已过两年，未见复发。

病例二：风毒蕴血 毒瘀内侵

谭某，女，58岁，城市居民。2010年10月10日诊。

1. 主诉 周身皮肤发红、大量鳞屑脱落、伴全身不适3年余。

2. 主症 患者3年前背腹部有红色小丘疹少许，以后逐渐扩大，迅速扩延成片，波及上下肢，皮肤呈弥漫性潮红浸润，有大量鳞屑脱落，经过多次治疗，曾一度好转，后又复发，经人介绍，故来我处求用中医药治疗。

体形匀称，面色红润，头晕胀痛，发热恶寒，全身不适，淋巴结肿大，皮肤呈弥漫性潮红浸润，常见片状正常"皮岛"，腹部、背部较多，四肢较少，有大量鳞屑脱落,头皮内有少许厚积鳞痂,自觉瘙痒,舌质淡,苔白微腻,脉沉细而滑数。

3. 临床检查与诊断

(1)血常规检查:白细胞(WBC)$11.8×10^9/L$,嗜酸性粒细胞(EO)8.6%,均较高。

(2)医院皮肤科诊断:银屑病(红皮病型)。

(3)诊断:银屑病。

4. 辨证施治　证属风毒蕴血,毒瘀内侵。风毒之邪,蕴于血分,郁久化热,以致血热,血燥,血瘀形成,加之饮食不节,毒瘀内侵,致病灶潮红浸润,弥漫全身。

5. 临床治疗　治宜清热解毒,活血消风。用克银丸加减治之(经验方)。

(1)内服处方:金银花、连翘各80克,苦参、蒲公英、水牛角丝、石膏各60克,茯苓、土茯苓、板蓝根、乌梢蛇、知母、紫草、重楼各50克,地肤子、刺蒺藜、蝉蜕、荆芥、防风、威灵仙、牡丹皮、白鲜皮、赤芍、苍术、黄柏各40克,生地黄100克,僵蚕、桃仁、红花、川芎、白芷、丹参、当归、蛇床子各30克,麻黄20克,甘草15克,蜈蚣10条。

服法:上药制成水丸,每次服12克,每日3次,饭后服。

(2)外用处方:重楼、三棱、莪术各50克,生川乌、生草乌、苦参各30克,桃仁、红花、紫草、百部、生马钱子、三七各20克,生南星、大黄各10克,冰片5克。加鲜半夏(俗称麻芋子)100克,来苏尔(又名煤酚皂、甲酚)500毫升,凉开水500毫升。

用法:上药混合一起,装入瓷瓶中封紧,浸泡1周后,用药花棉蘸药液涂搽患处,一日2～3次。此药有毒,严禁入口。

2011年2月15日诊:上药内服外用后,临床症状有所减轻,皮肤已不潮红浸润,内服药仍用原方,金银花、连翘、乌梢蛇加重为100克,再加玄参、黄芩、黄连、栀子各60克。去麻黄,服法同前方,外用药同前。

此后,病情基本得到控制,在治疗过程中,曾有轻微的反复,但继续用药,坚持不间断,最终得以治愈,后随访:除皮肤有轻微的色素沉着外,皮肤光滑,无鳞屑,患者也无全身不适,一切均正常,至今已4年,未见复发。

释义:银屑病是一种有复发倾向、覆盖银白色鳞屑的慢性增殖性皮肤病,也称"牛皮癣"。

银屑病的发病机制,是由于精神焦虑,气机壅滞,心火亢盛,饮食不节,过食荤腥发物,使脾胃失和,风热燥盛,肌肤失养,邪热凝滞皮肤,以及常染色体显性遗传、扁桃体炎、上呼吸道感染、代谢障碍、免疫功能障碍等因素所致。外伤、手术、季节变化、寒冷潮湿、血液流变学改变、月经、妊娠、分娩等因素也都可能促发本病。

中医学属"铜钱癣""松皮癣""干癣""白疕"等范畴,定名称癣,实非癣症。

本病的治疗,现代医学尚无特效疗法,中医学以养血润燥、活血消风、清热解毒,疗效甚佳,如配合外用药,则效果更好。

五、脱发

病例一：精血不足 血虚风燥

杨某,女,31岁,城市居民。2004年7月10日诊。

1. 主诉 全头部脱发1年余。

2. 主症 患者从去年生小孩后,开始发现全头部脱发,每天梳头及洗头时有数十根脱发,逐渐增至每次100多根,整个头部头发渐渐稀疏,用过内服、外用药品,因疗效不显著,故来我处求用中医药治疗。

体形高胖,面色晦滞少华,头晕目眩,肢软乏力,精神萎靡不振,整个头皮不断产生干燥的小鳞屑,呈糠秕状,易于脱落,脱屑后皮肤轻度潮红,伴有脱发,脱发后头发稀疏,焦枯略显黄色。每天洗头时或梳头时,掉发较多,月经不调,小孩已断奶,食欲不佳,大便不爽,舌质淡,苔薄白,舌尖有小黑点,脉沉细而弱。

3. 临床检查与诊断

(1)血常规检查:红细胞(RBC)3.1×10^{12}/L,血红蛋白(HGB)100g/L,轻度贫血。

(2)诊断:神经性脱发。

4. 辨证施治 证属精血不足,血虚风燥。发乃血之余,由于肾精不足,血虚生风,风邪侵入毛孔,郁久血燥,肌肤失养,由于血燥,过食辛辣厚味,致肠胃蕴湿积热,外犯肌肤而成,日久则为血虚风燥,肌肤失养,故毛发脱落。

5. 临床治疗 治宜补肾生精,养血祛风。用生发丸加减治之(经验方)。

处方:黄芪150克,天麻、人参、茯苓、熟地黄、枸杞子、黑芝麻、核桃仁各100克,制何首乌160克,女贞子、墨旱莲、侧柏叶各80克,酸枣仁、麦冬、巴戟天、骨碎补各50克,羌活、防风、五味子、山茱萸、菟丝子、补骨脂、仙茅、白芍、肉苁蓉、怀牛膝各40克,覆盆子、丹参、沙苑子、大枣、当归各30克,川芎、甘草各20克。

服法:炼蜜为丸,每丸重15克,每次服1丸,每日3次。

上药服1剂后,脱发减少,连续服用5剂后,脱发重新再生,基本恢复至正常状态。

病例二:肝肾不足 湿盛血燥

龚某,男,28岁,工人。2005年1月18日诊。

1. 主诉 头皮油腻、头发逐渐细软、稀疏、脱落1年多。

2. 主症 患者1年前起,从前发际至头顶部,皮肤瘙痒,呈油腻状,长期反复发作,头发变细变软,稀疏、脱落,周围头发脱落少,但有油腻感,经用多种方法治疗,但疗效不佳,故来我处求用中医药治疗。

体形高胖,面色油光红润,头皮呈片状油腻性黄色鳞屑痂,经常瘙痒,炎症明显,病程长,反复发作,前额入发际至头顶头发脱落较多,有秃顶的趋势,胸闷,四肢乏力,口苦,心烦不宁,食欲不振,大便秘结,小便短赤,舌质红,苔薄黄,脉弦细而数。

3. 临床检查与诊断

(1)某医院皮肤科门诊检查诊断为脂溢性脱发。

(2)诊断:脂溢性脱发。

4. 辨证施治 证属肝肾不足,湿盛血燥。其人肝血虚不能上荣头皮,湿邪盛滞留肌肤,以致毛孔张开,风邪乘虚而入,致头皮油腻,发根不固,头发变细变软而脱落。

5. 临床治疗 治宜滋肾补肝,清热燥湿。用首乌知柏汤加减治之(经验方)。

处方:茯苓400克,制何首乌250克,赤茯苓、女贞子各200克,天麻、墨旱莲、侧柏叶、蒲公英、败酱草各150克,羌活、肉苁蓉、锁阳、薏苡仁、苍术、黄柏、黄芩各100克,补骨脂、菟丝子、防风、蝉蜕、淫羊藿各80克,甘草20克。

服法:上药制成水丸,每次服15克,每日3次,饭后服。

上药服完后,脱发已停止,头皮头发油腻性、鳞屑已减少,头发细软,稀疏要好一些,继续服用2剂后,头发硬度,密度基本正常,秃顶的趋势得到控制。

释义:脱发是一种常见的疾病,引起脱发的病因主要是营养障碍,消化不良,过食甘肥、辛辣,过量饮酒,B族维生素缺乏,代谢不全等因素,使毛根萎缩,脆而易断;急性高热,产后贫血,病毒感染,损害毛母细胞。还有甲状腺功能亢进或低下,男性雄激素、女性雌激素分泌过多,肝硬化、红斑性狼疮,精神创伤,过度疲劳;过量服用抗凝血、抗神经类药物等因素,以及遗传因素,局部因素等均可导致脱发。

中医学属"白屑风""面油风"等范畴。中医的观点认为,头发与血液的关系密不可分,有"肾之华在发""发乃血之余"的说法,也有"血盛则发润""血衰则发枯"的说法。中医学认为,脱发的原因,主要是"肝肾不足,血虚风燥"所造成。

治疗脱发一般分"肝肾不足,气血虚弱,湿痰内阻,瘀血停滞"等类型,除用药物内服治疗外,还要注意养成健康的生活习惯,不要过食甘肥、辛辣等。

六、斑秃

病例一:肝肾不足 血虚风燥

张某,女,55岁,农民。2004年1月29日诊。

1. 主诉 左侧头部及后头部有圆形斑秃两处1年多。

2. 主症 患者去年偶然发现头发脱落,左侧头部有椭圆形脱发一处,顺手摸至后头部也有一处,遂引起重视,用过生发精内服,生姜外搽治疗,均无效果,故来我处求用中医药治疗。

体形偏瘦,面色淡白少华,左侧头部有6cm×5cm之椭圆形斑秃一处,后头部有5cm×4cm之椭圆形斑秃一外,斑秃之肤色微红,表面光滑,但见毛孔,无症状,无疼痛,无瘙痒,伴头晕耳鸣,腰膝酸软,心慌心跳,失眠多梦,饮食无味,心烦易怒,急躁不安,舌质淡,苔薄白,脉细弱。

3. 临床检查与诊断

(1)血常规检查:红细胞(RBC)$2.5×10^{12}$/L,血红蛋白(HGB)88g/L,白细胞(WBC)$3×10^9$/L,轻度贫血。

(2)诊断:斑秃,贫血。

4. 辨证施治 证属肝肾不足,血虚风燥。其人素体较弱,肝肾不足,肾精能生血,发乃血之余,故气血虚弱,则风邪乘虚侵入毛孔,致发根枯衰不固,故而逐渐形成椭圆形脱发,而成为斑秃之证。

5. 临床治疗 治宜补肾生精,养血生发。用生发丸加减治之(经验方)。

处方:黄芪150克,制何首乌160克,人参、天麻、茯苓、黑芝麻、核桃仁、枸杞子各100克,熟地黄180克,女贞子、墨旱莲、侧柏叶各80克,酸枣仁、五味子、麦冬、补骨脂、丹参、菟丝子、山茱萸、巴戟天、仙茅、沙苑子、骨碎补、覆盆子、白芍、肉苁蓉、怀牛膝各50克,当归、羌活、防风各40克,川芎、甘草各20克。

服法:炼蜜为丸,每丸重20克,每次服1丸,每日3次。

上药服后,斑秃之头发渐生,第二剂加白术、鹿角胶、大枣各60克,服法同上方。自此以后,头发复原,看不出斑秃之痕迹。

病例二:肝肾阴虚 血热风燥

黄某,男,30岁,干部。2011年4月5日诊。

1. 主诉 全头部圆形脱发多处1年多,加重3个月。

2. 主症 患者1年前开始突然脱发,逐渐出现全头部多处圆形脱发,并伴有秃顶,经多方治疗,效果不显著,故来我处求用中医药治疗。

体形匀称,面色红润,一年前突然脱发,发展较快,头发多处呈斑片状脱落,且有秃顶的发展趋势,头皮红发痒,有油腻状,能见毛孔,头部烘热,腰膝酸软,心烦易怒,焦躁不安,失眠多梦,大便燥结,舌质红,苔薄黄,脉细数。

3. 临床检查与诊断
(1)检验报告:正常。
(2)诊断:斑秃。

4. 辨证施治 证属肝肾阴虚,血热风燥。头发与血液的关系密不可分,肾能生精,精能化血,血盛则发润,血衰则发枯,血虚易生热,热则毛孔开,风邪乘血虚而入毛孔,使发根枯而不固,呈斑片状脱落。

5. 临床治疗 治宜滋阴补肾,清热燥湿。用首乌知柏汤加减治之(经验方)。

处方:制何首乌、黄芪、茯苓各150克,西洋参、熟地黄、枸杞子、天麻、土茯苓、苦参、侧柏叶各100克,白术、白芍、丹参、女贞子、墨旱莲各80克,知母、黄柏、补骨脂、锁阳、菟丝孔子、肉苁蓉、刺蒺藜、酸枣仁、白鲜皮、地肤子各60克,当归、羌活、防风、覆盆子、山茱萸、蝉蜕、僵蚕、怀牛膝、仙茅、巴戟天各50克,川芎30克,甘草20克,骨碎补70克。

服法:上药制成水丸,每次服12克,每日3次,饭后服。

外用搽药:侧柏叶、补骨脂、骨碎补、附子、干姜各50克。

用法:用75%酒精500毫升浸泡10天后,用棉签蘸药液涂搽患处,每日

第十章 外科疾病

2～3次。

经过以上方法治疗后,头发开始生长,续服1剂后,基本治愈。

释义:斑秃又称圆形脱发症,民间叫作"鬼剃头"。

斑秃的发病原因尚未查明,一般认为,是由于雄激素增多,影响毛发核中蛋白的合成,损害发根毛囊,遗传基因,免疫能力不强,用脑过度,精神抑郁,皮脂增多,某些药物的反应,内分泌障碍,抗毛基质细胞抗体的形成,部分的抑制了毛囊的活性有关等。

中医学属"油风"的范畴。其病因病机为肝肾不足,血虚不能上荣,以致毛孔开张,风邪乘虚而入,风胜血燥,使发根不固而脱发形成斑秃;或由肝气郁结,气机不畅,乃至气滞血瘀,发失所养而成。

中医学治疗斑秃,有一定的优势,常用"滋阴补肾,益气养血,祛风滋燥,活血化瘀"等方法,往往能收到良好的治疗效果。

七、痛风性关节炎

病例一:风寒湿滞 湿热痹阻

李某,男,55岁,教师。2011年2月13日诊。

1. 主诉 反复突发性急性双足跖趾、踝关节及双手指、腕、肘关节红肿热痛5年多,加重半年。

2. 主症 患者近5年以来,每逢喝各种酒类以后,突发左足或右足跖趾踝关节,或双手指、腕、肘关节红肿热痛,经用布洛芬及秋水仙碱治疗后得以缓解,近半年以来发作频繁,不饮酒时也突然发作,故求用中医药治疗。

体形矮胖,面色青赤而晦滞,头痛眩晕,发热口渴,心烦不安,复发性急性右足第一跖趾关节、踝关节及左手大拇指第一关节、腕关节局部红肿热痛,痛不可近,得冷稍舒,关节活动受限,走路需扶持才能行动,痛苦异常,全身不适,食欲减退,大便不调,小便短黄,舌质红,苔微黄腻,脉滑数。服用西药后能缓解,但很短时间又复发。

3. 临床检查与诊断

(1)血液检查:白细胞(WBC)11×10^9/L(偏高),血液尿酸(UA)560μmol/L。

(2)X线摄片检查:病变关节面附近的骨骼部,因骨组织被尿酸所替代,出现凿孔状圆形缺损阴影。

(3)诊断:痛风性关节炎。

4. 辨证施治 证属风寒湿滞,湿热痹阻。风者善行而数变,风邪侵袭而痛无定处;寒为阴邪,其性凝滞,经脉不通则痛;湿性重浊黏滞,阻碍气机,痛处不移;其人素体阳盛,感受风寒湿邪,郁于肌肤而化热,热盛化火,火盛为毒,热毒交炽,流于关节、肌肉,血脉壅滞,痹阻不通,故关节、肌肉红肿热痛,痛不可触。

5. 临床治疗 治宜祛风清热,通络利湿。用痛风湿热痹汤加减治之(经验方)。

处方:羌活、独活、防风各10克,苍术、连翘、滑石、车前子、秦艽、威灵仙各20克,薏苡仁80克,黄柏、川牛膝、桑寄生、知母、千年健、石南藤、海风藤各15克,甘草5克。

服法:水煎服,3剂,每剂服2天,第一天,煎1次,服3次,第二天,煎2次,混合服3次。

2月20日诊:上药服3剂后,临床症状缓解,仍照前方去滑石,加当归10克,续服3剂。

2月27日诊:痛风基本治愈,为了防止复发,巩固疗效,现用丸药治之。

处方:黄芪150克,天麻、薏苡仁、杜仲、车前子、乌梢蛇各100克,土茯苓、生地黄、茯苓各80克,白术、赤芍、千年健、威灵仙各60克,羌活、独活、防风、苍术、黄柏、秦艽、桑寄生、续断、砂仁、莪术、广藿香、建曲、石南藤、海风藤、蝉蜕、泽泻、知母、全蝎各50克,当归、桂枝、血竭、制乳香、制没药、延胡索、细辛、川牛膝、法半夏、大枣、刺五加皮各40克,猪苓、木香各30克,甘草20克,蜈蚣15条。

服法:上药制成水丸,每次12克,每日3次,饭后服。

自服药丸以后,有半年痛风未复发,为了防止复发,以后间断不拘时服此药巩固疗效。

病例二:风寒痹阻 湿热内蕴

张某,男,40岁,干部。2010年4月1日诊。

1. 主诉 反复发作性手足关节无定处红肿热痛3年多,加重半年多。

2. 主症 患者3年前患痛风性关节炎,经常反复发作,发作后,行走困难,手指、手腕、足跖趾、足踝关节红肿热痛,经用西药治疗后,两三天才能缓解,每因饮酒及食高蛋白食物后,容易复发。近半年以来,发作频繁,服西药剂量越来越大,而且疗效也差,故改用中医药治疗。

体形匀称,面色晦滞,夜间睡觉醒来时,感觉右足踝、右足第一跖趾关节疼痛,左手第一拇指关节、左手腕关节轻微疼痛,至天亮后,起床行走困难,需人搀扶,异常痛苦,此次发作后,痛处关节红肿焮热疼痛,触之更痛,得冷稍舒,头晕发热,口干口渴,周身不适,不思饮食,大便不爽,小便短赤,舌质红,苔白腻,脉弦细而数。

3. 临床检查与诊断

(1)血液检查:白细胞(WBC)11.2×10^9/L(增高),血液尿酸(UA) 580μmol/L。

(2)痛处关节X线片检查提示:尿酸性关节炎图像。

(3)诊断:痛风性关节炎。

4. 辨证施治 证属风寒痹阻,湿热内蕴。风为阳邪,善行而数变,寒为阴邪,其性凝滞,主收引,主疼痛,风寒痹滞日久,化为湿热,交阻于经络关节,故局部红肿灼热,痛不可触;气血为湿热阻滞,不通则痛,故关节屈伸不利,步履艰难。

5. 临床治疗 治宜祛风散寒,利湿清热。用痛风寒湿痹方合痛风湿热痹方加减治之(经验方)。

处方:麻黄、桂枝、杏仁、制川乌、制草乌、防风各10克,薏苡仁80克,白芍、知母、蚕沙各20克,苍术、黄柏、秦艽、川牛膝、桑寄生各15克,甘草5克。

服法:水煎服,3剂,每剂服2天,第一天,煎1次,服3次,第二天,煎2次,混合服3次。

4月10日诊:上方服3剂后,临床症状有很大的好转,仍照前方去制川乌、制草乌,加千年健15克,车前子20克,石南藤、海风藤各10克,续服3剂。

4月20日诊:痛风性关节炎,临床症状消失,为了防止复发,再用丸药以巩固疗效。

处方:黄芪、党参各150克,天麻、杜仲、乌梢蛇、车前子、熟地黄各100克,薏苡仁、白芍各80克,茯苓、全蝎、地龙、木瓜、秦艽、威灵仙、千年健、伸筋草、苍术、黄柏各50克,当归、桂枝、羌活、独活、防风、细辛、土鳖虫、蕲蛇、续断、砂仁、补骨脂、菟丝子、血竭、制乳香、制没药、川牛膝、桑寄生、刺五加皮、延胡索各40克,川芎、木香各30克,甘草20克,蜈蚣12条。

服法:上药制成水丸,每次12克,每日3次,饭后服。

自从服药丸后,有一年左右痛风未复发,为了防止复发,戒饮酒,少食海鲜类食品,随访3年,情况良好。

释义:痛风是一组嘌呤代谢紊乱所致的疾病,嘌呤代谢中有关酶活性的先天性或后天性缺陷导致尿酸生成过多,尿酸排出过少,或两者兼有之,使血浆尿酸盐浓度超过饱和限度。

人体内尿酸有两个来源,一是从富含核蛋白的作物中核苷酸分解而来,属外源性;二是从体内氨基酸、磷酸核糖及其他小分子化合物合成,以及核酸分解代谢而来,属内源性。内源性因素较外源性因素更为重要,如果尿酸盐生成过多或排出减少,则可产生高尿酸血症。

临床表现主要有两种类型,一为痛风性关节炎及痛风石,治疗较易,预后良好,不影响寿命。二为痛风性肾病,表现为腰酸腰痛,多尿、夜尿、蛋白尿、高血压、肾衰竭等,预后比较严重。

中医学属"痹证""腰痛""淋证"等范畴。风寒湿热是本病的主要病因,往往兼杂致病,使经络痹阻,气血运行不畅,导致关节红肿热痛。

八、类风湿关节炎

病例一:风寒湿痹 本虚标实

左某,女,23岁,农民。2007年9月25日诊。

1. **主诉** 上下肢手足关节、手指、足趾变形疼痛3年,加重2个月。
2. **主症** 患者从20岁开始感觉手足关节对称性多关节呈游走性疼痛,疼痛时轻时重,无明显水肿及关节变形。数月后,晨僵明显,逐渐发现少数关节肿胀变形及活动受限,并逐渐累及其他对称的关节,如指、腕、肘、膝、趾关节,全身肌肉酸痛,曾用过西药激素间断治疗过,停用激素后,病情反弹加重,经人介绍故来我处求用中医药治疗。

体形消瘦,面色苍白无华,头目眩晕,周身软弱无力,心悸气短,咳嗽痰多,双手指关节疼痛、畸形呈鹰爪,足趾、膝关节畸形、肿胀,四肢肌肉及皮肤萎缩状,关节肿胀、僵硬、疼痛,手不能握紧拳头或持重物,早上起床后关节僵硬,持续1小时多,活动后减轻,行动障碍,呈蹒跚状态,全身肌肉酸痛,有时发热,有时发凉,食欲不振,痛苦异常,月经后期,尿多,舌质淡,苔薄白,脉沉细略数。

3. **临床检查与诊断**

(1)血液检查:红细胞(RBC)2.8×10^{12}/L,血红蛋白(HGB)88g/L,白细胞(WBC)3×10^9/L(中度贫血),血沉(ESR)38mm/h(增快),类风湿因子

(RF)阳性。

(2)关节 X 线片提示:关节端骨质疏松,关节软骨下囊性破坏,骨侵蚀改变。

(3)诊断:类风湿关节炎。

4. 辨证施治　证属风寒湿痹,本虚标实。其人正气不足,风寒湿邪入侵,而成为痹证;痹证反复发作,渐进发展,由于经络长期为邪气壅阻,营卫不行,湿聚为痰,络脉瘀阻,痰瘀互结,正邪夹实,病久入深,气血亏耗,肝肾亏损,筋骨失养,肿胀畸形,遂成为正虚邪恋,本虚标实之证。

5. 临床治疗　治宜补脾益肾,祛风除湿,活血通络,温经止痛。用祛风散寒除湿丸加减治之(经验方)。

处方:黄芪、人参各 150 克,黑蚂蚁 300 克,生地黄、乌梢蛇各 100 克,薏苡仁、秦艽、杜仲各 80 克,白术、威灵仙、鸡血藤、淫羊藿各 60 克,白芍、地龙、木瓜、茯苓、虎杖、全蝎、川牛膝、桑寄生、千年健、牡丹皮、白鲜皮、蕲蛇各 50 克,当归、麻黄、桂枝、细辛、苍术、黄柏、知母、防风、羌活、独活、续断、血竭、制乳香、制没药、制川乌、制草乌、干姜、川芎、补骨脂、菟丝子、骨碎补、僵蚕、桃仁、红花、丹参、刺五加皮、蝉蜕各 40 克,制马钱子、甘草各 15 克,蜈蚣 15 克。

服法:上药制成水丸,每次 12 克,每日 3 次,饭后服。月经期停服。

外用祛风湿酊搽剂:生川乌、生草乌、赤芍药各 30 克,生马钱子、一枝蒿、禹白附子、当归、桂枝、红花、三七、白芷、高良姜、羌活、独活、川芎各 20 克,肉桂、丁香、荜茇、吴茱萸、樟脑、辽细辛各 10 克,冰片 5 克。

用法:上药用高粱酒、食用醋各 500 毫升,浸泡 1 周后,涂搽痛处,每日 3 次。勿入口。

12 月 15 日复诊:上药服 1 剂后,病情有好转,已停用西药激素,仍照前方加减用药。

处方:黄芪 250 克,高丽参、西洋参、枸杞子、生地黄各 150 克,黑蚂蚁 500 克,乌梢蛇、海龙、薏苡仁、天麻各 100 克,秦艽、木瓜、杜仲、千年健、炙龟甲、炒鳖甲、淫羊藿各 80 克,白芍、白术、茯苓、刺五加皮、威灵仙、当归、牡丹皮、川牛膝、锁阳各 60 克,葛根、桂枝、防风、羌活、独活、全蝎、续断、骨碎补、苍术、黄柏、蕲蛇、血竭、制乳香、制没药、地龙、补骨脂、菟丝子、地骨皮、桃仁、红花各 50 克,制川乌、制草乌、川芎、莪术、干姜、细辛、砂仁、大枣各 40 克,云木香 30 克,蜈蚣 15 克,制马钱子、甘草各 20 克。

服法:同前方。

经过一年多的治疗,病情有很大的好转,疼痛减轻,体重增加,但关节畸形依然存在,生活基本能自理,能参加轻体力劳动,已结婚生子,后随访一般情况良好。

病例二:心气不足 水气凌心

黎某,男,34岁,农民。2004年2月28日诊。

1. 主诉 心悸、气短、全身水肿、胃脘疼痛1月余,加重1周。

2. 主症 患者20岁前曾患类风湿关节炎,经治疗后好转,于2年前夏天野外露宿,因感受寒湿,病又加重,经用西药泼尼松、安乃近、保泰松等治疗后,病情稳定,又于去年下半年关节疼痛复发,仍用西药治疗,关节疼痛已经控制,但心悸气短,全身水肿,上腹部疼痛,故来我处求用中医药治疗。

体形矮瘦,面色晦滞少华,头晕眼花,双侧掌指关节变形,呈鹰爪手,双肘、腕关节、双踝关节不定时疼痛,走路蹒跚,步子缓慢,晨僵明显,活动后减轻,全身水肿,以下肢为甚,足背按之没指,心悸怔忡,气短自汗,胃脘胀痛,时泛呕恶,胃纳不佳,小便短少,大便不调,舌质淡,苔白微腻,脉沉细而结代。

3. 临床检查与诊断

(1)血液检查:红细胞(RBC)$3.2 \times 10^{12}/L$,血红蛋白(HGB)100g/L,白细胞(WBC)$3.6 \times 10^9/L$(轻度贫血),血沉(ESR)36mm/h(增快),类风湿因子(RF)阳性。

(2)关节X线片提示:关节端骨质疏松。

(3)心电图检查:心率增快,心律失常。

(4)诊断:类风湿关节炎伴心功能不全。

4. 辨证施治 证属心气不足,水气凌心。心气不足,不能鼓动血液正常运行,心失所养,则怔忡,气短自汗;水为阴邪,赖阳气化之,今阳虚不能化气,水邪内停,上凌于心,故见心悸。阳气不能达于四肢,水湿趋下,故见下肢水肿。

5. 临床治疗 治宜补益心气,利水消肿。用益心汤加减治之(经验方)。

处方:黄芪50克,党参30克,熟附片、白术、茯苓、干姜、大枣各20克,桂枝、猪苓、厚朴、法半夏、陈皮各10克。

服法:水煎服,5剂,每日1剂。

上方服后,水肿消退,心悸气短,胃脘胀痛消除,仍照前方加五味子、麦冬、酸枣仁各15克。服5剂,服法如前方。

3月20日诊:全身情况良好,关节疼痛,晨僵明显,已停用西药,用祛风散寒除湿丸加减治之(经验方)。

处方:黄芪、人参、天麻各150克,黑蚂蚁300克,乌梢蛇100克、海龙、熟附片、骨碎补、狗脊、全蝎各50克,薏苡仁、白芍、杜仲、秦艽、酸枣仁、白术、茯苓各80克,生地黄、千年健各60克,当归、桂枝、苍术、黄柏、短母、羌活、独活、防风、远志、木瓜、桃仁、三七、血竭、制乳香、制没药、川牛膝、桑寄生、续断、威灵仙、补骨脂、菟丝子、淫羊藿、伸筋草、寻骨风、刺五加皮、麦冬、五味子、石菖蒲、陈皮、砂仁、大枣各40克,红花、川芎、辽细辛各30克,蜈蚣15条、甘草20克。

服法:上药制成水丸,每次12克,每日3次,饭后服。连续服3剂,每剂服3个月。

经治疗后,病情稳定,基本没有复发。

释义:类风湿关节炎,简称"类风湿",是一种常见的以关节组织慢性炎症性病变为主要表现的自身免疫性疾病。类风湿主要侵犯手足小关节,除关节外,肺、心、神经系统等其他器官或组织亦可受累。主要病理变化为关节滑膜细胞浸润,滑膜翳形成,软骨及骨组织的侵蚀。滑膜反复炎症,最终导致关节结构的破坏、畸形和功能丧失。

类风湿关节炎的病因目前尚未完全明确,多数学者认为与遗传因素,感染因素(如支原体、白喉杆菌、巨细胞病毒、单纯疱疹病毒、结核杆菌等)及激素因素等有一定的关系。

中医学属"痹证"的范畴,是由于气血亏损,风寒湿热之邪侵袭经络,使气血不畅,久而成痹。

治疗类风湿关节炎,目前尚无根治良方,按中医的"痹证"辨证论治疗,能取得一定的治疗效果。

九、强直性脊柱炎

病例一:气虚血瘀 阳虚寒凝

余某,男,25岁,干部。2005年9月7日诊。

1. 主诉 下腰、臀部、髋部强直性疼痛、僵硬3个多月,加重10余天。

2. 主症 患者3个月前,开始下腰部疼痛、僵硬,不能俯仰、扭转,逐渐加重,渐至双下肢强直性疼痛,行动困难,遂转入某医院住院治疗,经检查诊断为"强直性脊柱炎",用抗生素、激素治疗10余天,未见明显好转,患者要求用中医药治疗。

体形稍胖,面色青而晦滞,先从下腰、臀部、髋部疼痛僵硬,不能转侧,前屈后伸、侧弯受限,背部后拱不能伸直,双下肢疼痛无力,步履艰难,时轻时重,遇寒冷或雨天加重,遇热减轻,因腰部扭转、碰撞、咳嗽、喷嚏而加重,近10来天,呈持续性钝痛、酸痛、针刺样痛,精神极差,食欲减退,舌质淡,苔白微腻,脉沉细而弱。

3. 临床检查与诊断

(1)血沉、脑脊液检查:血沉(ESR)26mm/h(稍增快),脑脊液蛋白质稍增加。

(2)X线片检查提示:骶髂关节边缘稍模糊并稍致密。

(3)诊断:强直性脊柱炎(早期)。

4. 辨证施治　证属气虚血瘀,阳虚寒凝。风寒湿三气杂至合而为痹,此为骨痹,其人体胖气虚,受风寒湿邪外侵,致气机运行失和,郁滞不通,气滞血瘀,阻滞脉络,阴寒凝聚,营卫不调,发为骨痹之证。

5. 临床治疗　治宜祛风散寒,利湿除痹。用祛风散寒胜湿汤加减治之(经验方)。

处方:麻黄、桂枝、羌活、独活、川芎、细辛、制川乌、制草乌各10克,生地黄、葛根、防风、木瓜、血通、地龙、白芷、刺五加皮各15克,白芍、茯苓、秦艽、威灵仙、苍术、白术、薏苡仁、桑寄生各20克,制马钱子、甘草各5克。

服法:水煎服,3剂,每剂服3天,第一天,煎1次,服3次,第二天,煎2次,混合服3次,第三天,煎3次,混合服3次。

9月18日诊:上方服后,稍有进步,嘱其停用抗生素、激素治疗,全用中药,仍照前方去川芎、苍术、白术、加杜仲20克、制乳香、制没药、桃仁、红花、土鳖虫、怀牛膝各10克,3剂,服法同前方。

9月28日诊:上方服后,行动不需人搀扶,背仍驼,不能伸直,病久加入补气之品,仍照前法用药。

处方:黄芪30克,麻黄、桂枝、制川乌、制草乌、细辛、红花、川芎、羌活、独活、制乳香、制没药、地龙、胆南星、法半夏各10克,当归、防风、木瓜、葛根、血通、刺五加皮各15克,白芍、茯苓、生地黄、伸筋草各20克,制马钱子、陈皮、甘草各5克。

服法:同前方,3剂。

10月2日诊:上方服后,腰能伸直一段时间,从腰至双下肢,碰撞、咳嗽、侧转时有放射性疼痛,仍照前法加减治之。

处方:黄芪50克,党参30克,桂枝、细辛、川芎、防己、怀牛膝、木瓜、血通各10克,当归、羌活、独活、防风、葛根、刺五加皮各15克,薏苡仁50克,白芍、苍术、白术、秦艽、威灵仙、杜仲、茯苓、桑寄生各20克,制川乌、制草乌各12克,制马钱子、甘草各5克。

服法:水煎服,3剂,每剂服3天,服法同前方。

10月15日诊:治疗1个月多,各种临床症状得到有效控制,骶髂关节、双下肢关节活动时有"咔咔"之响声,此乃肾气不足之缘故,拟用丸药缓图。

处方:黄芪、党参、杜仲各150克,熟地黄、枸杞子、乌梢蛇、海龙各100克,威灵仙、白芍、茯苓、伸筋草各80克,狗脊、骨碎补、秦艽各60克,当归、桂枝、细辛、川芎各40克,续断、山茱萸、羌活、独活、防风、全蝎、怀山药、僵蚕、土鳖虫、桃仁、红花、砂仁各50克,制川乌、制草乌各30克,甘草20克。

服法:制为水丸,每次服12克,每日3次。

上药连续服3剂后,已恢复健康未再发。

病例二:风寒湿热 著为骨痹

周某,男,30岁,农民。2011年1月27日诊。

1. 主诉 颈部、腰背疼痛僵硬3年多,加重2个月。

2. 主症 患者有强直性脊柱炎的病史已3年多,这3年中病情时轻时重,与天气变化及冷热有一定关系,经断续治疗,病情曾经好转过一段时间,但腰背部有些变形,近来天气寒冷,旧病又复发,并且逐渐加重,故患者要求用中医药治疗。

体形偏瘦,面色淡白少华,精神萎靡不振,头颈部强直僵硬,背部稍高,脊背向后略凸出,腰背僵硬不能后伸,前弯时双上肢垂直,颈椎、腰椎生理性曲度消失,疼痛呈持续性酸痛、钝痛,能行走,步子慢,头部有点向前窜,双下肢麻木酸胀,胸部隐痛不适,食欲不振,腹部胀气,日轻夜重,大便不调,小便色淡黄,舌质淡,苔白微腻,脉沉迟而细弱。

3. 临床检查与诊断

(1)血常规检查:红细胞(RBC)3.2×10^{12}/L,血红蛋白(HGB)100g/L,白细胞(WBC)3.8×10^9/L(轻度贫血)。

(2)X线片检查提示:骶髂关节间隙狭窄,边缘骨质改变。

(3)诊断:强直性脊柱炎(中期)。

4. 辨证施治 证属风寒湿热,著为骨痹。其人素虚,风寒湿三气乘正气虚弱入侵于肌肤,著于骨络,郁久而化热,致风寒湿热凝于骶髂关节而成为骨痹之证。

5. 临床治疗 治宜益气散寒,利湿温经。用脊椎顽痹丸加减治之(经验方)。

处方:黄芪、党参、杜仲各150克,天麻、葛根各100克,生地黄、白芍、全蝎、千年健、伸筋草、寻骨风、石南藤、海风藤、薏苡仁各80克,乌梢蛇150克,威灵仙、木瓜、广藿香各60克,秦艽、续断、羌活、独活、防风、僵蚕、地龙、桃仁、红花、苍术、黄柏、川牛膝、桑寄生、砂仁、莪术、姜黄、大枣、干姜、茯苓各50克,当归、桂枝、麻黄、川芎、辽细辛各40克,制川乌、制草乌各35克,制马钱子、甘草各15克,蜈蚣15条,云木香30克。

服法:上药粉碎为粗末,每天用150克,装入棉布袋中,水煎2次后,混合分3次温服,服20天。

2月20日诊:病情有好转,为了服药方便,仍照前法加减制成药丸。

处方:黄芪、人参、天麻各150克,葛根、熟地黄、乌梢蛇、杜仲各100克,白芍、茯苓、生地黄、薏苡仁各80克,威灵仙、千年健、木瓜、广藿香、狗脊、骨碎补、建曲、莪术各60克,秦艽、续断、羌活、独活、防风、僵蚕、全蝎、地龙、桃仁、红花、苍术、黄柏、血竭、砂仁、干姜、川牛膝、桑寄生、大枣、当归、海龙、山茱萸、菟丝子、补骨脂各50克,桂枝、川芎、制乳香、制没药、辽细辛各40克,制川乌、制草乌各35克,麻黄、云木香、白豆蔻各30克,制马钱子、沉香、甘草各15克,蜈蚣15条。

服法:上药制成水丸,每次服12克,每日3次。

连续服2剂后,病情基本稳定,疼痛僵硬好转,但变形的骨关节依旧,勉强能伸屈。

释义:强直性脊柱炎是慢性多发性关节炎的一种类型,其特征是从骶髂关节开始,逐步上行性蔓延至脊柱关节,造成骨性强直。病损以躯干关节为主,也可波及近躯干的髋关节,但很少波及四肢小关节,与类风湿关节炎是完全不同的相比疾病。

本病是由于基因因素和环境因素的综合作用所引起的疾病。

对本病的治疗,目前用西药无根治良方,但及时、积极的治疗,可使病情缓解和好转。

本病在中医学属"肾痹""骨痹""顽痹"的范畴。

中医学认为,先天不足,后天失养,骨髓失充,湿热浸淫,外感风寒湿邪,肾精亏虚,生化乏源,致使督脉虚损,脊骨变性僵硬。

中医学治疗本病,以祛风散寒,活血通络,补肾健骨为主要方法,根据临床经验总结,谨慎地使用重方猛剂,可收到满意的治疗效果,不过辨证要准确。

十、腰臀部筋膜炎

病例一:风寒湿痹 阻滞经脉

王某,男,42岁,农民。2008年5月6日诊。

1. 主诉 左侧腰臀部剧烈疼痛,生活不能自理,已卧床不起1年多,加重2个月。

2. 主症 患者一年前外出打工干泥工活,因腰部用力后劳损及受凉,发现左侧腰臀部疼痛,以后逐渐加重,并伴有乙肝后早期肝硬化,右肾结石,经住院治疗一段时间,未见明显好转,已无法上班,行动需用双拐杖扶持,整日卧床,生活不能自理,因此妻子离他而去,有一子15岁,也辍学在家,一家三口人全靠60多岁的父亲支撑生活,经人介绍乘车后夹扶双拐杖来我处求用中医药治疗。

体形瘦长,面色青而晦滞,精神萎靡不振,周身倦怠乏力,头晕眼花,贫血貌,上腹饱胀,右胁胀痛,食欲不佳,左侧腰臀撕裂样疼痛,大腿后侧牵拉样疼痛,弯腰受限,行走不便,需人搀扶,由站立下坐或坐起直立时均感腰部乏力,疼痛加重,必须经人扶持才能坐起,膝关节酸软,左下肢肌肉萎缩,比右下肢明显瘦小,舌质淡,苔白微腻,脉沉细而弱。

3. 临床检查与诊断

(1)腰臀部局部检查:髂嵴最高点内2～3cm处,可触及一滚动、高起的条索状物,压痛明显,可有麻木酸胀感,向左下肢放射,直腿抬高受限。

(2)腰部X线片检查:腰、骶椎无异常发现。

(3)血常规、乙肝病毒、肝功能检查:血清乙型肝炎表面抗原(HBsAg)(+),血清乙型肝炎e抗原体(抗-HBe)(+),血清乙型肝炎核心抗体(抗-HBc)(+),为小三阳。红细胞(RBC)3.2×10^{12}/L,血红蛋白98g/L(轻度贫血)。肝功能:丙氨酸氨基转移酶(ALT)88U/L,天冬氨酸氨基转移酶(AST)95U/L,碱性磷酸酶(ALP)175U/L,γ-谷氨酰转移酶(γ-GT)78U/L,肝纤维透明质酸酶(HA)185μg/L,层粘连蛋白(LN)210μg/L,Ⅲ型前胶原(PCⅢ)150μg/L。

(4)诊断:腰臀部筋膜炎(伴乙肝后早期肝硬化,右肾结石)。

4. 辨证施治　证属风寒湿痹,阻滞经脉,劳倦内伤,复感外邪,风寒湿邪相搏,风性主动,善行而数变,寒主收引,主疼痛,湿性重浊凝滞,致经脉失和,气血运行不畅,痹阻不通,故腰臀部剧烈疼痛。

5. 临床治疗　治宜祛风除湿,通痹止痛。用通痹止痛方合腰痛活络汤加减治之(经验方)。

处方:黄芪200克,人参150克,黑蚂蚁、薏苡仁、杜仲、白术各80克,乌梢蛇100克,枸杞子、熟地黄各120克,白芍、丹参、骨碎补各60克,茯苓、三七、广藿香、全蝎、血竭、威灵仙、熟附片、海龙各50克,柴胡、当归、牡丹皮、栀子、建曲、砂仁、莪术、郁金、防风、山茱萸、补骨脂、菟丝子、独活、秦艽、木瓜、桂枝、续断、干姜、蝉蜕、川牛膝、桑寄生、细辛、蕲蛇各40克,云木香、刺五加皮、川芎各20克,制川乌、制草乌各25克,沉香、制马钱子、甘草各15克,蜈蚣15条。

服法:上药制成水丸,每次12克,每日3次,饭后服。

外用腰臀痛醋酊方:生川芎、生草乌各30克,生马钱子、三七、一枝蒿、红花各20克,肉桂、姜黄、高良姜、荜茇、赤芍各10克,公丁香、吴茱萸、冰片各5克,樟脑2块。

用法:用高粱酒、粮食醋各一半,浸泡7天后,涂搽疼痛处,每日3~5次。

9月14日诊:上药服2剂后,丢掉一根拐杖可行走,已不需卧床,生活能自理,仍照前法加减用药。

处方:黄芪200克,高丽参150克,天麻、乌梢蛇各10克,杜仲、白术、鸡内金、枸杞子各80克,白芍、茯苓、熟地黄、威灵仙、广藿香、黑蚂蚁各60克,丹参、三七、海龙、独活、熟附片、鸡血藤、木瓜各50克,柴胡、当归、建曲、山楂、砂仁、莪术、防风、延胡索、细辛、蕲蛇、干姜、麻黄、桂枝、补骨脂、菟丝子、血竭、秦艽、全蝎、续断、骨碎补、狗脊、川牛膝、桑寄生、蝉蜕、刺五加皮各40克,云木香、川芎、桃仁、红花、制川乌、制草乌、土鳖虫各30克,制马钱子、沉香、甘草各15克,蜈蚣15条。

服法:同前方,连续服3剂。

继续外用醋酊。

经上述方法治疗后,基本恢复健康,最后一剂药是带着外出打工服用,随访未复发。

病例二:风寒湿邪　瘀血痹阻

邹某,女,49岁,农民。2012年10月14日诊。

1. 主诉 腰臀部酸痛,双膝关节伸屈困难3个月,加重1个月。

2. 主症 患者在建筑工地打杂工,因腰臀部及膝关节急性扭伤后,不能伸腰、俯仰、转侧,经治疗后,曾一度好转,继续在工地上打工,不慎又有扭伤,这次扭伤后,治疗效果较差,而且逐渐加重,故来我处求用中医药治疗。

体形矮胖,面色晦滞少华,头晕耳鸣,心悸气短,右侧腰臀部呈持续性酸痛,大腿后侧牵拉样疼痛,两腿沉重不适,双膝关节伸屈困难,关节肿胀,局部不热不红,髌韧带两膝肿胀处隆起,饱满,按之松软,有囊性感,行走不便,站立、下坐均感腰臀部乏力,疼痛加重,精神萎靡不振,食欲减退,已绝经,舌质淡,苔白微腻,脉沉细而弱。

3. 临床检查与诊断

(1) X线片检查:腰椎、骶尾椎、双膝关节未见明显异常。

(2) 物理检查:下腰部及臀部肌肉呈板状痉挛,可触及一滚动、高起的条索状物,压痛明显。

(3) 诊断:腰臀部筋膜炎伴膝关节滑膜炎。

4. 辨证施治 证属风寒湿邪,瘀血痹阻。风寒湿邪著而为痹,风寒湿邪相搏,经脉失和,致关节不利,肌肤不仁;痹病日久,肌肉、关节经脉痹阻,气血运行不畅,而致血瘀停聚,血凝不通则痛,故肌肉、关节剧烈刺痛而不移。

5. 临床治疗 治宜祛风除湿,通痹止痛。用通痹止痛方合腰痛活络汤加减治之(经验方)。

处方:黄芪、党参各150克,天麻100克,葛根120克,生地黄、白芍、薏苡仁、杜仲、乌梢蛇各80克,木瓜、茯苓、狗脊、骨碎补、威灵仙、鸡血藤、千年健各60克,知母、苍术、黄柏、血竭、秦艽、羌活、独活、防风、地龙、蕲蛇、全蝎各50克,当归、桂枝、制乳香、制没药、桃仁、红花、刺五加皮、干姜、续断、川牛膝、桑寄生、土鳖虫、补骨脂、菟丝子、伸筋草、舒筋草各40克,细辛、制川乌、制草乌、砂仁、川芎各30克,制马钱子15克,蜈蚣15条。

服法:上药制成水丸,每次12克,每日3次,饭后服。

外用腰痛灵醋方剂:生川乌、生草乌、赤芍、千年健、高良姜各30克,生马钱子、一枝蒿、桂枝、当归、红花各20克,川芎15克,肉桂、荜茇各10克,公丁香、吴茱萸各5克,冰片6克,樟脑2块。

用法:用高粱酒750毫升,粮食醋750毫升,浸泡7天后,用棉花浸湿药酒涂搽疼痛处,每日3～5次。

12月18日诊:经上面方法治疗后,各种临床症状有很大的好转,行走方便,生活基本上能自理,现仍照前方加减用药;去羌活、骨碎补、狗脊、地龙、加石南藤、海风藤、寻骨风、海桐皮各50克,服法同前方,连续服2剂。

服完后,病已治愈,临床症状,局部症状基本消失,后随访,未再发。

释义:腰臀部筋膜炎亦称为臀上皮神经炎,指腰臀部疼痛伴有条索状物,临床上比较常见,是慢性腰痛常见的原因,体力劳动者多见。

日常生活或工作中,当腰骶部突然扭转,屈伸或局部遭受直接暴力的撞击,使臀上皮神经在髂嵴下方一段走行中损伤或发生细微的解剖位置改变,偏离原位;或由于暴力致臀部深浅筋膜、肌肉损伤,局部充血、水肿,继而机化导致筋膜粘连,瘢痕形成,致筋膜挛缩,压迫和牵拉刺激臀上皮神经,使其水肿、粗大、变硬。当患者弯腰或端坐时,局部压力张大,加重以臀上皮神经的损伤及无菌性炎症的刺激,产生临床症状。

中医学属"腰痛""筋出槽"的范畴、其病因病机为:①筋位不合,导致经脉不通,气血阻滞,不通则痛。②气血不足,肾气虚损,气血运行不畅,腰失荣养,腰痛反复发作。③劳伤肾气,感受外邪,痹阻经脉气血,而发为腰痛。

十一、皮肌炎

病例一:气虚血滞 湿郁不化

江某,女,36岁,城市居民。2012年2月23日诊。

1. 主诉 面部紫红色斑片伴全身肌肉关节疼痛10个月,加重1个月。

2. 主症 患者10个月前患皮肌炎,经用泼尼松治疗(每日20毫克)7个月,病情有所控制,现仍每日服泼尼松20毫克,因产生面部变形及向心性肥胖,病情有所反弹,故要求加用中医药治疗,以便停用泼尼松。

体形高胖,面部圆形丰满,皮肤紫红色斑片,红斑逐渐增多,双眼睑红斑伴红肿,四肢躯干结节性红斑及硬块,斑色紫暗,四肢无力,以下肢为甚,双下肢水肿,全身肌肉疼痛,行动迟缓,下蹲后不能站立,需人搀扶,大小便蹲下困难,只能稍弓背以排大小便,便稀尿清,食纳不佳,舌体胖质淡红,苔白微腻,脉沉细而数。

3. 临床检查与诊断

(1)免疫学检查:血清肌酸磷酸激酶(CPK)385U/L,尿肌酸(UCre)198mg/24h。

(2)肌电图检查:杂乱,高频重复性放电。

(3)组织学改变:肌肉测定部分受侵犯,肌纤维分离、断裂,皮肤测定水肿性红斑皮下脂肪组织黏液性变性。

(4)诊断:皮肌炎。

4. 辨证施治　证属气虚血滞,湿郁不化。气为卫外而固表,素体气虚,卫外不固,体内生湿,遏阻气机,湿郁不化,郁久生热,湿热内蕴,流注关节肌肉,故全身四肢疼痛硬结;湿热熏蒸,流于皮肤,故面部皮肤红斑紫色。

5. 临床治疗　治宜益气化瘀,燥湿健脾。用黄芪二妙散加减治之(经验方)。

处方:黄芪 200 克,金银花、薏苡仁、青蒿、佩兰、蒲公英、败酱草、夏枯草、石膏、牡丹皮各 100 克,广藿香、玄参、生地黄、赤芍各 80 克,龙胆草、连翘、茯苓、苦参、地肤子、栀子、地骨皮、白鲜皮、建曲各 60 克,黄芩、黄柏、苍术、瓜蒌仁、知母各 50 克,黄连、陈皮、蝉蜕、羌活、独活、防风、法半夏、砂仁、木香、莪术、僵蚕、川牛膝、刺蒺藜各 40 克,甘草 20 克。

服法:上药粉碎为粗末,每日用 150 克,装入棉布袋中,水煎 2 次后,混合分 3 次口服。

泼尼松片(5mg),每日由 4 片减为 3 片,递减法,每 1 个月减 1 片,直至停药。

4 月 30 日诊:中药已服 4 剂(2 个月),泼尼松片已减为每日 2 片后,病情很稳定,各种临床症状大有好转,仍照前法加减用药。

处方:黄芪 20 克,天麻、乌梢蛇各 100 克,金银花、葛根、白芍、牡丹皮、生地黄、苦参、薏苡仁、蒲公英、败酱草、夏枯草各 80 克,龙胆草、连翘、地肤子、刺蒺藜、广藿香、木瓜、威灵仙、白鲜皮、玄参、地骨皮、建曲各 60 克,黄芩、黄柏、黄连、羌活、独活、防风、秦艽、砂仁、莪术、知母、大枣、全蝎、栀子、瓜蒌仁、苍术、蝉蜕各 50 克,辽细辛、当归、桂枝、续断、僵蚕、法半夏、高良姜、香附川牛膝、桑寄生、血竭、制乳香、制没药、白芷、木香、杜仲各 40 克,蜈蚣、甘草各 10 克。

服法:同前方,泼尼松片停药后,续服 1 剂。

自此以后,基本治愈,随访未复发。

病例二:湿热蕴蒸　邪毒内侵

袁某,男,40 岁,干部。2008 年 12 月 12 日诊。

1. 主诉　面色紫红色斑,逐渐弥漫发展半年多,加重 1 个月。

2. 主症　患者半年前出现面部及上眼睑紫红色斑,开始认为是皮肤过敏,没太重视,后来颜色逐渐加重,用过西药地塞米松及抗过敏药物,开始有一些效果,后来基本无效,经某三甲医院门诊检查诊断为"皮肌炎",治疗后病情时好时差,故来我处求用中医药治疗。

体形匀称,面部及上眼睑紫红色斑,逐渐弥漫地向前颈、颧颊、耳前、颈和上胸部"V"字区等扩展,头皮和耳后也受累及。闭眼近皮肤缘处可见明显扩张的树枝状毛细血管,眼睑周围轻度水肿性紫红色斑片。上下肢掌背及趾背、躯干部有零星散在的红色斑及丘疹,有时有剧痒。未见肌肉病变,头晕失眠,心烦意乱,饮食无味,大便不爽,尿短色黄,舌质淡,苔薄白,脉沉细而数。

3. 临床检查与诊断

(1)免疫学检查:血清肌酸激酶(CK)1429U/L,乳酸脱氢酶(LD)345U/L,肌酸激酶同工酶(CK-MB)85U/L,异常。

(2)诊断:皮肌炎(皮肤型)。

4. 辨证施治 证属湿热蕴蒸,邪毒内侵。其人禀赋不耐,正不胜邪,风湿热蕴蒸,郁于肌肤,郁久化火,溢于肌表,故皮肤呈紫红色斑片及丘疹,有时剧痒。

5. 临床治疗 治宜疏风清热,利湿解毒。用疏风清热解毒汤加减治之(经验方)。

处方:麻黄、荆芥、防风、蝉蜕、知母、黄柏各15克,连翘、苍术、生地黄、牡丹皮、白鲜皮、牛蒡子各20克,石膏50克,甘草5克。

服法:水煎服,3剂,每剂服2天,第一天,煎1次,服3次,第二天,煎2次,混合服3次。

12月20日诊:上方服后,临床症状减轻,续服3剂,基本病愈,为巩固疗效,用上方去麻黄、石膏加黄芪50克,赤芍、苦参各20克,当归、地肤子、刺蒺藜各10克,服5剂,服法同上方,服完后,临床观察半年,有轻微反弹时,服此方3剂后,得以控制,后未再复发。

释义:皮肌炎,又称皮肤异色性皮肌炎,是一种主要累及皮肤、肌肉和血管,以皮肤红斑、水肿伴肌肉软弱及炎性改变为特征的自身免疫性结缔组织疾病,如仅有肌肉病变而无皮肤损害者又称多发性肌炎。

发病原因尚不清楚,可能与机体的免疫异常、遗传、血管病变及病毒感染等均可能有关。认为在具有遗传易感性个体受到某些环境因素激发而引起一系列免疫介导过程,最终导致疾病的发生。

本病多数呈缓慢性起病,少数呈急性或亚急性发病。皮肤和肌肉受累是导致本病的两组主要症状,皮损往往先天肌病数周至数年发生,尚未出现肌病者,有人称之为无肌病性皮肌炎,有些仅有肌肉受累表现而无皮肤损害,则称之为多发性肌炎。

中医学属"热毒""痹证""痿证"的范畴,这种病虽病例较少,但只要按中医学的辨证施治是有很好疗效的。

十二、皮下脂肪瘤及肌纤维瘤

病例一:湿痰内生 气血凝结

汤某,男,30岁,干部。2010年4月17日诊。

1. 主诉 上下肢、背部无数个肉疙瘩1年多,加重半年。

2. 主症 患者在一年前洗澡时,无意中发现双手臂有如蚕豆大小之小肉疙瘩数个,以后逐渐增多,而且逐渐增大,大者如荔枝核,小者如豌豆大小,双上肢、背部、胸部有数十个,感到问题严重,遂求用中医药治疗。

体形矮胖,面色晦滞,外表体健无疾,有烟酒嗜好,喜食脂肪类食物,临床无症状,无证可辨,双上肢、背部、胸部有肉疙瘩数十个,大小不一,用手触摸,每个肉疙瘩无粘连,推摸活动圆滑、滚动,重压有疼痛感,经现代医学检查诊断为"多发性脂肪瘤"。多家医院建议,用手术分批次切除,患者未采纳,舌质淡,苔白微腻,脉弦滑。

3. 临床检查与诊断

(1)病理切片报告:脂肪瘤。

(2)诊断:多发性皮下脂肪瘤。

4. 辨证施治 证属湿痰内生,气血凝结。其人多食肥甘厚味,因外邪所侵,使气机阻滞,津液积聚为痰,痰之为物,致气血凝结成块,随气升降,无处不到,故到处皆有"肉疙瘩"。

5. 临床治疗 治宜理气祛痰,活血软坚。用理气祛痰软坚丸加减治之(经验方)。

处方:柴胡、当归、川芎、红花、远志、法半夏、白芥子、胆南星、香附子各40克,生地黄、桃仁、丹参、三七、陈皮、炮穿山甲、三棱、莪术、土鳖虫、郁金、浮海石、全蝎、浙贝母、禹白附子、鸡血藤各50克,炒鳖甲、赤芍、茯苓、生牡蛎、夏枯草、玄参各80克,云木香、天竺黄各30克,沉香、甘草各20克。

服法:上药制成水丸,每次12克,每日3次,饭后服。

上药服1剂后,已停止发展,较小者已消散,服3剂后,只剩下左侧背部及手臂上共3个较大者未消散,劝其手术切除,后未再发。

病例二:气滞血瘀 痰凝胶结

石某,男,43岁,教师。2008年9月23日诊。

1. 主诉 周身有蚕豆大小之包块数十个半年多,加重1个月。

2. 主症 患者最近感觉左侧腰痛,用手抚摸,发现有如蚕豆大小之硬结,又摸身体其他部位,发现在颈部、肩部、肘部、背部、小腿部也有硬结,大小不等,最大如蚕豆大,最小如豌豆大,故来我处求用中医药治疗。

体形高胖,面色青而晦滞,体格壮实,有烟酒嗜好。刻诊:颈部、肩部、肘部、背部、小腿部有无数个硬结,大者如蚕豆,小者如豌豆大小,捏之较硬,有的硬如馒,不痛不痒,推之圆滑、滚动,与皮肤相连,皮色不变,无全身症状,是在偶然中发现,对何时起病,叙述不清,发现后到医院做过检查,舌质淡,苔薄白,脉沉缓。

3. 临床检查与诊断

(1)病理切片报告:肌纤维瘤。

(2)诊断:多发性皮下肌纤维瘤。

4. 辨证施治 证属气滞血瘀,痰凝胶结。其人素体肥盛,湿痰内生,外邪所侵,使气机阻滞,水湿积聚为痰,痰之为物,随气机升降,无处不到,凡人身上中下有块者,皆为气滞血瘀,痰凝相互胶结而成痰块。

5. 临床治疗 治宜理气活血,祛痰散结。用理气化痰汤加减治之(经验方)。

处方:柴胡、陈皮、法半夏、浙贝母、赤芍、胆南星各20克、茯苓、生牡蛎、夏枯草、玄参各30克,三棱、莪术、枳实各15克,生姜10克,甘草5克,皂角刺、橘核各25克。

服法:水煎服,5剂,每剂服2天,第一天,煎1次,服3次,第二天,煎2次,混合服3次。

10月15日诊:上方服后,硬结缩小一半,最小者已全部消散,说明药已对症,效不更方,仍照前方用3倍量,加白芥子、禹白附子、桃仁各60克,红花、海浮石、僵蚕、丹参、车前子、泽泻各50克,当归、川芎各30克,制成水丸,每次12克,每日3次,饭后服。服完后,硬结已消散,后随访未再发。

释义:皮下脂肪瘤及肌纤维瘤,临床比较常见,多发生于体形较胖者,病因不十分明了。

中医学属于"痰核""肉瘤"的范畴,中医学的肉瘤,指的是皮下脂肪瘤及

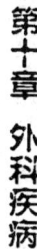

皮下纤维瘤,与现代医学所称的"肉瘤"并不相同。

本病病因病机为饮食不节,过食肥甘厚味,致脾失健运,不能输布水谷之精微,则聚湿生痰,痰凝皮下,气滞血瘀,阻滞气机,结而成"痰核"。

中医学治疗此病有一定的优势,治疗的关键是"理气祛痰,活血散结,化瘀软坚",治疗时间要稍长一点,只要坚持治疗是会有效果的。

十三、大头瘟(颜面丹毒)

病例一:风火邪毒 上扰头络

程某,男,38岁,农民。1982年3月24日诊。

1. 主诉 头面部红肿发亮、胀痛3天。

2. 主症 患者3天前早上起床后,自觉头面微赤肿胀,并有头痛,恶寒发热的症状,立即打针服药治疗,因疗效不佳,且病情越来越重,故要求用中医药治疗。

体形匀称,头面面红肿发亮,中心淡白色,胀痛灼热,两眼眯成一条缝,视物有障碍感,头晕胀痛,发热恶寒,口渴溲黄,周身软弱,食欲减退,目赤咽痛,烦躁不安,舌质红,苔薄黄,脉弦数有力。

3. 临床检查与诊断

(1)血常规检查:血常规白细胞(WBC)10.5×10^9/L,中性粒细胞百分率(NEUT%)95%。

(2)诊断:颜面丹毒。

4. 辨证施治 证属风火邪毒,上扰头络。头为诸阳之汇,风热时毒炽盛于肺胃,热毒循经上攻,上扰头络,致使头面红肿热痛。

5. 临床治疗 治宜疏风散热,泻火解毒。用普济消毒饮加减治之(经验方)。

处方:金银花、石膏各50克,牛蒡子、板蓝根、柴胡各20克,连翘、玄参各30克,黄芩15克,僵蚕、马勃、薄荷、黄连、桔梗各10克,甘草5克。

服法:水煎服,3剂,每日1剂。

二诊:上方服3剂后,各种症状已减轻,两眼能睁开看东西,脉也缓和平静,惟口渴少津,唇舌干燥,再用竹叶石膏汤合沙参麦冬汤加减治之(《伤寒论》《温病条辨》方)。

处方:淡竹叶、天花粉、霜桑叶各10克,石膏60克,连翘、大青叶各20

克,知母、黄芩、天冬、麦冬、玉竹、石斛各15克,甘草5克。

服法:水煎服,3剂,每日1剂。

三诊:上方服3剂后,头面红肿全部消退,额部及两颊有小皮屑脱落,食欲较差,周身轻微乏力,继用健脾益气的补中益气汤合参苓白术散调理善后。

病例二:热结三阳 火毒上攻

邬某,男,25岁,农民。1987年3月15日诊。

1. 主诉 头面部红肿如大佛、两眼睁不开2天。

2. 主症 患者2天前头晕头痛,头面红肿,恶寒发热,全身痛楚,以为是感冒,经简单治疗后,病情越来越重,故来我处诊治。

体形偏胖,头面焮肿色红,中心稍淡,摸之热烫,两眼眯成一条缝,灼痛如火燎,头晕胀痛,壮热口渴,咽喉疼痛,大便秘结,小便热赤短少,舌赤苔黄,脉数。

3. 临床检查与诊断

(1)血常规检查:血常规白细胞(WBC)11.2×10^9/L,中性粒细胞百分率(NEUT%)93%。

(2)诊断:颜面丹毒。

4. 辨证施治 证属热结三阳,火毒上攻。热邪蕴结肺胃,致三阳俱病;火毒循经上攻,致头面焮肿色赤。

5. 临床治疗 治宜清透邪热,泻火解毒。用清热解毒泻火汤加减治之(经验方)。

处方:金银花50克,石膏60克,连翘、大青叶、蒲公英、败酱草、玄参各30克,知母、栀子、黄芩、玄明粉(兑服)各15克,大黄、黄连、桔梗各10克,甘草5克。

服法:水煎服,1剂,服1天,分3次温服。

二诊:上方服1剂后,泻下秘结之便,随之神清气爽,各种症状有所减轻。继续用上方减去大黄、玄明粉加生地黄、赤芍各15克,服3剂。

三诊:上方服3剂后,头面部焮肿消退,有低热,神疲乏力,不思饮食,唇口干燥,眼目干涩,舌红少津,脉细微数。治宜清解余邪,益气养阴,用清热养阴生津汤治之(经验方)。

处方:西洋参、山药、楮实子、地骨皮、女贞子、知母、莲米各15克,太子参、生地黄、麦冬、墨旱莲各20克,天花粉、大枣各10克。

服法：水煎服，3剂，每剂服2天，第一天，煎1次，服3次，第二天，煎2次，混合服3次。服完后基本治愈。

释义：中医学称颜面丹毒为"大头瘟""大头风""抱头火丹"。

颜面丹毒是皮肤与网状淋巴管产生的一种急性炎症，因其色如丹漆而得名。

此病多发生于春季，其发病原因是由溶血性丹毒链球菌经皮肤或黏膜的微小损伤破口侵入网状淋巴管或血液中，使淋巴管回流受阻并很快蔓延，一般不产生相关组织坏死或化脓。

本病近半个世纪病例很少，偶有散在发生。

据历代文献记载，本病具有一定的传染性与流行性。1962年，我在砚台公社工作时，这年的春天发病200多例，没有一个死亡，这点与历史记载很相符合。这似乎与西医学中的颜面丹毒只能算是相近。

中医学治疗此病有独特的优势，用西药无效者，改用中药治疗便很快治愈。

第十一章 五官科疾病

一、耳鸣、耳聋

病例一：脾胃虚弱 肾精亏损

贺某,男,33岁,农民。2011年10月29日诊。

1. **主诉** 双侧耳鸣,听力下降,伴顽固性失眠半年多。
2. **主症** 患者因患重感冒,病愈后,自觉双侧耳鸣如蝉鸣声,并伴有失眠及全身不适感,经五官科检查诊断为:神经性耳鸣,用西药治疗后,未见明显好转,故来我处求用中医药治疗。

体形偏瘦,面色苍白少华,精神萎靡不振,头晕眼花,腰膝酸软,胸闷不舒,心悸气短,两耳常闻蝉鸣之声,由微渐重,夜间较甚,以致虚烦失眠,听力渐差,饮食无味,阳痿早泄,大便时溏,舌质淡,苔薄白,脉沉细而数。

3. **临床检查与诊断**

(1)血常规检查:血红蛋白(HGB)100/L,红细胞(RBC)3.0×10^{12}/L,白细胞(WBC)3.6×10^9/L,均偏低。

(2)诊断:神经性耳鸣、耳聋。

4. **辨证施治** 证属脾胃虚弱,肾精亏损。脾胃为气血生化之源,脾胃虚弱则气血不足,血不养心,则心悸气短;肾开窍于耳,肾精亏损,不能上充于清窍,以致耳鸣、耳聋日渐加重。

5. **临床治疗** 治宜益气健脾,滋肾补肝。用参芪磁石汤合地黄磁石汤加减治之(经验方)。

处方:黄芪150克,人参20克,熟地黄、炙龟甲、酸枣仁、生龙骨、生牡蛎各80克,白芍、白术、茯苓、丹参、五味子各60克,陈皮、柏子仁、山茱萸、怀山药、覆盆子、合欢皮、夜交藤、知母各50克,柴胡、当归、法半夏、铁磁石、建曲、泽泻、牡丹皮、麦冬、大枣、菟丝子、车前子、石菖蒲各40克,远志、川芎各30克,琥珀、甘草各20克。

服法:上药制成水丸,每次12克,每日3次,饭后服。

上方服1剂后,各种临床症状好转,耳鸣、耳聋逐渐减轻,仍照原方加蝉蜕50克,防风、香附子各40克。服法同前方,服1剂后,耳鸣、耳聋消失,精神饱满,后随访未再发。

病例二:脾肾不足 肝火上扰

高某,女,40岁,农民。2010年8月25日诊。

1. 主诉　耳鸣、耳聋半年,加重已1月余。

2. 主症　患者因家庭纠纷,情志抑郁,饮食减少,以后逐渐出现双耳鸣如水潮流声或雷声,耳聋时轻时重,经治疗未见明显好转,故来我处求用中医药治疗。

体形消瘦,面色青而晦滞,头痛眩晕,口苦咽干,耳鸣如水潮流声,有时如风雷声,听力下降,时轻时重,胸闷不舒,劳累之后加重,倦怠乏力,夜寐不安,烦躁不宁,胁肋胀痛,大便秘结,小便色黄,舌质红,苔薄黄腻,脉虚细而数。

3. 临床检查与诊断

(1)血常规检查:红细胞(RBC)$3.1×10^{12}$/L,白细胞(WBC)$4.5×10^9$/L,嗜酸性粒细胞(EO)$0.74×10^9$/L(稍高)。

(2)诊断:传导性耳鸣、耳聋。

4. 辨证施治　证属脾肾不足,肝火上扰。脾气虚弱则清气不能上升,肾精亏损则肾气不能上充清窍,脾肾俱虚则外邪乘虚而入;情志抑郁则肝气不舒,郁久则化火,肝胆之火随经上逆,故致耳鸣;耳鸣日久,听力下降,则为耳聋。

5. 临床治疗　治宜健脾益肾,清泄肝火。用参芪磁石汤合地黄磁石龙胆草蒲汤加减治之(经验方)。

处方:黄芪150克,党参100克,龙胆草、白术、茯苓各80克,葛根120克,白芍、生地黄、熟地黄、铁磁石、建曲、墨旱莲各60克,柴胡、牡丹皮、栀子、黄芩、川芎、防风、丹参、香附子、石菖蒲、山茱萸、怀牛膝、蝉蜕各50克,当归、苍耳子、泽泻、五味子各40克,麦冬30克,甘草20克。

服法:上药制成水丸,每次12克,每日3次,饭后服。

上药服后,各种临床症状好转,听力有所恢复,照原方再加法半夏、陈皮、胆南星各50克。服法同上方,服后基本治愈,以后未再发。

释义:耳聋为临床常见的疾病。每个人均有生理性耳鸣的感受,超过生理限度者成为症状,作为耳鸣症状尚需排除幻听和头鸣,一些耳部相邻组织病变或全身病变均可引起耳鸣。尚有一些耳鸣目前查不出实质性病变的依据,常与休息、情绪有关。

耳鸣日久,症状过重,常会引起听力下降,所以又称为耳聋。

中医学称耳鸣为"聊秩",但多数医书仍称耳鸣,如《外科证治全书》说:"耳鸣者,耳中有声,或若蝉鸣,或若钟鸣,或若火熇熇然,或若流水声,或若箕米声,或睡着如打战鼓,如风入耳。"

耳聋是指听力不同程度的减退,轻者耳失聪敏,听而不真,称为重听,重者全然不闻外声,则为全聋。

耳鸣、耳聋的治疗,某些病例非常棘手,但只要辨证准确,依证用药,坚持治疗,多数是能够治愈的。

二、急性视神经炎

病例:肝火亢盛 浊邪上犯

江某,男,40岁,汽车驾驶员。2007年3月19日诊。

1. 主诉 视力下降,不辨明暗,前额隐痛1月余。

2. 主症 患者1个月前因患感冒后,自觉视力下降,视物模糊,两眼胀痛,用过西药输液及服药治疗,因疗效不显著,故来我处求用中医药治疗。

体形稍胖,面色青赤而晦滞,头痛耳鸣,口苦咽干,胸胁闷胀,食纳不佳,呕吐痰多,视物昏蒙,不辨明暗,伴前额隐痛,双眼珠压痛,眼珠转动时有牵引样疼痛,大便不爽,小便色黄,舌质淡,苔白微腻,脉弦细而弱。

3. 临床检查与诊断

(1)眼底检查:视乳头充血,轻度隆起,边界模糊,生理凹陷消失,视网膜静脉扩张,视乳头附近网膜轻度水肿出血。

(2)诊断:急性视神经炎。

4. 辨证施治 证属肝火亢盛,浊邪上犯。外感热邪,内传脏腑,使邪热内炽,痰热内生,上蒙目窍,而成为本病。

5. 临床治疗 治宜清肝泻火,化浊祛痰。用龙胆菊花汤合柴胡菊花汤加减治之(经验方)。

处方:龙胆草、广藿香、茯苓、白术、连翘、夏枯草、车前草、金钱草各60克,生地黄、金银花、枸杞子、珍珠母、败酱草各80克,柴胡、刺蒺藜、决明子、薄荷、川牛膝各50克,黄芩、猪苓、菟丝子、蝉蜕各40克,荆芥、防风、菊花、僵蚕、陈皮、法半夏、胆南星、白芥子、藁本、蔓荆子、白芷、羌活、泽泻、白豆蔻、黄柏各 30 克,甘草 20 克。

服法:上药制成水丸,每次 12 克,每日 3 次,饭后服。

上药服 1 周后,病情有很大的改善,药尽已全部恢复视力,基本能上路驾驶车辆,后随访 3 年未复发。

释义:视神经炎,临床上分为视神经乳头炎和球后视神经炎两种,是一种常见的眼科炎症。

前者病变位于球内段,多呈急性,眼底检查可看到视神经乳头的改变;后者病变位于球后段,有急性和慢性之分,眼底检查视神经乳头可无明显改变。视神经炎多见于青壮年及儿童,且多为双眼罹病。

中医学属"暴盲""视瞻昏渺"等范畴。致病原因主要为,外感热邪,内传脏腑使邪热内炽,上攻于目;或暴怒惊恐,气机逆乱,血随气逆;或情志抑郁,肝失条达,气滞血瘀,致脉络阻塞;或嗜好烟酒,恣食肥甘,痰热内生,上壅目窍;或肝肾阴亏,阳亢风动,风阳上旋,阴虚火旺,上扰清窍而成此病。多发于 40 岁以下青壮年,老年人很少发生。

中医学治疗此病有一定的长处,往往用西药无效者,使用中药后能收到很好的疗效。

三、右上睑下垂

病例:风热客肝 脾气不足

刘某,女,9 岁,学生。2012 年 6 月 28 日诊。

1. 主诉　右上睑下垂,不见眼球,眼胞肿胀 1 月余。

2. 主症　患者 1 个月前,因患感冒后,发现右眼睁不开,上睑下垂,不见眼球,眼胞肿胀,在当地治疗,未见好转,遂到重庆市某三甲儿童医院治疗,经检查诊断为左上睑下垂,曾用妥拉苏林、维生素、泼尼松等治疗,半个月后,未见明显好转,经人介绍来我处求用中药治疗。

体形稍胖,面色苍白少华,右上睑下垂,看不见眼球,眼胞肿胀,不发红,不停地流眼泪,扒开眼睑观察:眼球固定不转动。自诉:后头痛,严重呕吐,食欲减退,精神萎靡不振,周身乏力,嗜睡,口渴喜冷饮,恶寒发热,时有微汗出,大便不调,小便短黄,舌质红,苔薄白,脉细数。

3. 临床检查与诊断

（1）住院诊断：右眼动眼神经麻痹，眼肌麻痹。

（2）诊断：右上睑下垂。

4. 辨证施治　证属风热客肝，脾气不足。因先天禀赋不足，肾气失充，致脾气不足，筋血失养，眼肌无力，故上睑下垂；肝虚血少，风热客于眼睑，阻滞经络，气血运行不畅，故眼睑废，常流泪。

5. 临床治疗　治宜疏散风邪，清热平肝。用龙胆银翘汤加减治之（经验方）。

处方：龙胆草、柴胡、黄芩、刺蒺藜、僵蚕、蝉蜕、菊花、白芷、葛根、薄荷、知母、青葙子各10克，金银花、连翘、珍珠母、石决明、车前草各20克，石膏30克，荆芥、防风各5克，甘草3克，夏枯草40克。

服法：水煎服，3剂，每剂服3天，第一天，煎1次，服3次，第二天，煎2次，混合服3次，第三天，煎3次，混合服3次。

7月10日诊：上药服后，流眼泪，呕吐、后头痛已好转，但眼仍睁不开，拟用升举阳气，平肝清热治之。

处方：黄芪、党参、夏枯草各20克，白术、天麻各15克，柴胡、枳壳、陈皮、僵蚕、菊花、全蝎、茯苓、黄芩、决明子、葛根、紫苏叶、刺蒺藜各10克，升麻8克，羌活、防风、钩藤、黄连、青葙子、白芷、法半夏各5克，蜈蚣2条，甘草3克，生姜3片。

服法：水煎服，3剂，每剂服3天，服法同前方。

7月21日诊：上药服后，各种临床症状减轻，右眼能睁开一条缝，眼球有轻微转动，现拟升举阳气，疏散风邪，活血通络，清肝明目治之。

处方：黄芪80克，天麻、葛根、北沙参、决明子、乌梢蛇、刺蒺藜、石决明、珍珠母、车前草、夏枯草、白术各50克，柴胡、当归、人参、升麻、陈皮、全蝎、僵蚕、菊花、羌活、荆芥、防风、地龙、白芍、赤芍、丹参、法半夏、紫苏叶、建曲、砂仁、莪术、珍珠粉、怀牛膝、生地黄、怀山药、黄芩、黄柏、栀子、大枣、薄荷、枳壳、钩藤、知母各30克，茯苓、广藿香、山楂各40克，川芎、桃仁、红花、蔓荆子、青蒿本、葙子、桔梗、黄连各20克，禹白附子15克，制马钱子5克，甘草10克，蜈蚣10条。

服法：上药水煎3次，将3次药汁混合后浓缩至2000毫升左右，再加入适量白砂糖或蜂蜜熬成膏备用。每次用15克，开水冲服，每日3次。

11月28日诊：各种临床症状基本消失，右眼基本恢复正常，已入学读书，注意观察右眼，比左眼稍小一点，现仍依前法巩固治疗。

处方：黄芪、党参各80克，白术、茯苓、天麻、珍珠母、石决明各50克，柴胡、升麻、陈皮、枳壳、僵蚕、菊花、全蝎、决明子、黄芩、葛根、白芷、刺蒺藜、夏枯草、法半夏、大枣各30克，羌活、荆芥、防风、青葙子、黄连、当归、紫苏叶各20克，禹白附子、甘草各10克，制马钱子5克，蜈蚣10条。

服法：同前方，熬成膏服。

上药服完后，右眼已恢复正常，视力与左眼一样，眼球转动灵活，无任何不适，后随访未复发。

释义：上睑下垂是指因上睑提肌功能不全或丧失，使上睑下垂之眼睑疾病，又称动眼神经麻痹、眼肌麻痹。

现代医学认为：上睑下垂的病因是由于先天异常、眼睑肿瘤、外伤、炎症、严重沙眼、淀粉样变性等病变使眼睑肿胀、肥厚，动眼神经和颈交感神经麻痹，重症肌无力症等因素所致。

中医学属"上胞下垂""侵风""睑废""目睑垂缓""风牵偏视"等范畴。其病因病机为正气不足，卫外失固，络脉空虚，风中经络，脾失健运，聚湿生痰。

一般而言，先天性者，自幼双睑下垂；后天性者，双眼上睑下垂，时轻时重，休息后好转；老年性上睑下垂者，多为双侧；重症肌无力上睑下垂者，晨轻夜重；炎症上睑下垂者，多为单侧。

治疗用升举阳气，疏散风邪，清肝明目，舒筋活络等能够收效。

四、口中寒冷

病例：寒痰内伏 肺气失宣

赵某，男，58岁，农民。2004年4月18日诊。

1. 主诉 咳喘，自觉口中寒冷1月余。

2. 主症 患者素有痰饮咳嗽病史，近来因天气较冷，咳嗽、气喘发作，且自觉口中寒冷。用过西药输液及内服药（不详）治疗，咳嗽，气喘已好转，但口中寒冷越来越重，故来我处求用中医药治疗。

体形较瘦，面色青而晦滞，头昏沉，背微恶寒，手足不温，咳嗽，气喘，咯白色清稀泡沫痰，自觉口中有一股寒气，不知从什么地方发出，使整个口腔寒冷，食不知味，饮食减少，食辛辣食物也同样觉得口中有凉感，小便清白，舌质淡，苔白滑，脉沉细。

3. 临床检查与诊断

(1) 各种检查:均正常。

(2) X线片检查:双肺纹理增多,提示为慢性支气管炎。

(3) 诊断:慢支致口中寒冷。

4. 辨证施治 证属寒痰内伏,肺气失宣。寒痰留伏于肺,因外邪风寒所触发,痰气交阻,肺气闭郁不得宣畅,阴盛于内,阳气不能宣达,故面色青而晦滞,形寒肢冷;外寒引动内寒,故口中寒冷。

5. 临床治疗 治宜祛痰化饮,温肺散寒。用温肺化饮汤加减治之(经验方)。

处方:麻黄、桂枝、细辛、五味子、陈皮、京半夏、川贝母各10克,白芍、茯苓各20克,干姜、熟附片、紫菀、款冬花各15克,桑白皮、枇杷叶各30克,甘草3克。

服法:水煎服,3剂,每日1剂。

4月25日诊:口中寒冷已除,用下药巩固。

处方:黄芪150克,人参、熟地黄、白术、茯苓各100克,山茱萸、牡丹皮、泽泻、怀山药、补骨脂、菟丝子、肉苁蓉、锁阳、淫羊藿、熟附片、巴戟天、仙茅各60克,肉桂、干姜各30克。

服法:炼蜜为丸,每丸20克,每日3丸。

自此以后,病已治愈,以后未再发。

释义:"口中寒冷",不是一种病,是由其他疾病引起的一个症状,本来应该以其他病名为主体,但该病的"口中寒冷"的症状,掩盖了其他病的症状,所以这里以"口中寒冷"的证为其简述。

一般来讲,口甜、口辛、口苦、口酸、口咸、口淡比较常见,"口中寒冷"则比较少见,它与口中灼热是相对的,是因其他疾病而有自我感觉的一个症状。

中医学认为,脾开窍于口,舌为心之苗,舌根属肾,"口中寒冷"与心脾肾阳虚有关,此证的重点在一个"寒"字。寒有内寒,外寒之分,内寒者,心脾肾阳气不足所产生之寒,寒为阴邪,易伤人之阳气,而且寒性清澈冰冷。

外寒与内寒相碰触,则寒冷益甚,故全身都有寒冷的感觉,温经散寒是治疗本病的大法,只要用药合理,基本都能治愈。

第十二章 癌 症

一、肝癌

病例一：肝郁气滞 血瘀毒结

徐某,男,57 岁,农民。2005 年 3 月 14 日诊。

1. 主诉 消瘦乏力,食欲减退,上腹胀满,肝区隐痛 3 个多月。

2. 主症 患者有乙型肝炎病史近 30 年,服用过抗病毒西药及中药治疗,最近几年没有管它。近 3 个月前自觉周身无力,食纳不佳,上腹饱胀,肝区隐痛,遂到门诊检查,结果:左肝叶小肝癌伴全肝硬化。患者拒绝住院治疗,故来我处求用中医药治疗。

体形瘦长,面色晦滞,形体消瘦,疲倦乏力,胸闷腹胀,食后胀闷更甚,恶心欲呕,胃纳不佳,口苦咽干,肝区不适,有时隐隐刺痛,双足踝水肿,小便色淡黄,大便不爽,舌质红,苔厚腻,脉弦细而数。

3. 临床检查与诊断

(1)彩超检查:肝大,肝内结构不清晰,实质回声不均质,左肝叶有一个 5cm×4cm 之椭圆形阴影,脾大,胆囊形态不规则,胆壁不光滑。

(2)血液各种检查:血清甲胎蛋白(AFP)473.2μg/L,血清总蛋白(TP)81.8g/L,血蛋白(A)33.3g/L,球蛋白(G)48.5g/L,丙氨酸氨基转移酶(ALT)357U/L,天冬氨酸氨基转移酶(AST)357U/L,γ-谷氨酰转移酶(γ-GT)279U/L,碱性磷腺酶(ALP)156U/L,乙型肝炎病毒(HBVDNA)$1.59×10^5$。

(3)诊断:左肝叶小肝癌伴全肝硬化。

4. 辨证施治 证属肝郁气滞,血瘀毒结。情志内伤,肝郁乘脾,致运化失调,饮食水谷不能化生气血精微而变生痰浊内停,故胸闷腹胀,疲倦乏力;肝气郁结日久,湿毒之邪久稽,则瘀血毒邪结于胁下,络道滞塞,故胁下隐痛,恶心欲呕。

5. 临床治疗 治宜疏肝理气,化瘀解毒。用疏肝消郁汤合化瘀解毒汤加减治之(经验方)。

处方:龙胆草、柴胡、苍术、威灵仙、栀子各150克,炒鳖甲500克,白芍、建曲、连翘、广藿香、山楂、丹参、牡丹皮、茯苓、垂盆草、鸡骨草、苦味叶下珠、田基黄、蒲公英、败酱草、金钱草、夏枯草、板蓝根各200克,枳壳、云木香、莪术、砂仁、厚朴、三七、郁金、黄芩、青皮、黄柏、猪苓、虎杖、秦艽各100克,茵陈、白术各250克,沉香、甘草各50克。

服法:上药粉碎为粗末,每日用200克,水煎2次后,用纱布过滤后,分4次口服。

4月20日诊:上药服后,临床症状减轻,仍照前方,粉碎为粗末后,每日用150克,水煎2次,用纱布过滤后,分3次口服,连续服5剂。

10月16日诊:彩超复查:①肝内光点增粗,慢性肝病声像,未见占位病变。②左肾上结石。

肝功能等复查:肝功能正常,血清甲胎蛋白(AFP)正常,乙型肝炎病毒(HBVDNA)$2.85×10^3$。临床症状基本消失,但仍有阵发性疲倦乏力,上腹饱胀,拟健脾益气,化瘀消积法治之。

处方:黄芪、西洋参、炒鳖甲各150克,白术、灵芝菌、三七各100克,丹参、女贞子、墨旱莲、茵陈、白芍、茯苓各80克,广藿香、柴胡、枳壳、当归、砂仁、郁金、山楂、建曲、秦艽、威灵仙、莪术、牡丹皮、栀子、大枣、香附子各50克,川芎40克、白豆蔻、云木香各30克,沉香、甘草各20克。

服法:上药制成水丸,每次12克,每日3次,饭后服。用4剂,间断服。

2007年3月11日诊:检查基本正常,现患者要求再服中药以巩固疗效。

处方:黄芪、人参各150克,白术、炒鳖甲各100克,茵陈、生地黄、枸杞子各80克,茯苓、白芍各60克,龙胆草、丹参、三七、广藿香、五味子各50克,柴胡、当归、建曲、山楂、牡丹皮、栀子、莪术、砂仁、秦艽、威灵仙、黄芩、垂盆草、鸡骨草、苦味叶下珠、郁金、女贞子、墨旱莲、麦冬各40克,云木香、香附子、大枣、青皮各30克,虎杖、沉香、三棱、甘草各20克。

服法:同前方。

自此以后,每年复查1次,除彩超检查肝脏有光点增粗外,其余检查基本正常,现患者健康地生活。

病例二:肝肾阴亏 热毒瘀滞

樊某,女,39岁,城镇居民。2010年8月11日诊。

1. 主诉 右上腹肋下包块疼痛,周身乏力,食欲减退半年多。

2. 主症 患者有乙型肝炎病史20余年,间断治疗过,甲状腺功能亢进病史22年,现为甲状腺功能减退症。3年前因患胆结石症,已切除胆囊。近半年以来,右上腹经常胀痛不适,有时疼痛,经彩超检查,左肝叶有包块(占位病变),经治疗未见明显好转,故来我处求用中医药治疗。

体形矮瘦,面色青灰而晦滞,双眼周围紫色眼圈,两眼干涩,精神萎靡不振,周身乏力,食欲不佳,右上腹部肋下包块,用手可触及,质硬光滑,胀痛不适,口苦口干,双侧乳房外侧有小包块,月经前胀痛,经后痛减,月经紊乱,白带较多,有异味,手足心发热,夜间更甚,大便稀黑色,小便短黄,舌质红,苔白腻,脉沉细而数。

3. 临床检查与诊断

(1)B超检查:肝稍大,光点增粗,实质回声不均质,左肝叶有6cm×6cm之圆形包块,未见胆囊,双侧乳腺囊性增生。

(2)乙肝病毒等检查:乙型肝炎"小三阳",乙型肝炎病毒(HBVDNA)$3.50×10^4$,血清甲胎蛋白(AFP)585.5μg/L,血清总蛋白(TP)80.6g/L,白蛋白(A)44.6g/L,球蛋白(G)36.0g/L,丙氨酸氨基转移酶(ALT)286U/L,天冬氨酸氨基转移酶(AST)274U/L,γ-谷氨酰转移酶(γ-GT)160U/L,碱性磷腺酶(ALP)172U/L。

(3)诊断:左肝叶小肝癌(双侧乳腺囊性增生)。

4. 辨证施治 证属肝肾阴亏,热毒瘀滞。湿热毒邪,瘀阻肝络,渐积成块,致癥块膨隆,胁肋疼痛;热毒亢盛,损伤肝阴,阴津耗伤,形体失养,故口苦口干,两目干涩,手足心热;瘀滞于肝,肝经开窍于目,故眼圈紫色。

5. 临床治疗 治宜清热养阴,解毒祛瘀。用养阴祛毒汤合化瘀解毒汤加减治之(经验方)。

处方:龙胆草、炙龟甲、炒鳖甲、青蒿、生地黄、薏苡仁、橘核、茵陈、白术、茯苓、广藿香、威灵仙、垂盆草、鸡骨草、田基黄、苦味叶下珠、金钱草、生牡蛎、夏枯草各80克,丹参、玄参、白果仁、浙贝母、秦艽各60克,柴胡、银柴胡、胡黄连、牡丹皮、栀子、延胡索、郁金、知母、黄芩、黄柏、黄连、厚朴、法半夏、猪苓、泽泻、青皮、苍术、建曲、胆南星、砂仁、莪术、茜草各50克,云木香30克,甘草20克。

服法:上药粉碎为粗末,每日用150克,装入棉布袋中,水煎2次后,混合分3次服,连续服用8剂。

2011年2月7日诊:上药服完后,临床症状减轻,经彩超检查,包块已缩小,检验指标也已下降,仍照前法加减治之。

处方:龙胆草、柴胡、当归、牡丹皮、栀子、浙贝母、延胡索、郁金、知母、黄连、苍术、厚朴、法半夏、猪苓、泽泻、青皮、胆南星、砂仁、秦艽、虎杖、板蓝根各80克,白术、茯苓、丹参、玄参、薏苡仁、山楂、建曲、白果仁、莪术、连翘、车前草、黄芩、黄柏、苦参各100克,白芍、广藿香、佩兰、威灵仙、青蒿、茵陈、苦味叶下珠、垂盆草、田基黄、金钱草、夏枯草、蒲公英、败酱草、益母草、鸡骨草各120克,炙龟甲、炒鳖甲、生牡蛎、橘核各150克,云木香、香附子各50克,三棱60克,沉香30克,生大黄20克,甘草40克。

服法:上药制成水丸,每次服15克,每日4次,饭后服。此方连续服用12剂,时间长达3年多,其中增加三七、党参、蝉蜕、重楼、山慈菇、龙葵子、野灵芝菌、血竭、乳香、没药、川芎、瓜蒌子,减去生地黄、薏苡仁、佩兰、青蒿、连翘、车前草、白果仁、厚朴、猪苓、炙龟甲、炒鳖甲、益母草等,基本上在此方基础上增减。

如此大的复方,如此重的剂量,服用如此长的时间,实为罕见,治疗中严密观察,唯恐出现药物不良反应,确实心有余悸,忐忑不安。但事实却不然,每服用1剂后,病情不是在增加,而是逐渐在减轻,各种检查指标基本正常。

2014年9月27日诊:包块已消失,肝区不疼痛,紫色眼圈已不见,仍服1剂巩固疗效。

病例三:肝郁瘀滞 肺脾气虚

许某,男,56岁,城镇居民。2005年2月3日诊。

1. 主诉 小肝癌手术后,上腹部饱胀不适,肝区间歇性刺痛,乏力纳差1月余。

2. 主症 患者2个月前,因上腹部胀满,肝区刺痛,在某三甲医院住院治疗,经检查:右肝叶有包块,确诊为小肝癌(8cm×6cm大小),已用手术切除,院方要求再加用化疗,因患者拒绝化疗,半个月后出院,出院后肝病症状明显,经人介绍来我处求用中医药治疗。

体形消瘦,面色青而晦滞,精神萎靡不振,疲倦乏力,胸闷叹息,呃逆嗳气,上腹饱胀,不思饮食,肝区隐隐胀痛,咳嗽气促,大便溏泄,小便色黄,舌质红,苔白微腻,脉沉细而弱。

3. 临床检查与诊断

(1)住院诊断:右肝叶小肝癌,已切除,未做化疗。

(2)肝功能等检查:AFP 158.5μg/L,血清总蛋白(TP)73.3g/L,白蛋白(A)38.7g/L,球蛋白(G)34.6g/L,丙氨酸氨基转移酶(ALT)231U/L,天冬

第十二章 癌症

氨酸氨基转移酶(AST)207U/L,γ-谷氨酰转移酶(γ-GT)310U/L,碱性磷腺酶(ALP)264U/L,乙型肝炎病毒(HBVDNA)$1.85×10^4$。

(3)诊断:右肝叶小肝癌(已手术切除)。

4. 辨证施治 证属肝郁瘀滞,肺脾气虚。术后元气未复,肝郁乘脾,肺脾气虚,运化失健,饮食水谷不能化生气血精微,而变生痰浊内停,肝郁瘀滞,阻于脉络,致使脾胃气机升降失畅,故有胸闷叹息,脘腹胀满疼痛;清阳不得上升荣清窍施四肢,故可见精神萎靡,疲倦乏力。

5. 临床治疗 治宜疏肝解郁,健脾和中。用疏肝健脾饮加减治之(经验方)。

处方:太子参、白术、薏苡仁各30克,茯苓、牡丹皮、山药、莲米、扁豆、生地黄、麦冬、广藿香、蒲公英各20克,白芍、芡实、黄芩各15克,柴胡、当归、栀子、三七、法半夏、砂仁、白豆蔻、野灵芝菌、陈皮各10克,甘草、大枣各5克。

服法:水煎服,10剂,每剂服2天,第一天,煎1次,服3次,第二天,煎2次,混合服3次。

2月27日诊:临床症状减轻,仍照前法加减治之。

处方:太子参30克,北沙参、麦冬、生地黄、枸杞子、白术、茯苓、山药、芡实、薏苡仁、莲米、山楂各20克,赤芍、野灵芝菌、大枣、黄芩各15克,柴胡、当归、三七、郁金各10克,砂仁、白豆蔻、青皮、甘草各5克。

服法:水煎服,15剂,每剂服2天,服法同前方。

5月21日诊:肝功能等各项复查:血清总蛋白(TP)74.3g/L,白蛋白(A)43.7g/L,球蛋白(G)30.6g/L,(A/G)比值1.42g/L,丙氨酸氨基转移酶(ALT)74.3U/L,天冬氨酸氨基转移酶(AST)143U/L,碱性磷酸酶(ALP)134U/L,γ-谷氨酰转移酶(γ-GT)145U/L,血清甲胎蛋白(AFP)75.6μg/L,乙型肝炎病毒(HBVDNA)$1.5×10^3$。

仍照前方加党参30克,连续服用30剂,服法同前方。

2006年10月5日诊:临床症状基本消失,现咳嗽气促,拟用丸药调理。

处方:黄芪200克,高丽参、北沙参、紫河车、野灵芝菌、熟地黄各100克,太子参、白术各150克,茯苓、白芍、桑白皮各80克,柴胡、当归、枳壳、丹参、三七、山茱萸、大枣、五味子各50克,陈皮、法半夏、白豆蔻、砂仁、葶苈子、秦艽、威灵仙、补骨脂、菟丝子、鸡内金、川贝母各40克,紫苏子、白芥子、紫菀、款冬花、前胡、杏仁、桔梗、防风、干姜、细辛、甘草、郁金各30克,蛤蚧2对。

服法:炼蜜为丸,每丸重20克,日服3丸。

2007年5月14日诊:临床咳嗽气促比较突出,各项检查指标基本正常,仍用丸药巩固。

处方:黄芪 200 克,太子参、白术各 150 克,高丽参、北沙参、熟地黄、野灵芝菌各 100 克,茯苓、紫河车各 80 克,柴胡、当归、三七、五味子各 50 克,白芍、丹参、桑白皮、大枣各 60 克,枳壳、陈皮、法半夏、白豆蔻、砂仁、郁金、葶苈子、紫苏子、白芥子、防风、秦艽、山茱萸、威灵仙、鸡内金、补骨脂、菟丝子、麦冬各 40 克,细辛、川贝母、紫菀、款冬花、前胡、杏仁、桔梗、干姜、甘草各 30 克,蛤蚧 2 对。

服法:同前方。

自此以后,患者肝癌没有转移,除有慢支经常服点药,至今仍然生存。

释义:肝癌是我国常见的恶性肿瘤之一,它的发病率及死亡率在恶性肿瘤中居第三位。肝癌是恶性程度很高的癌症之一,它来势凶病程短,以往大部分病人均在 1 年内死亡,但随着医学科学的发展,目前肝癌是可以治疗的,尤其是小肝癌,只要早发现,早治疗,肝癌不仅是可治疗的,而且是可治愈的。

肝细胞癌的病因,至今尚未完全明确,目前认为,并不是单一因素引起的,而是多种因素长期作用的结果,肝炎病毒的感染,特别是乙型肝炎病毒的感染,被认为是肝细胞癌的主要病因。肝细胞癌患者中,HBsAg 阳性者及肝硬化背景大约占 80% 以上。

黄曲霉素、饮水污染也是引起肝细胞癌的环境致病因素。此外,个体和家族的易感性,亦被认为是重要因素。

中医学属"积聚""鼓胀""黄疸"等范畴,按照中医理论辨证施治及临床实践的经验治疗此病,部分病人是能够治愈的。

二、胃癌

病例一:脾虚湿盛 气滞痰瘀

傅某,男,67 岁,农民。2010 年 8 月 15 日诊。

1. **主诉**　上腹疼痛,食欲减退,消瘦乏力半年多。
2. **主症**　患者长期有慢性萎缩性胃炎病史,间断服用西药及中成药治疗,病情时好时差,半年前因病情加重,在某三甲医院门诊部做胃镜检查,诊断为:胃窦部癌,劝其住院手术治疗,患者借口年纪大,身体虚弱,不愿做手术治疗,故要求来我处求用中医药治疗。

体形瘦长,面色青而晦滞,头目眩晕,神疲乏力,下肢软弱,近期消瘦,上腹阵阵疼痛,食欲减退,上腹饱胀不适,食后更甚,呃逆嗳气,嘈杂吐酸,早上恶心欲呕,自汗气短,大便不调,舌质淡,苔白微腻,脉沉细而弦。有饮酒吸烟嗜好。

3. 临床检查与诊断

(1)胃镜检查:胃窦部癌(息肉样型)。

(2)血常规检查:红细胞(RBC)$3.1\times10^{12}/L$,血红蛋白(HGB)98g/L,白细胞(WBC)$3.2\times10^9/L$。

(3)诊断:胃窦部癌(息肉样型)。

4. 辨证施治 证属脾虚湿盛,气滞痰瘀。脾虚不能为胃行其津液,则水湿不运化而湿痰,因湿痰日久则痰瘀凝滞于胃络,故见嘈杂吐酸,恶心欲呕;胃气以和降为顺,痰瘀阻胃络,胃气不顺,气滞阻塞,则有上腹饱胀,阵阵疼痛、呃逆嗳气之证。

5. 临床治疗 治宜健脾祛湿,理气活血。用参术砂莪饮加减治之(经验方)。

处方:人参、太子参、生龙骨、生牡蛎、白术、茯苓、半枝莲、白花蛇舌草各150克,山慈菇、龙葵草、夏枯草各120克,百合、陈皮、广藿香、建曲、大枣、三七各100克,蒲公英、败酱草各200克,海螵蛸、乌药、砂仁、黄连、麦冬、瓜蒌子、莪术、浙贝母各80克,云木香、法半夏各60克,金钱草、玄参各30克,降香50克,沉香、甘草各30克。

服法:上药粉碎为粗末,每日用125克,装入棉布袋中,水煎2次后,混合分3次服。每料服1个月,连续服4剂。忌食辛辣刺激食物及咸味重的食物,严禁烟酒。

12月20日诊:上药服4剂后,病情好转,各种临床症状减轻,食欲增加,精神状态较好,仍照前法加减治之。

处方:黄芪、人参、太子参各150克,玄参、生牡蛎、薏苡仁、枸杞子、半枝莲、白花蛇舌草、蒲公英、败酱草各100克,白术、茯苓、百合、浙贝母、黄连、熟地黄、鸡内金各80克,海螵蛸、瓜蒌子、枳壳、广藿香、砂仁、建曲、白芍、三七、丹参各60克,陈皮、大枣、法半夏、山慈菇、龙葵草、莲米、怀山药、芡实、白扁豆、乌药、补骨脂、菟丝子、昆布、海藻、莪术各50克,当归、桃仁、重楼、桂枝各40克,云木香、降香、檀香、三棱各30克。

服法:上药制成小水丸,每次10克,每日3次,饭后服,多饮水,连续服3剂。

2012年10月18日诊:胃镜复查:未见胃窦部癌,嘱其停药,现生存良好。

病例二:肝气犯胃 脾气虚弱

汪某,女,45岁,农民。2008年5月27日诊。

1. 主诉 神疲乏力,上腹饱胀不适,肠鸣便溏1月余。

2. 主症 患者因患胃小弯侧癌(管状腺癌),于4月10日在某医院手术治疗,术后未做放化疗,近1个月以来,出现周身疲倦乏力,上腹饱胀不适,食纳不佳,肠鸣便溏,故来我处求用中医药治疗。

体形消瘦,面色淡白少华,精神萎靡不振,全身软弱无力,上腹痞满不舒,不思饮食,心烦易怒,失眠多梦,面时烘热,肠鸣便溏,月经紊乱,量少,时间短,白带多,舌质淡,苔薄白,脉沉细而弱。

3. 临床检查与诊断
(1)住院诊断:胃小弯侧癌(管状腺癌)根治术,胃切除3/4,已清扫部分淋巴。
(2)诊断:胃癌术后。

4. 辨证施治 证属肝气犯胃,脾气虚弱。肝失条达,木郁土壅,脾胃之气不得升降,中焦壅塞,故两胁胀痛,心烦易怒;胃手术以后,中气亏虚,脾失健运,胃纳呆滞,气滞不行,故上腹痞满不舒,不思饮食。

5. 临床治疗 治宜疏肝和胃,健脾理气。用柴芍二芽汤合参术砂莪汤加减治之(经验方)。

处方:柴胡、白术、广藿香、麦芽、谷芽、建曲、大枣、茯苓各20克,枳壳、白芍各15克,党参30克,云木香、莪术、砂仁、陈皮、法半夏、香附子各10克,沉香、甘草各5克。

服法:水煎服,5剂,每剂服3天,第一天,煎1次,服3次,第二天,煎2次,混合服3次,第三天,煎3次,混合服3次。忌食辛辣刺激食物及咸味重的食物。

6月14日诊:前方服后,病情稍微减轻,乃病重药轻之故,仍照前法调整处方用药加减治之。

处方:柴胡、广藿香、薏苡仁各20克,黄芪30克,人参、当归、升麻、砂仁、莪术、三七、大枣、云木香各10克,白芍、建曲、陈皮、山药、莲米、芡实、扁豆、白术、茯苓、甘草5克。

服法:水煎服,5剂,每剂服3天,服法同前方。

7月4日诊:药已奏效,上方服5剂后,与前方对比,患者自觉疗效要好得多,仍照前方黄芪加重为50克,人参为15克,白术、茯苓、莲米、芡实、山药、扁豆、大枣加重为各20克,仍服5剂。服法:同前方。

7月25日诊:现患者自我感觉良好,仍照前法加减,制成散剂服用。

处方:黄芪、人参、太子参各150克,白术、茯苓、熟地黄、枸杞子各80克,广藿香、莲米、芡实、山药各60克,柴胡、枳壳、白芍、建曲、莪术、砂仁、苍术、黄柏、陈皮、法半夏、白果仁、三七、山慈菇、龙葵草各50克,车前子、当归、香附子、白芷各40克,云木香、川芎、延胡索各30克,沉香、甘草各20克。

服法:上药研制为极细末,每次服10克,每日3次,用米汤调匀后服。

自此以后,患者全身状况良好,并能参加体力劳动,至现在仍很健康。

病例三:肝气犯胃 中气虚弱

刘某,男,36岁,农民。2008年9月10日诊。

1. 主诉 头晕眼花,神疲乏力,上腹疼痛2月余。

2. 主症 患者2个月前,因患胃癌于6月4日在某医院手术治疗,手术后已做化疗2个疗程,出院后,临床症状如上腹疼痛、胃脘胀满、食纳不佳等症状仍然存在,服过中西药物治疗,但疗效不十分明显,经人介绍来我处求用中医药治疗。

体形瘦高,面色青而晦滞,头晕眼花,精神萎靡不振,全身软弱无力,上腹游走性隐隐疼痛,胃脘胀满,不思饮食,恶心欲呕,两胁不舒,性功能减退,大便溏薄,舌质淡,苔白微腻,脉沉细而弱。

3. 临床检查与诊断

(1)住院诊断:胃体黏液细胞癌已手术,胃大部切除,已做化疗2个疗程。

(2)诊断:胃癌。

4. 辨证施治 证属肝气犯胃,中气虚弱。肝主疏泄,以条达为顺,胃主受纳,以通降为和,肝气不舒,木郁壅土,疏泄失常,横逆犯胃,胃气阻滞不通,故上腹隐隐疼痛,胃脘胀满;胃手术以后,中气亏虚,脾失健运,胃纳呆钝,气滞不行,故不思饮食,全身软弱无力。

5. 临床治疗 治宜疏肝和胃,健脾理气。用柴芍二芽汤合参术砂莪饮加减治之(经验方)。

处方:柴胡、枳壳、赤芍、白术、茯苓、建曲、灵芝菌、人参各20克,广藿香、佩兰、半枝莲、白花蛇舌草各30克,黄芪、薏苡仁各50克,当归、厚朴、法半夏、陈皮、云木香、三七、香附子、三棱、砂仁、白豆蔻各10克,苍术、莪术各15克,沉香、甘草各5克。

服法:水煎服,5剂,每剂服3天,第一天,煎1次,服3次,第二天,煎2次,混合服3次,第三天,煎3次,混合服3次。忌食辛辣刺激食物及咸味重的食物。

基本以此方为基础,进行小范围的加减,每月服10剂,连续服10个月。

2009年7月30日诊:经过10个月的治疗,临床症状有所好转,患者已恢复经商工作,手术医院复查,无异常发现,仍服中药治疗。

处方:柴胡、枳壳、厚朴、陈皮、三棱、法半夏、乌药、砂仁、延胡索、郁金、高良姜、建曲、香附子、紫苏梗、山慈菇、龙葵草各50克,黄芪、人参各150克,广藿香、佩兰、白术、茯苓、百合、三七、绞股蓝、薏苡仁、昆布、海藻、半枝莲、白花蛇舌草各80克,当归、黄连、瓜蒌子、莪术、麦芽、谷芽、白芍各60克,云木香40克,白豆蔻30克,沉香20克。

服法:上药粉碎为粗末,每日用120克,装入棉布袋中,水煎2次后,混合分3次温服。

每剂药为1个月的量,服10天,停药5天。

此处方进行适当增减服2年,每半年在手术医院复查一次,胃部及周围肝胆均未见异常,患者自我感觉良好,上腹部基本上不痛不胀,并能上班经商,因此停药。

至2011年9月28日,患者无意中发现腋下有小块,经手术医检查诊断为:转移性淋巴癌,后全身皆是,半年后死亡,共生存3年半。

释义:胃癌是全世界及我国最常见的恶性肿瘤,居消化道肿瘤的首位。近30年来随着经济发展,人们生活水平的提高及饮食结构的改变,胃癌的发病在世界范围内有明显下降的趋势。

胃癌是慢性疾病,发病过程较长且复杂,目前没有任何一种单一因素被证明是人类胃癌的直接病因,因此胃癌发生与多种因素的关。概括起来,有饮食因素,地区和环境因素,幽门螺杆菌因素,遗传因素,精神因素,其他因素如吸烟、煤矿、石棉、橡胶行业等。

胃癌的早期常无特异的症状,甚至毫无症状,随着病情的发展,可逐渐出现非特异性的,酷似胃炎或胃溃疡的症状。

中医学属"反胃""心积""伏梁"等范畴。

胃癌的病因病机,早期多为肝郁气滞,脾胃虚寒,脾虚湿盛,晚期多为气血虚弱,正虚血瘀,正虚毒聚之正虚邪实之证。以中西结合治疗为好,以手术治疗为佳。

三、食管癌

病例一：肝郁气滞 湿痰蕴结

刘某，男，55岁，农民。2006年6月5日诊。

1. 主诉 胸骨后不适，上腹胀满，吞咽食物时有轻微阻塞感2个多月。

2. 主症 患者平素身体健康，劳动力强，近2个月以来，自觉胃脘闷胀，胸骨后不舒服，吞咽食物时有阻塞感，经某医院门诊检查，诊断为食管癌，劝其住院手术治疗，因患者惧怕手术，要求先服一段时间中药治疗，如没有疗效时，再做手术，经人介绍来我处用中医药治疗。

体形匀称，面色晦暗，精神不振，胸骨后闷胀不舒服，胃脘胀满，吞咽稍微粗糙食物有阻塞感，有时用手捶背，食物才能下胃，呃逆嗳气，常吐出黏胶样痰涎，饮食减少，大便燥结，舌质淡，苔白微腻，脉沉细而弦。

3. 临床检查与诊断

(1)食管镜检查：下段食管癌(斑块型)，病理切片，鳞状细胞癌。

(2)诊断：食管癌。

4. 辨证施治 证属肝郁气滞，湿痰蕴结。肝气郁结，则气滞不通，木郁土壅，致脾胃运化失司而生湿，湿聚而凝结为痰，湿痰蕴结于胃，而有噎膈之证；噎膈痞塞不通，故有胸骨后不舒服，上腹胀满，吞咽困难之证。

5. 临床治疗 治宜疏肝理气，健脾祛湿。用柴胡瓜蒌汤合薏苡代赭石汤加减治之(经验方)。

处方：柴胡、白芍、茯苓、大枣、麦冬、广藿香、旋覆花、瓜蒌子、百合各20克，代赭石、薏苡仁、西洋参各30克，枳实、三棱、莪术、浙贝母各15克，法半夏、厚朴、乌药、郁金、砂仁、当归、紫苏梗各10克，甘草5克，生姜3片。

服法：服法：水煎服，5剂，每剂服2天，第一天，煎1次，服3次，第二天，煎2次，混合服3次。

另用：五汁膏

(1)醋制紫硇砂：紫硇砂50克，粮食醋适量，水适量，混合溶解后，取溶液熬枯即成。

(2)荸荠汁、生姜汁、韭菜汁、梨汁、白萝卜汁各等份。

制法：将上五汁加醋硇砂、白砂糖适量，加适量水，熬制成膏，装入钵内备用。

服法:每次用一汤匙,冲温开水慢慢咽下,每日3~4次,可连续用至症状消除为止。

6月20日诊:经以上治疗后,病情好转,仍照前法加减治之。

处方:柴胡、当归、法半夏、麦冬、陈皮、黄连、香附子、延胡索、郁金、旋覆花、乌药、三棱、紫苏梗、大枣各50克,西洋参、人参各150克,玄参100克,白芍、白术、茯苓、丹参、生牡蛎、半枝莲、白花蛇舌草各80克,玉竹、石斛、刘寄奴、瓜蒌子、佛手、砂仁、代赭石、百合、浙贝母、广藿香、山慈菇、龙葵草、重楼、建曲、桃仁、莪术、水蛭各60克,木香、降香、檀香、干姜、甘草各30克。

服法:上药粉碎为粗末,每日用125克,装入棉布袋中,水煎2次,混合分3次服。

连续服用10剂,症状消除,复查已治愈。

病例二:肝气郁结 湿痰阻滞

徐某,女,45岁,农民。2011年11月13日诊。

1. 主诉 胸骨后上段疼痛,吞咽梗塞感,声音嘶哑,上腹饱胀3个多月。

2. 主症 患者平素健康,很少生病,3个月前,出现胸骨后上段隐隐作痛,吞咽梗塞感,说话声音嘶哑,遂到某医院检查,诊断为食管上段癌。因患者不愿手术,放化疗,故采用保守治疗,因疗效不明显,故来我处求用中医药治疗。

体形消瘦,面色青而晦滞,胸骨后上段吞咽食物时有隐痛感,平时不痛,吞咽时,有梗塞感,但食物能下,说话声音有时嘶哑,上腹胀满不舒,呃逆嗳气则减轻,食欲减退,大便燥结,舌质淡,苔白腻,脉沉细而弦。

3. 临床检查与诊断

(1)食管镜检查:食管上段癌(隐伏型),病理切片,鳞状细胞癌。

(2)诊断:食管癌。

4. 辨证施治 证属肝气郁结,湿痰阻滞。肝主疏泄,喜条达而恶抑郁,肝属木,脾属土,木郁易致土壅,土壅则脾失健运致水湿不行,日久湿聚为痰,湿痰凝结于胃,使清气不升,浊气不降,阻于食管,故有胸骨后疼痛,吞咽梗塞感;阻于咽喉,则声音嘶哑。

5. 临床治疗 治宜理气散结,健脾祛湿。用柴胡瓜蒌汤合薏苡代赭石汤加减治之(经验方)。

处方:西洋参、党参各150克,龙胆草、玄参、生牡蛎、威灵仙、蒲公英、败酱草、半枝莲、白花蛇舌草、夏枯草、海蛤壳粉各 100 克,白术、茯苓、白芍、薏苡仁、瓜蒌子、石斛、灵芝菌各 80 克,广藿香、莪术、建曲、黄芩、黄连、僵蚕、浙贝母、山慈菇、龙葵草、代赭石各 60 克,柴胡、当归、枳壳、陈皮、砂仁、法半夏、胆南星、土鳖虫、厚朴、木蝴蝶、桔梗、诃子、大枣、重楼各 50 克,云木香 40 克,沉香、甘草各 30 克。

服法:上药粉碎为粗末,每日用 125 克,装入棉布袋中,水煎 2 次,混合分 3 次服,用 3 剂。

另用:通关散(膏)。

硼砂 150 克,三七、硇砂各 50 克,制马钱子 15 克,仙鹤草 100 克,蜂蜜适量。

制法:先将药煎 3 次,浓缩后加蜂蜜熬成膏。

服法:每日不拘时,舀一小汤匙含化。

2012 年 2 月 25 日诊:经过上面方法治疗后,病情有很大好转,仍用前法治之。

处方:西洋参、党参各 300 克,威灵仙、玄参、生牡蛎各 200 克,丹参、茯苓、灵芝菌、砂仁、水蛭、昆布、海藻、莪术各 150 克,陈皮、法半夏、胆南星、重楼、广藿香、延胡索、郁金、海螵蛸、浙贝母、三棱、三七、建曲、山慈菇、龙葵草各 100 克,蜈蚣 20 条。

服法:同前方,连续服 5 剂。

另用:荸荠汁、韭菜汁、生姜汁、梨汁、白萝卜、苹果汁、白砂糖各等份,混合每次服 30 毫升,每日 3 次,间断用通关散(膏)。

经过上面方法治疗后,临床症状消失,复查未见食管癌变,至今患者生存良好。

病例三:痰气阻膈 津亏热结

张某,男,59 岁,农民。2011 年 11 月 4 日诊。

1. 主诉 胸骨后隐胀不适,上腹胀满,吞咽阻塞感,恶心吐涎 2 个多月。

2. 主症 患者平素身体健壮,有烟酒嗜好,2 个月前吃食物时胸骨后有胀痛感,吞咽食物有阻塞感,到某医院检查,诊断为:食管中段癌,住院用陀螺刀(放疗)治疗后,已做 2 个疗程的化疗,出院后临床症状不消失,只是稍微轻一点,故此来我处求用中医药治疗。

体形匀称,面色青而赤,精神萎靡不振,胸骨后隐胀不适,胸膈痞满,上腹饱胀,吞咽食物的阻塞感,咳嗽痰多,恶心吐涎,心悸气促,口舌干燥,食纳不佳,大便干结,舌质淡,苔白微腻,脉沉细而数。

3. 临床检查与诊断

(1)住院诊断:食管中段癌(乳头状型),已做陀螺刀治疗,化疗2个疗程。

(2)诊断:食管癌。

4. 辨证施治 证属痰气阻膈,津亏热结。痰气郁结交阻,闭塞胸膈,食道气机不利,故见胸膈痞满,咳嗽痰多,恶心吐涎;痰气瘀毒交结阻塞食管,气、痰、瘀生毒化热生火,耗津伤血,食管失滋润而干涩,故有吞咽食物阻塞感,口舌干燥等症状。

5. 临床治疗 治宜健脾祛湿,降逆化痰。用薏苡代赭石汤加减治之(经验方)。

处方:玄参、薏苡仁、代赭石、生牡蛎、半枝莲、白花蛇舌草各30克,夏枯草50克,茯苓、全瓜蒌、威灵仙、建曲、桑白皮各20克,黄芩、知母各15克,杏仁、桔梗、款冬花、紫菀、百部、荆芥、陈皮、法半夏、浙贝母、郁金、莪术、大枣各10克,甘草5克,紫苏梗25克。

服法:水煎服,6剂,每剂服3天,第一天,煎1次,服3次,第二天,煎2次,混合服3次,第三天,煎3次,混合服3次。

11月27日诊:咳嗽多痰,恶心吐涎减轻,拟疏肝健脾,清解毒瘀法治之。

处方:龙胆草、半枝莲、白花蛇舌草各30克,柴胡、白芍、茯苓、牡丹皮、栀子、广藿香、建曲各20克,黄芩、瓜蒌子、龙葵草、山慈菇各15克,枳壳、黄柏、黄连、法半夏、云木香、砂仁、莪术、知母各10克,甘草5克,大枣3枚。

服法:水剂服,50剂,每剂服3天,服法同前方。照此方根据临床症状的变化,加减用药。

2012年6月20日诊:病情基本稳定,现用膏剂缓图治之(经验方)。

处方:黄芪、人参、西洋参各150克,生牡蛎、玄参、威灵仙、水蛭各100克,广藿香、白芍、白术、茯苓、丹参各80克,昆布、海藻、山慈菇、龙葵草、三棱、莪术、建曲、砂仁、陈皮、法半夏、胆南星、瓜蒌子、硼砂、重楼、浙贝母各50克,柴胡、当归、紫硇砂各40克,云木香、降香各30克。

服法:上药水煎3次后,浓缩至一半,再加入荸荠汁、韭菜汁、生姜汁、梨汁、白萝卜各100毫升,白砂糖适量,熬制成膏,装入钵内备用。每次1汤匙,含化,或冲开水缓慢咽下。

连用3剂后,未复发,至今生存良好。

释义:食管癌是我国常见的恶性肿瘤之一,我国食管癌发病率和死亡率是世界上最高的国家之一,发病相对稳定。我国食管癌的高发区在河北、河南、山西三省交界的太行山区,四川的北部地区,闽粤交界地区和新疆哈萨克族居住地区。

我国食管癌发病以男性居多,男女之比约2∶1,地区不同,发病比例也不一样,高发区男女比例接近。通常在30岁以下的人少见,30岁以后随着年龄增长而迅速升高,以60~64岁最高,其次为65~69岁,70岁以后逐渐降低。

食管癌的发病原因尚未完全清楚,可能与烟酒、亚硝胺、真菌、局部损伤、营养和微量元素、遗传等因素有关。目前,食管的疗效仍不够理想,提高疗效的关键是三早,中西结合治疗可提高生存率。中医学属"噎膈""反胃"的范畴,只要早治疗,辨证准确,是能够提高生存率的。

四、大肠癌

病例一:脾气亏虚 肠道湿热

谭某,男,59岁,农民。2012年12月10日诊。

1. 主诉 小腹胀,腹泻,便中带血丝无矢气2个多月。

2. 主症 患者平素健康,劳动力较强,因排便习惯与粪便性状改变,伴有便血,里急后重等症状,经某医院检查诊断为:"直肠癌"(腺癌,Ⅱ级浸润至浆膜层),距肛门15cm,于9月27日做根治性手术切除,出院后部分临床症状存在,故来我处求用中医药治疗。

体形匀称,面色青而赤,精神欠佳,胸闷腹胀,呃逆嗳气,胃纳不佳,小腹胀,肛门坠胀感,大便次数多,带黏液血丝,小便短赤,舌质淡,苔白腻,脉沉细而弦。

3. 临床检查与诊断

(1)住院诊断:直肠腺癌(已做根治性手术切除,未做放化疗)。

(2)诊断:直肠癌(术后)。

4. 辨证施治 证属脾气亏虚,肠道湿热。脾气亏虚则不能升发,水谷不化,清阳下陷,升降失调,气机郁滞,故胸闷腹胀,呃逆嗳气;湿热浸淫,伤及胃肠,阻滞气机,传化失常,湿热下注,故大便次数多,带黏液血丝。

5. 临床治疗 治宜清热化湿,健脾理气。用白头三黄汤合参术蛇莓汤加减治之(经验方)。

处方：柴胡、白芍、白术、茯苓、槐花、建曲、龙葵草、山慈菇、苦参、槟榔各20克，葛根、半枝莲、白花蛇舌草、蒲公英、败酱草各30克，黄芩、黄柏、广藿香各15克，当归、黄连、云木香、檀香、砂仁、莪术、香附子、陈皮各10克，甘草5克。

服法：水煎服，10剂，每剂服3天，第一天，煎1次，服3次，第二天，煎2次，混合服3次，第三天，煎3次，混合服3次。

2013年1月15日诊：大便次数减少，每日2～3次，没有黏液血丝，腹胀减轻，食欲增加，说明药已对症，肛门坠胀比较明显，仍照前方加入益气升提之药治之。

处方：黄芪、党参、葛根、白花蛇舌草、半枝莲各30克，柴胡、白术、广藿香、槟榔、山慈菇、龙葵草、建曲、苦参、枳壳各20克，升麻、黄芩、黄柏各15克，当归、陈皮、木香、檀香、砂仁、莪术、香附子、大枣、黄连各10克，甘草5克。

服法：水煎服，10剂，每剂服3天，服法同前方。

2013年3月2日诊：各种临床症状基本消失，仍用前法加减巩固治疗。

处方：黄芪、党参各150克，葛根、半枝莲、白花蛇舌草、蒲公英、败酱草、藤梨根、仙鹤草、玄参各100克，白芍、白术、广藿香、茯苓、黄芩、黄柏、苦参、龙葵草、山慈菇、昆布、海藻各80克，升麻、枳壳、黄连、槟榔、重楼、砂仁、莪术、红藤、凤尾草、三七、乌梅、木瓜、浙贝母、石榴皮、建曲各60克，柴胡、当归、陈皮、木香、香附子、土鳖虫、地榆、郁金、槐花、生牡蛎各50克。

服法：上药制成水丸，每次12克，每日3次，饭后服，服1剂后，以后间断服。

此后，临床症状消失，面色红润，还能参加一般劳动，至今很健康。

病例二：气机郁滞 毒瘀内阻

王某，男，62岁，城镇居民。2011年10月30日诊。

1. 主诉 神疲乏力，右中腹部胀痛不适，食欲减退3个多月。

2. 主症 患者因患升结肠癌，于7月6日住院手术治疗，手术后已化疗5次，出院后，周身疲倦乏力，右腹胀痛，饮食无味，服过中西药物治疗，因疗效不十分明显，故来我处求用中医药治疗。有烟酒嗜好。

体形偏瘦，面色淡白少华，精神萎靡不振，胸闷不舒，口干口苦，右中腹部胀痛不适，呃逆嗳气，食纳不佳，大便秘结，小便短赤，舌质红，苔白厚腻，脉沉细而数。

3. 临床检查与诊断

(1)住院诊断:升结肠溃疡型,乳头状腺癌,已手术切除,切除后已化疗5次。

(2)诊断:升结肠癌(术后)。

4. 辨证施治　证属气机郁滞,毒瘀内阻。气机郁滞,升降失司,清气不升,浊气不降,湿痰凝结于大肠,术后大肠受损,毒瘀蕴结不通,阻碍气机之运行,故有右腹胀痛,大便秘结之证。

5. 临床治疗　治宜理气祛湿,解毒化瘀。用归芍红藤汤加减治之(经验方)。

处方:龙胆草、广藿香、青蒿、佩兰、蒲公英、败酱草、半枝莲、白花蛇舌草各30克,黄芩、黄柏、苍术、建曲各20克,法半夏、枳壳、黄连、厚朴、陈皮、木香、砂仁、莪术各10克,沉香、白通草各5克。

服法:水煎服,15剂,每剂服2天,第一天,煎1次,服3次,第二天,煎2次,混合服3次。

12月5日诊:上方服1个月后,临床症状减轻,食欲增加,精神尚可,仍用前方去青蒿、佩兰、沉香,加党参30克,茯苓20克,山慈菇、龙葵草各15克,三棱、野灵芝菌各10克。

服法:水煎服,10剂,每剂服2天,服法同前方。

此后,患者精神饱满,食欲增加,无全身不适,后经检查,升结肠手术处及伤口恢复良好,周围淋巴及大网膜无转移征兆,至今生存良好。

病例三:热毒内结　瘀血阻络

袁某,男,47岁,工人。2010年3月23日诊。

1. 主诉　腹泻,便中夹黏液血丝,肛门坠胀感半年多。

2. 主症　患者半年前经常有腹泻、便秘交替的症状,开始认为是肠炎,痢疾,腹泻时服消炎药则便秘,服通便药又泻下不止,近半年以来出现腹痛、腹泻,经医院门诊检查,诊断为直肠癌,劝其住院手术治疗,因患者性格固执,宁愿死也不愿做手术,故要求来我处求用中医药治疗。

体形匀称,面色晦滞,神疲乏力,大便次数增多,粪便变细,整天肛门有坠胀感,如有大便未排尽的感觉,腹痛肠鸣,近期大便夹有黏液血丝,饮食减少,舌质淡,苔白腻,脉沉细而数。

3. 临床检查与诊断

(1)直肠镜检查:距肛门10cm有一肿块6cm×7cm(溃疡型),病理切片为管状腺癌。

(2)血常规检查:红细胞(RBC)3.1×10^{12}/L,血红蛋白(HGB)100g/L,白细胞(WBC)3.3×10^9/L,轻度贫血。

(3)诊断:直肠癌。

4. 辨证施治　证属热毒内结,瘀血阻络。火邪热毒,蕴结大肠,热扰肠道,气机不利,则腹痛、腹泻、肠鸣;邪热下迫,则肛门灼热坠胀;久则血脉瘀阻,久病入络,脉络瘀滞,血不循经,下流肠道,热瘀并迫,故有黏液血丝。

5. 临床治疗　治宜清热化湿,化瘀解毒。用白头三黄汤合归芍红藤汤加减治之(经验方)。

处方:白头翁、葛根、白芍、龙葵草、山慈菇、白术、茯苓、槐花、地榆、牡丹皮、茜草、仙鹤草、半枝莲、白花蛇舌草各20克,黄芩、黄柏、黄连、枳壳、浙贝母、重楼各15克,玄参、生牡蛎、夏枯草、水牛角、生地黄各30克,当归、木香各10克,甘草5克。

服法:水煎服,10剂,每剂服3天,第一天,煎1次,服3次,第二天,煎2次,混合服3次,第三天,煎3次,混合服3次。

4月28日诊:上方服1个月后,大便次数减少,黏液血丝减轻,仍照前法治之。

处方:用前方5倍量,加黄芪、党参各200克,苦参、侧柏叶、薏苡仁各100克,广藿香、车前子、无花果、石榴皮、三七各80克,砂仁、升麻各60克。

服法:上药研碎为粗末,每日用120克,装入棉布袋中,水煎2次后,混合分3次服。

6月2日诊:上方服后,临床症状好转,仍遵前法加减治之。

处方:黄芪、人参各150克,葛根、玄参、生牡蛎、蒲公英、败酱草、夏枯草、半枝莲、白花蛇舌草、无花果、藤梨根、薏苡仁各100克,白术、茯苓、白芍、昆布、海藻、三七、龙葵草、山慈菇、黄芩、黄柏、广藿香、野灵芝菌、建曲各80克,升麻、枳壳、砂仁、莪术、土鳖虫、黄连、地榆、槐花、红藤、大枣、浙贝母、丹参、石见穿各60克,当归、陈皮、柴胡、三棱各50克,木香40克。

服法:上药制成水丸,每次12克,每日3次,饭后服。服1剂后,以后间断服。

后经复查,未见直肠肿块,身体康健如常人,至今生存良好。

释义:大肠癌包括盲肠、结肠、直肠癌,为我国常见九类癌症之一,由于生活条件及生活习惯的改变,我国大肠癌的发病呈上升趋势,尤其在大中城市。

世界各地大肠癌的发病率差异很大,我国为低发地区,沿海地区(东部地区)比内陆地区(西北地区)高发,其中又以长江中下游地区的大肠癌发病率和死亡率最高,我国大肠癌男性发病居多,男女之比约为 2∶1,大肠癌发病率随年龄的增长而逐步上升,85 岁以后发病率略有降低,大肠癌可发生于自盲肠至直肠的任何部位,其中直肠癌的发病率最高,约占 66.9%,其他肠段次之。

大肠癌的发生与社会发展状况、生活方式及膳食结构密切相关,是饮食因素、职业因素与体力活动、遗传因素、疾病因素及其他致癌因素等的多环节共同作用的结果。

中医学属"脏毒""肠覃""癥瘕""下痢""肠风""肠癖"等范畴。

五、肺癌

病例一:气阴两虚 痰瘀蕴结

罗某,男,49 岁,农民。2011 年 7 月 15 日诊。

1. 主诉 咳嗽痰多,胸闷胸痛,心悸气急半年多。

2. 主症 患者因患左肺门癌,于 2010 年 5 月做陀螺刀(放疗)治疗,后做化疗,并服中西药物辅助治疗,前段时间病情较为稳定。近半年以来,咳嗽、胸痛、气急反弹,故来我求用中医药治疗。有吸烟史 32 年。

体形偏瘦,面色㿠白,头晕眼花,精神萎靡不振,倦怠乏力,饮食无味,咳嗽痰多,胸闷胸痛,心悸气急,大便溏薄,舌质淡,伴有齿印,苔白微腻,脉濡滑。

3. 临床检查与诊断

(1)住院诊断:左肺门癌(已做陀螺刀治疗)后做化疗 6 次。

(2)血液检查:白细胞(WBC)3.5×10^9/L,红细胞(RBC)3.1×10^{12}/L,均偏低。血清甲胎蛋白(AFP)85.6μg/L。

(3)诊断:左肺门癌(鳞癌)。

4. 辨证施治 证属气阴两虚,痰瘀蕴结。气阴两虚,津液失于输布,聚津为痰,痰贮于肺,则痰凝瘀滞而见咳嗽痰多;痰瘀凝结,脾之健运失司,则水谷精微不能生化输布,则聚湿生痰,痰瘀阻络,则胸痛气急。

5. 临床治疗 治宜益气养阴,祛痰散结。用抗肺癌丸加减治之(经验方)。

处方:黄芪、半枝莲、白花蛇舌草、蒲公英、败酱草各100克,人参、百合、生牡蛎、玄参、三七各80克,浙贝母、生地黄、熟地黄、茯苓、白术、野灵芝菌、昆布、海藻各60克,百部、白及、山慈菇、龙葵草、重楼、桑白皮各50克,麦冬、杏仁、桔梗、前胡、紫菀、款冬花、陈皮、法半夏、胆南星、白芥子、莪术、砂仁、丹参、大枣各40克,三棱、当归各30克。

服法:上药粉碎为粗末,每日用150克,装入棉布袋中,水煎2次后,混合分3次服。忌食辛辣食物,严禁烟酒。

8月1日诊:7月30日经CT复查,发现癌变有反弹,再用陀螺刀治疗(预计照射10次),患者仍要求配合中医药治疗,仍照前法加减治之。

处方:黄芪200克,人参、西洋参、玄参、生地黄、百合、百部、白及、白术、茯苓、生牡蛎、半枝莲、白花蛇舌草、夏枯草各150克,三七、黄芩、野灵芝菌、山慈菇、龙葵草、重楼、昆布、海藻、赤芍、桑白皮、薏苡仁、瓜蒌子、海蛤壳各100克,浙贝母、麦冬、杏仁、桔梗、陈皮、法半夏、胆南星、款冬花、紫菀、前胡、莪术、砂仁、卷柏、丹参、大枣各80克,三棱、当归各50克。

服法:同前方,连续服10剂(每剂照此方做小的加减调整)。

2012年10月6日诊:目前病情基本稳定,临床症状比轻轻微,仍以上方为基础增减,制成小水丸,每次12克,每日3次,饭后服,连续服5剂,以后每年上半年及下半年各服1剂,至今仍然生存。

病例二:肺肾阴虚 内火上炎

唐某,男,33岁,工人。2010年1月27日诊。

1. 主诉 咳嗽、胸痛、气急、发热半年多。

2. 主症 患者半年前,因咳嗽、胸痛、气急住某三甲医院治疗,诊断为右肺下叶腺癌,准备用手术治疗,胸腔打开后,经观察检查,不适宜手术指征,故关闭胸腔后,先用放疗,后用化疗等方法治疗。出院后,发热较为严重,用过多种抗生素治疗,但疗效不佳,故来我处求用中医药治疗。

体形瘦长,面色㿠白,头晕眼花,腰膝酸软,神疲乏力,发热盗汗,面时潮热,手足心发热,夜间尤甚,胸闷胸痛,咳嗽气急,痰少而黏,咽干口燥,心烦少寐,渴喜饮冷,不思饮食,厌油腻,大便秘结,小便短黄,舌质红,苔薄白,脉细数。有吸烟史15年。

3. 临床检查与诊断

(1)住院诊断:右肺下叶腺癌,已做放疗、化疗。

(2)诊断:右肺下叶腺癌(腺样囊性癌)。

4. 辨证施治 证属肺肾阴虚,内火上炎。其人肺肾不足,邪毒蕴肺化热或火热刑金耗伤阴液,灼伤肺肾之阴,而见潮热盗汗,痰少而黏;肺络受损,肺气壅阻,则胸痛气急;阴虚肺燥,津液不能上承,则咽干口燥,手足心发热。

5. 临床治疗 治宜养阴清热,解毒散结。用百参二地汤加减治之(经验方)。

处方:银柴胡、生地黄、麦冬、玄参、连翘、青蒿、白芍、知母各20克,寒水石、石膏各50克,滑石、蒲公英、败酱草、夏枯草、生牡蛎各30克,黄芩40克,秦艽、炒鳖甲各15克,西洋参35克,胡黄连、杏仁、浙贝母、桔梗各10克,牡丹皮、地骨皮各25克,甘草5克。

服法:水煎服,6剂,每剂服3天,第一天,煎1次,服3次,第二天,煎2次,混合服3次,第三天,煎3次,混合服3次。

2月27日诊:上方服后,病情有好转,仍照前方加山慈菇、龙葵草、百合、重楼各15克,半枝莲、白花蛇舌草各30克。

水煎服,6剂,每剂服3天,服法同前方。

3月26日诊:热已退尽,咳嗽有痰,痰中有少量血丝,仍有咽干口燥,用前方加茜草、水牛角丝、仙鹤草、侧柏叶、桑白皮各20克,天花粉10克。

水煎服,5剂,每剂服3天,服法同前方。

4月28日诊:痰中带血丝已消失,临床症状轻微,现用丸药持续治疗。

处方:西洋参、人参各150克,熟地黄、生地黄、黄芪、百合、三七、玄参、蒲公英、败酱草、夏枯草、鱼腥草、仙鹤草、半枝莲、白花蛇舌草、白芍、白术、茯苓各100克,白及、百部、紫菀、款冬花、青黛、海蛤壳、重楼、川贝母、龙葵子、山慈菇、野灵芝菌、杏仁、桔梗、昆布、海藻、丹参、砂仁、桑白皮、枇杷叶、建曲各50克,当归、前胡各40克。

服法:上药制成水丸,每次12克,每日3次,饭后服,连续服8剂,每剂服3个月,3年后,每年上半年、下半年各服1剂。

后随访至现在,仍然生存,只间断服药。

病例三:肺脾气虚 湿痰阻滞

邵某,女,73岁,农民。2011年6月6日诊。

1. 主诉 咳嗽、胸痛、气急、上腹饱胀半年多。

2. 主症 患者有肺气肿病史,半年前自觉咳嗽、胸痛、气急加重,遂住院治疗,经检查诊断为左下肺癌,左侧胸腔积液,右肺感染,住院治疗1个月,已做放、化疗,出院后,咳嗽、气急明显,上腹饱胀不适,经人介绍,故来我处求用中医药治疗。

体形较瘦,面色苍白无华,精神萎靡不振,神倦乏力,头晕眼花,咳嗽痰多,胸闷气短,胸部隐痛,心悸气促,上腹饱胀疼痛,饮食极少,食后更胀,大便溏薄,舌质淡,苔薄白,脉濡缓。

3. 临床检查与诊断

(1)住院诊断:左下肺癌(腺鳞癌),已做放、化疗。

(2)诊断:左下肺癌(腺鳞癌)。

4. 辨证施治 证属肺脾气虚,湿痰阻滞。肺气虚弱,精液失于输布,津聚为痰,痰贮于肺,则痰凝气滞而见咳嗽痰多,胸闷气急,上腹饱胀,大便溏薄;脾气虚弱,脾失健运,水谷精微不能生化输布,则蕴湿生痰。

5. 临床治疗 治宜健脾除湿,化痰散结。用二术薏苡汤加减治之(经验方)。

处方:西洋参、百合、广藿香、墨旱莲各 30 克,柴胡、白芍、白术、茯苓、生地黄、麦冬、枸杞子、建曲、女贞子、山慈菇、龙葵草各 20 克,瓜蒌子 15 克,当归、黄连、砂仁、法半夏、莪术、云木香、乌药各 10 克,甘草 3 克。

服法:水煎服,4 剂,每剂服 3 天,第一天,煎 1 次,服 3 次,第二天,煎 2 次,混合服 3 次,第三天,煎 3 次,混合服 3 次。

6 月 25 日诊:上药服后,上腹饱胀减轻,食欲增加,仍照上方加半枝莲、白花蛇舌草各 30 克,服法同上方。

以后照此方制成水丸,间断服用,每次 12 克,每日 3 次,每季度服 1 剂。

至目前为止,患者仍生存,精神面貌较好。

释义:原发性支气管肺癌,简称为肺癌,是一种最常见的恶性肿瘤,是当今世界上对人类健康与生存危害最大的恶性肿瘤。其发病率和死亡率在世界上许多国家都处于急剧增长的趋势。

肺癌主要是环境因素引起的疾病,其中吸烟是重要的致病因素。肺癌发病男性高于女性,约为 2∶1。30 岁以前,肺癌很少见,40 岁以后发病率逐渐增多,60~78 岁达到高峰。

早期诊断是提高肺癌疗效的有效途径,多学科综合治疗是重要的治疗原则。

中医学属"肺积""息贲""咯血""肺壅"等范畴。中医学认为,肺癌的原因是由于正气虚损,阴阳失调,六淫之邪乘虚入肺,导致脏腑功能失调,肺气贲郁,宣降失司,气机不利,血行受阻,津液失于输布,津聚为痰,痰凝气滞,淤阻络脉,于是痰气瘀毒胶结,日久形成肺部积块。因此,肺癌是因虚而得病,因虚而致实,是一种全身属虚,局部属实的疾病。

六、乳腺癌

病例一:肝郁脾虚 痰瘀凝结

张某,女,39岁,城市居民。2006年4月27日诊。

1. 主诉 消瘦,神疲乏力,食纳不佳,右侧乳房外侧如核桃大小肿块,双侧腋下,颈部也有大小不等之肿块3个多月。

2. 主症 患者于半年前,发现左侧乳房外侧有一鸡蛋大小之肿块,经某医院病理组织检查,诊断为乳腺癌,入院后,行根治性手术切除,并做双侧附件切除,术后已做放、化疗。4个月后,右侧乳房外侧又出现核桃大小肿物,双侧腋下,颈部也有大小不等之硬性肿物,因此又回原手术医院复查,诊断为乳腺癌广泛转移,无法医治,开一点口服药后,回原籍保守治疗,经人介绍来我处求用中医药治疗。

体形消瘦,面色淡白无华,精神萎靡不振,说话有气无力,周身软弱,食纳不佳,气短自汗,左胸壁可见横行手术瘢痕,右侧乳房外侧有如核桃大小肿物,双侧腋下及颈部有大小不等之硬性肿物,夜寐不安,体重45千克,舌质淡,苔薄白,脉沉细而弱。

3. 临床检查与诊断

(1)住院诊断:左侧乳腺癌(腺癌),已做根治性手术切除,已放、化疗,双侧附件已切除。

(2)诊断:乳腺癌(广泛转移)。

4. 辨证施治 证属肝郁脾虚,痰瘀凝结。情志内伤,肝郁乘脾,脾胃气机升降失畅,致脾胃虚弱,脾气不得布施四肢,故见精神萎靡,食纳不佳;脾胃运化失健,日久血行不畅,血瘀并痰湿阻于胸部之脉络,而成痰瘀之肿块物。

5. 临床治疗 治宜疏肝健脾,化痰散结。用柴芍莪术汤合参归地芍汤加减治之(经验方)。

处方:黄芪、党参各30克,柴胡、白芍、白术、茯苓、鹿角霜、橘核、玄参、生牡蛎、全瓜蒌、建曲各20克,莪术、砂仁、浙贝母各15克,当归、川芎、郁金、木香、香附子各10克。

服法:水煎服,15剂,每剂服2天,第一天,煎1次,服3次,第二天,煎2

次,混合服3次。

6月2日诊:上方服1个月后,病情好转,仍照前法加减治之。

处方:黄芪200克,人参、王不留行、生牡蛎、半枝莲、白花蛇舌草、蒲公英、败酱草、夏枯草各150克,全瓜蒌、玄参、橘核各100克,胆南星、白术、茯苓、陈皮、丹参、广藿香、三七、郁金、昆布、海藻、赤芍、重楼、建曲、山慈菇、龙葵草、鹿角霜、佛手片各80克,柴胡、法半夏、浙贝母、香附子、莪术、砂仁各60克,全蝎、当归、木香、三棱各50克,蜈蚣20条。

服法:上药粉碎为粗末,每日用120克,装入棉布袋中,水煎2次后,混合分3次服,连续服1年。

2007年5月18日诊:上方服半年后,各处肿块硬结逐渐变小,精神好转,食量增加,面色渐红润,服至现在,经某医院复查,无异常发现,体重增至52千克,嘱其再服1剂药后停药,随访5年,生存良好。

病例二:冲任失调 肝郁痰瘀

宋某,女,55岁,农民。2011年9月26日诊。

1. 主诉 精神不振,四肢乏力,食纳不佳,右腋窝淋巴小硬结8个多月。

2. 主症 患者因右侧乳腺癌,于2011年1月14日在某医院做根治切除术,术后已做放、化疗,出院后,全身情况较差,用过西药输液、口服治疗,由于疗效不十分明显,故来我处求用中医药治疗。

体形偏胖,面色晦滞少华,精神萎靡不振,周身软弱无力,食欲减退,上腹饱胀不适,胸胁苦闷,呃逆嗳气,右胸壁可见横行手术瘢痕,长约20cm,未触及肿物,右腋窝有淋巴小硬结1个,左乳乳房未触及明确肿物,舌质淡,苔薄白,脉沉细而弱。

3. 临床检查与诊断

(1)住院诊断:右侧乳腺癌(黏液腺癌),已做根治术切除,术后已放、化疗。

(2)诊断:乳腺癌(术后)。

4. 辨证施治 证属冲任失调,肝郁痰瘀。冲为血海,为气血之要冲;任为阴脉之海。冲任失调,气血失和,二脉损伤,导致内分泌紊乱,故有乳腺癌症之形成。手术后情志不畅,气血虚弱,故精神不振,周身软弱无力,食欲减退;肝郁气滞,致痰瘀凝滞,故有腋窝淋巴小硬结之证。

5. 临床治疗 治宜调摄冲任,解郁祛瘀。用柴芍莪术汤合柴芍慈菇饮加减治之(经验方)。

处方：柴胡、当归、天冬、赤芍、黄芩、知母、生地黄、熟地黄、桃仁、枳壳、砂仁、酸枣仁、广藿香、建曲、莪术、黄连、玉竹、五味子、地骨皮、丹参各80克，白术、茯苓、白芍、枸杞子、山慈菇、龙葵草各100克，半枝莲、白花蛇舌草各150克，太子参200克，红花、制乳香、制没药、远志、麦冬、昆布、海藻各60克，木香、川芎各40克。

服法：上药粉碎为粗末，每日用120克，装入棉布袋中，水煎2次后，混合分3次服，连续服3剂。

2012年1月8日诊：上药服后，上腹饱胀，胸胁苦闷，呃逆嗳气减轻，右腋窝淋巴小硬结几乎摸不到，现精神稍差，有时肢软乏力，拟加入益气生血之品治之。

处方：黄芪、人参各150克，生地黄、熟地黄、玄参、生牡蛎、夏枯草、白花蛇舌草、半枝莲、蒲公草、败酱草、枸杞子、赤芍各100克，白术、茯苓、丹参、昆布、海藻、全瓜蒌、王不留行各80克，柴胡、桃仁、砂仁、莪术、山慈菇、龙葵草、三七、牡丹皮、栀子、陈皮、胆南星、建曲、重楼、橘核、广藿香、大枣各60克，制乳香、制没药、法半夏、当归、牛膝、红花、浙贝壳、母各50克，三棱、木香、川芎各40克。

服法：上药制成水丸，每次服12克，每日3次，饭后服，连续服2剂。

此后，各种临床症状消失，未见全身不适，右腋窝未触及淋巴小硬结，食欲增强，面色红润，精神饱满，并能参加一般体力劳动，随访至今未再发，生存良好。

病例三：肝郁气滞 痰瘀凝结

张某，女，40岁，农民。2010年2月10日诊。

1. 主诉 右侧乳房包块，右腋窝疼痛，伴颈痛，头晕头痛1月余。

2. 主症 患者因右腋窝疼痛，无意中发现右侧乳房外侧有圆形包块，经某医院门诊部病理组织学检查，诊断为乳腺小叶原位癌，劝其住院手术治疗，因患者伴有颈椎骨质增生，经常颈部疼痛及头晕头痛，答应待颈部症状稍缓解后，再做乳腺手术治疗，故来我处求用中医药治疗。

体形匀称，面色青来而晦滞，右侧乳房外侧有一约6cm×7cm之圆形肿块，不红肿，不痛不痒，质稍硬，有囊性感，重压有疼痛感，右腋窝有时疼痛，无硬结，颈部疼痛，双上肢手指尖麻木，活动受限，头晕头痛，阵发性眩晕。眩晕时，嗳气呕吐，历时5～10分钟，神志清醒，胸闷腹胀，食欲减退，月经量少色黑，舌质淡，苔薄白，舌两边淡紫蓝色，脉脉沉细而弦。

3. 临床检查与诊断
(1)右侧乳房病理组织学检查诊断:乳腺小叶原位癌。
(2)颈椎磁共振检查:颈椎3～4、4～5骨质增生伴轻度椎间盘突出。
(3)诊断:乳腺癌(小叶原位癌),颈椎骨质增生。

4. 辨证施治 证属肝郁气滞,痰瘀凝结,风寒湿阻,痹塞不通。肝主疏泄,喜条达而恶抑郁,肝郁则易横逆,横逆郁阻则气滞,郁阻气滞则易生湿痰,湿痰久而易瘀,痰瘀凝结于乳房,故癌肿块形成;风寒湿三气合而为痹,痹阻于颈部,则为痹痛,痹塞不通,故颈部疼痛,头晕头痛。

5. 临床治疗 治宜疏肝解郁,消瘀散结,祛风散寒,除湿通络。用柴芍慈菇饮合颈椎眩晕汤加减治之(经验方)。

处方:黄芪300克,党参200克,生牡蛎、白术、茯苓、白芍、天麻、蒲公英、败酱草、半枝莲、白花蛇舌草、金钱草、夏枯草、橘核、炙鳖甲各180克,龙胆草、乌梢蛇各150克,柴胡、当归、葛根、玄参、威灵仙、黄芩、杜仲各120克,丹参、白芷、浙贝母、牡丹皮、栀子、龙葵草、山慈菇、骨碎补、狗脊、生地黄、熟地黄、建曲、川牛膝、桑寄生、广藿香各100克,砂仁、续断、陈皮、法半夏、三七、秦艽、胆南星、血竭、制乳香、制没药、延胡索、羌活、独活、防风、全蝎、桃仁、木瓜、仙茅、巴戟天、莪术、大枣各80克,香附子、菊花、干姜各60克,桂枝、红花、细辛、川芎、三棱各50克,制川乌、制草乌各40克,制马钱子20克,甘草30克。

服法:上药粉碎为粗末,每日用120克,装入棉布袋中,水煎2次后,混合分3次服。服10天,停药2天,以此类推,连续服2剂。

当第一剂服完后,已有2个多月,患者复诊,临床症状有好转,颈椎骨质增生及椎间盘突出的头痛头晕也已减轻,更为奇迹般的疗效是,右侧乳房肿块也开始缩小,嘱其再服1剂,以观后效。

6月30日诊:颈椎病只有轻微症状,祛痰化瘀补虚,使乳房肿块几乎摸不到,仍遵前法加减治之。

处方:黄芪、太子参各150克,生牡蛎、乌梢蛇、天麻各100克,龙胆草、杜仲、半枝莲、白花蛇舌草、蒲公英、败酱草、金钱草、夏枯草、赤芍、生地黄、葛根、山慈菇、龙葵草、天葵子、玄参、浙贝母、枸杞子各60克,白术、茯苓、全蝎、三棱、莪术、狗脊、骨碎补、鸡血藤、广藿香、秦艽、威灵仙各50克,当归、桂枝、苍术、黄柏、知母、补骨脂、菟丝子、三七、血竭、制乳香、制没药、川牛膝、桑寄生、续断、羌活、独活、防风、延胡索、木瓜、砂仁、僵蚕、青皮、仙茅、桃仁、红花、白芷各40克,木香、干姜、川芎、辽细辛各30克,制川乌、制草乌、甘草各20克,蜈蚣15条,制马钱子10克。

服法:制成小水丸,每次服12克,每日3次。

服2剂后停药,生存良好,至今未复发。

释义:乳腺癌是危害妇女健康的主要恶性肿瘤,我国乳腺癌发病率低于西方国家,但近年来发病率呈明显上升趋势,大城市发病率居妇女恶性肿瘤的第一、二位。乳腺癌早期发现做根治手术后,进行中西医结合的综合治疗,常获得较好疗效。

乳腺癌的发病主要与家族史、行经年数、是否生育有关,也与高脂饮食及肥胖有关。

中医学属"乳岩""乳石痈"等范畴,毒、痰、瘀、虚为乳腺癌的主要病因,冲任失调,肝郁化火,毒热蕴结,痰瘀凝结,气血两亏为乳腺癌的主要病机。

七、鼻咽癌

病例一:肝郁气滞 肺胃蕴热

汪某,女,40岁,农民。2010年5月20日诊。

1. 主诉 右侧头痛,咽喉干痛,口渴引饮,午后发热,胃纳欠佳半个多月。

2. 主症 患者2个月前,出现右侧头痛,鼻出血,右颈部淋巴结肿大如蚕豆大小,遂到某医院门诊部做CT检查及活组织检查,诊断鼻咽癌,住院进行放射治疗(陀螺刀)及化疗2个疗程。出院后,除淋巴结肿大消失外,其余临床症状不消失,相反还增加一些临床症状,故前来我处求用中医药治疗。

体形消瘦,面色青灰而晦滞,精神不振,周身软弱无力,右侧头痛,听力减退,胸胁闷胀不舒,咽喉干痛,缺乏唾液,口渴引饮,午后发热,心烦意乱,上腹饱胀不适,不思饮食,大便不调,小便短赤,月经紊乱,舌质红,苔白腻,脉弦略数。

3. 临床检查与诊断

(1)住院诊断:鼻咽癌(鳞状细胞癌),已用陀螺刀治疗(放疗),已化疗2个疗程。

(2)诊断:鼻咽癌(放疗、化疗后)。

4. 辨证施治 证属肝郁气滞,肺胃蕴热。肝主疏泄,喜条达而恶抑郁,肝气横逆,气机失调,上窜头则头痛,横窜于胸胁则胸闷不舒;肺胃热盛,耗伤津液,水热循经上干肺窍,灼伤络脉,迫血妄行,故有鼻出血、咽喉干痛、口渴引饮之证。

5. 临床治疗　治宜疏肝理气,清肺解毒。用疏肝消郁汤合银翘苍辛汤加减治之(经验方)。

处方:龙胆草、金银花、石膏、半枝莲、白花蛇舌草、蒲公英、败酱草、夏枯草各80克,白芍、白术、茯苓、玄参、连翘、葛根、生地黄、赤芍、昆布、海藻、黄柏、黄芩各60克,生牡蛎100克,柴胡、浙贝母、栀子、白芷、僵蚕、苍耳子、知母、龙葵草、山慈菇、广藿香、蝉蜕各50克,当归、羌活、防风、菊花、砂仁、莪术、建曲各40克,木香30克。

服法:上药粉碎为粗末,每日用120克,装入棉布袋中,水煎2次后,混合分3次服,连续服3剂。

7月30日诊:病情有好转,现神疲乏力,头痛、心悸气短、失眠多梦,仍照前法加入益气健脾,潜阳安神之药物治之。

处方:黄芪、人参各150克,炙龟甲、炒鳖甲、生牡蛎各100克,玄参、酸枣仁、夏枯草、天麻、生地黄、熟地黄各80克,葛根、赤芍、白术、茯苓、威灵仙各60克,柴胡、白芷、黄芩、黄柏、浙贝母、重楼、山慈菇、龙葵草、柏子仁各50克,黄连、牛膝、桔梗、僵蚕、升麻、当归、羌活、独活、防风、菊花、远志、蔓荆子、藁本、牡丹皮、栀子、大枣、知母各40克,川芎30克,甘草20克。

服法:上药制成水丸,每次12克,每日3次,饭后服。连续服2剂。

此后,各种临床症状消失,面色红润,精神饱满,能参加农村的体力劳动,随访至今,生存良好。

病例二:肺胃热盛　阴血亏损

欧某,男,50岁,城镇居民。2011年8月4日诊。

1. 主诉　头晕耳鸣,精神疲倦,咽痛口干,恶心欲吐10余天。

2. 主症　患者平素身体健康,无任何全身不适,2个月前,偶然发现左侧颈部有一如葡萄大小之圆形硬结,不痛不红不痒,无任何临床症状,开始怀疑为恶性淋巴瘤,经入某医院住院检查,诊断为鼻咽癌,用陀螺刀(放射治疗)及化疗治疗2个疗程。出院后,有临床症状,左颈部硬结未完全消散,故来我处求用中医药治疗。

体形匀称,面色青而赤,头晕耳鸣,精神萎靡不振,咽痛口干,缺少唾液,胸闷烦热,入夜难眠,食纳不佳,大便干结,小便短赤,左颈部硬结如蚕豆大小,舌质红,苔白微腻,脉弦数。

3. 临床检查与诊断

(1)住院诊断:鼻咽癌(低分化腺癌),已做陀螺刀(放射治疗)及化疗2个疗程。

(2)诊断:鼻咽癌(放疗化疗后)。

4. 辨证施治　证属肺胃热盛,阴血亏损。肺开窍于鼻,肺气通于鼻,鼻为肺之外候,胃开窍于口,口为胃之外应,肺胃热盛,热灼口鼻,上扰清窍,故头晕耳鸣,咽痛口干;肺胃火热,灼伤津液,致阴血亏损,不能滋养口鼻,故胸闷烦热,缺少唾液。

5. 临床治疗　治宜清热解毒,养阴生津。用沙参知母汤加减治之(经验方)。

处方:北沙参、太子参、玄参各30克,龙胆草、生牡蛎、麦冬、玉竹、石斛、知母、板蓝根、龙葵草、山慈菇、生地黄、地骨皮、半枝莲、白花蛇舌草、葛根、白芷、败酱草各20克,石膏50克,黄芩、浙贝母、黄连、栀子各15克,桔梗10克,甘草5克。

服法:水煎服,10剂,每剂服3天,第一天,煎1次,服3次,第二天,煎2次,混合服3次,第三天,煎3次,混合服3次。

9月10日诊:上方服10剂后,临床症状好转,头晕耳鸣,胸闷烦热减轻,现主要是咽痛口干,缺少唾液,仍遵前方去白芷、黄连、石膏,加天冬、天花粉、百合各15克。

服法:水煎服,10剂,每剂服3天,服法同前方。

10月15日诊:上方服后,大部分临床症状得到控制,左颈部淋巴硬结还有如豌豆大小,现用丸药治之。

处方:西洋参、北沙参各150克,金银花100克,玄参、连翘、丹参、生地黄、生牡蛎、赤芍、茯苓、蒲公英、夏枯草、白花蛇舌草、半枝莲各80克,麦冬、全蝎、苍耳子、栀子、昆布、海藻、龙葵草、山慈菇、血竭、砂仁、胆南星、莪术、陈皮、浙贝母、防风、僵蚕、白芍各50克,法半夏、菊花、三棱、制乳香、制没药、土鳖虫、白芷、牛膝各40克,建曲、重楼、广藿香各60克,炮穿山甲、木香各30克,蜈蚣15克。

服法:上药制成水丸,每次服12克,每日3次,饭后服,连续服2剂。

第一剂服完后,颈淋巴结消失,第二剂服完后,基本无临床症状,随访至今很健康。

病例三:肺热邪毒　痰瘀蕴结

贺某,男,67岁,农民。2012年2月25日诊。

1. 主诉 头痛,鼻塞,回缩性涕血,右侧颈部淋巴结硬结半年多。

2. 主症 患者有肺结核病史20余年,经治疗已经钙化。半年前,经常头痛、鼻塞,早晨起床后,从口腔带出血性的鼻涕,带血量常不多,未引起重视。近半年以来,有持续性头痛,并有右侧颈部淋巴结硬结,经某医院门诊部检查,诊断为鼻咽癌,劝其住院放、化疗,患者自己觉得年龄大,不愿意放、化疗,故来我处求用中医药治疗。

体形瘦高,面色青灰而晦滞,精神不振,周身乏力,双侧及头顶部疼痛,时轻时重,靠服镇痛药缓解头痛、鼻塞,右侧耳鸣,听力减退,早晨起床后有回缩性涕血,量不多,右侧颈部淋巴结有如蚕豆大小之圆形硬结,不红、不痛,胸闷烦热,口渴多饮,上腹饱胀不适,食欲减退,大便干结,小便短赤,舌质红,苔白腻,脉弦细而数。

3. 临床检查与诊断
(1)CT检查诊为:鼻咽癌;活组织检查:微小浸润癌。
(2)诊断:鼻咽癌。

4. 辨证施治 证属肺热邪毒,痰瘀蕴结。鼻为肺窍,肺主一气,司宣发和肃降,肺脏虚弱,痰浊毒邪,浸淫犯肺,上贯于鼻,鼻为之受病,日久毒痰瘀蕴结于鼻咽,故有鼻咽之病变。

5. 临床治疗 治宜清肺解毒,祛痰化瘀。用银翘苍辛汤合沙参龙葵汤加减治之(经验方)。

处方:金银花、连翘、北沙参、龙葵草、山慈菇、蒲公英、败酱草各30克,半枝莲、白花蛇舌草、夏枯草各50克,生地黄、赤芍、栀子、昆布、海藻各20克,黄芩、苍耳子、白芷、辛夷、卷柏、玉竹、石斛各15克,僵蚕、白菊花、防风各10克。

服法:水煎服,5剂,每剂服3天,第一天,煎1次,服3次,第二天,煎2次,混合服3次,第三天,煎3次,混合服3次。

3月14日诊:上药服完后,头痛、耳鸣、鼻塞等临床症状有所减轻,其他症状与以往一样,没有明显改善,病重药轻,终难奏效,调整用药思路,缓解图之。

处方:太子参、北沙参、龙胆草、半枝莲、白花蛇舌草、蒲公英、败酱草、金钱草、夏枯草、野灵芝菌各150克,生地黄、熟地黄、白芍、金银花、玄参、生牡蛎、黄芩、炙龟甲、炒鳖虫、昆布、海藻各60克,浙贝母、全蝎、麦冬、天冬、苍耳子、辛夷、牡丹皮、栀子、陈皮、法半夏、胆南星、广藿香、砂仁、建曲、莪术、天花粉、女贞子各50克,三棱、木香各30克。

服法:上药粉碎为粗末,每日用150克,装入棉布袋中,水煎2次,混合后分3次服,服完后继续用下一剂,每服10天停药1天,连续用5剂。

8月30日诊:经上药治疗后,临床症状基本消失,再用上方加减服3个月以巩固疗效,后经检查,未发现异常,至今生存良好。

释义:鼻咽癌是我国常见的恶性肿瘤之一,据世界卫生组织的粗略估计,世界上80%左右的鼻咽癌产生在我国,20年来死亡率呈相对稳定水平。鼻咽癌常发于鼻咽顶部和侧壁,并可向邻近窦腔侵犯,也可向颅底和颅内扩散。

鼻咽癌的发病情况,其分布有一定的地区和种族特点,同时有一定的家族倾向,男性较多,男女之比为(2～3):1,鼻咽癌在儿童期少见,随年龄的增长,发病率增多,20～40岁开始急骤上升,40～60岁为发病高峰,然后下降。

鼻咽癌的发生原因,可用三句话归纳:遗传是基础,病毒是关键,环境促癌物是帮凶。

鼻咽癌的发生可能与EB病毒感染、环境、饮食、遗传易感因素密切相关,针对鼻咽癌病因应采取针对性预防措施。

中医学属"石上疽""失荣""真头痛""顽颡"等范畴,放射治疗、化疗辅以中药治疗有一定的效果,纯中药治疗也有疗效。

八、宫颈癌

病例一:肝郁气滞 湿热蕴结

陈某,女,46岁,城镇居民。2010年3月22日诊。

1. 主诉 腰部胀痛,下腹疼痛,尿频,尿急,全身淋巴结轻度肿大1月余。

2. 主症 患者因月经紊乱,经期延长,经量增多,白带呈脓血性,经某医院检查诊断为宫颈癌,住院手术切除并切除子宫附件,未做放、化疗,半年后出现上述症状,故来我处求用中医药治疗。

体形偏瘦,面色青而晦滞,头晕头痛,精神疲乏,四肢软弱无力,食欲减退,腰部酸痛,下腹胀痛,尿频、尿急、夜尿多,口干口苦,失眠多梦,心烦易怒,全身淋巴结轻度肿大,质硬不疼痛,大便不爽,小便短赤,舌质红,苔微腻,脉弦数。

3. 临床检查与诊断
(1)住院诊断:宫颈癌,子宫附件均已手术切除。
(2)诊断:宫颈癌(术后)。

4. 辨证施治　证属肝郁气滞,湿热蕴结。情志不舒,肝气郁结,气郁化火,阻滞下焦,膀胱气化失司,故尿频、尿急,下腹胀痛;湿热蕴结下焦,膀胱气化不利,湿热之邪侵犯于肾,故腰部酸痛;邪正相争,故口干口苦;湿热之毒瘀结于经络,故全身淋巴结轻度肿大。

5. 临床治疗　治宜疏肝理气,解毒散结。用宫颈癌疏肝解毒汤加减治之(经验方)。

处方:龙胆草、太子参、白花蛇舌草、半枝莲、生地黄、金钱草、夏枯草、蒲公英、败酱草、石韦各150克,白芍、白术、广藿香、瞿麦、萹蓄、知母、黄柏、黄芩、建曲、茯苓各100克,柴胡、牡丹皮、栀子、重楼、山慈菇、龙葵草、砂仁、莪术、海金沙各80克,当归、猪苓、冬葵子、泽泻、防风、枳壳各50克,木香40克,沉香、甘草各20克。

服法:上药粉碎为粗末,每日用120克,装入棉布袋中,水煎2次后,混合后分3次服,连续服2剂。

5月30日诊:上药服后,腰痛、尿频、尿急、下腹胀痛均已减轻,全身淋巴结轻度肿大未消散,可疑淋巴转移,加用祛痰化瘀、软坚散结之品治之。

处方:太子参200克,龙胆草、野灵芝菌、金钱草、夏枯草各150克,玄参、黄芩、黄柏、生牡蛎、天麻、生地黄、墨旱莲、半枝莲、白花蛇舌草、蒲公英、败酱草、炮穿山甲、鸡内金各100克,赤芍、白术、茯苓、昆布、海藻、黄连、龙葵草、山慈菇、生地黄、牡丹皮、栀子、重楼、土鳖虫、知母、女贞子、广藿香、建曲、砂仁、莪术、三七各80克,卷柏、浙贝母各60克,柴胡、当归、桃仁、苏木、陈皮、法半夏、胆南星各50克,三棱、木香、天竺黄、红花、天葵子、黄连各40克,蜈蚣20条。

服法:上药制成小水丸,每次12克,每日3次,饭后服,连续服2剂。

上药服1剂后,全身淋巴硬结几乎摸不到,说明药已对症,续服1剂后,全身淋巴硬结已消失,患者生存良好,能参加劳动。

病例二:肝气郁结　气虚血瘀

贺某,女,34岁,农民。2011年10月27日诊。

1. 主诉　腰痛、腹痛,周身软弱无力,饮食无味,下肢疼痛1月余。

2. 主症　患者因阴道出血,白带增多,性交后出血,血量不多,月经周期缩短,经期延长,经量增多等症状,到某医院妇科检查,诊断为宫颈癌,遂住院治疗,行宫颈癌及子宫切除(保留附件),术后已做全程化疗后出院,出院后出现上述症状,故来我处求用中医药治疗。

体形匀称,面色晦滞,精神萎靡不振,周身疲倦无力,胸胁苦闷,上腹饱胀不适,饮食无味,腰酸背痛,小腹疼痛,下肢胀痛,阴道有黑色小血块流出,失眠多梦,情绪不稳定,大便不调,小便短赤,舌质淡,苔薄白,脉沉细无力。

3. 临床检查与诊断
(1)住院诊断:宫颈癌及子宫已切除(保留附件),已做全程化疗。
(2)诊断:宫颈癌(术后)。

4. 辨证施治　证属肝气郁结,气虚血瘀。肝喜条达而恶抑郁,肝气不舒,疏泄失职,致肝气郁结,故胸胁苦闷,上腹饱胀,饮食无味;气有余便是火,气郁化火,阻滞下焦,致膀胱气化失司,故小便短赤;因手术及化疗后,气血虚弱,致气虚而血行不畅,故腰背酸痛,下肢疼痛。

5. 临床治疗　治宜疏肝理气,益气祛瘀。用抗宫颈癌丸加减治之(经验方)。

处方:黄芪、党参各150克,白花蛇舌草、半枝莲、蒲公英、败酱草、金钱草、夏枯草各100克,白芍、白术、茯苓、瞿麦、萹蓄各80克,柴胡、丹参、广藿香、建曲、石韦、桃仁、知母、黄柏、山慈菇、龙葵草、莪术、枳壳、黄连、瓜蒌子各60克,当归、砂仁、三棱、法半夏、牡丹皮、栀子、红花、香附子、大枣、血竭、重楼各50克,制乳香、制没药各40克,木香30克,甘草20克。

服法:上药粉碎为粗末,每日用120克,装入棉布袋中,水煎2次后,混合后分3次服,连续服2剂。

12月28日诊:病情有好转,各种临床症状已减轻,仍照前法加减治之。

处方:黄芪、人参、西洋参各150克,生牡蛎、野灵芝菌、半枝莲、白花蛇舌草、墨旱莲、蒲公英、败酱草、金钱草、夏枯草、枸杞子各100克,赤芍、白术、茯苓、丹参、玄参、熟地黄各80克,广藿香、建曲、女贞子各60克,柴胡、陈皮、浙贝母、山慈菇、龙葵草、蝉蜕、僵蚕、土鳖虫、砂仁、莪术、桃仁、大枣、延胡索、郁金、香附子、重楼、天葵子、当归、法半夏、三棱、川芎、红花各40克,木香30克,甘草20克。

服法:上药制成小水丸,每次服12克,每日3次,饭后服,连续服2剂。

此后,患者基本没有临床症状及全身不适,面色红润,精神饱满,与正常人一样,能参加劳动,随访至今,生存良好。

释义:宫颈癌是最常见的妇科恶性肿瘤,占女性生殖系统恶性肿瘤的半数以上,其死亡率为妇女恶性肿瘤的首位。近年来,由于各地广泛开展细胞学普查宫颈癌起到了积极作用,因此发病率和死亡率均有明显的降低。

宫颈癌的发生与性生活过早或紊乱,早婚、早年分娩、密产、多产、经济状况、种族和地理环境等因素有关。

宫颈癌的病因尚不完全清楚,一级预防目前尚不实际。然而,宫颈癌可以通过细胞学普查早期发现,治疗效果好,细胞学检查已成为国内外控制宫颈癌的重要方法。

手术与放射化疗是宫颈癌的主要治疗手段,如配合中医药治疗,亦起着积极的治疗作用,而且还能达到根治的目的。

中医学属"崩漏""五色带下"等范畴。中医药治疗宫颈癌,确有一定疗效,主要是全身治疗与局部治疗相结合。

九、慢性白血病

病例一:气血亏虚 肾精不足

杨某,女,29岁,农民。2009年3月23日诊。

1. 主诉　头晕耳鸣,神疲乏力,面色苍黄,食欲减退半年多。

2. 主症　患者半年前因出现上述症状,经某医院门诊部检查诊断为重度缺铁性贫血,经用中西药物治疗半年后,病情有增无减,遂来我处求用中医药治疗。

体形矮瘦,面色淡白无华,从额部中线起至鼻两侧翼及口两侧呈苍黄色,头晕头痛,耳如蝉鸣,精神萎靡不振,周身软弱无力,腰酸背痛,食纳不佳,心悸气短,睡眠不稳,月经紊乱,19岁生一子,舌质淡,苔薄白,脉沉细而弱。其生母50岁时,因重度贫血死亡(其类型、病因不详)。

3. 临床检查与诊断

(1)血液检查:白细胞(WBC)$3.2×10^9$/L,红细胞(RBC)$2.37×10^{12}$/L,血红蛋白(HGB)55g/L,血小板(PLT)$3.2×10^9$/L,巨核细胞大量增殖。

(2)诊断:巨核细胞白血病。

4. 辨证施治　证属气血亏虚,肾精不足。气虚于内,脏腑失养,则清阳不展,血虚于脉,经脉失充,则濡养失滋,故面色淡白无华,食纳不佳;肾精不足,不能上充于脑,故头晕耳鸣,精神萎靡不振。

5. 临床治疗　治宜益气生血,补肾填精。用参芪扶正丸加减治之(经验方)。

处方:黄芪、红参各150克,熟地黄、枸杞子、鹿角胶、龟甲胶、太子参、紫河车各80克,白芍、白术、茵陈各60克,鹿茸、茯苓、大枣、女贞子、墨旱莲、山药、威灵仙、陈皮、五味子各50克,当归、山茱萸、锁阳、肉苁蓉、补骨脂、菟丝子、麦冬、川芎、砂仁、酸枣仁、防风、秦艽、丹参各40克,蛤蚧2对。

服法:上药制成水丸,每次12克,每日3次,饭后服。忌白萝卜。

4月23日诊:上药服后,白细胞、红细胞略有上升,血小板(PLT)升到$59×10^9$/L,仍照前法加重剂量治之。

处方:黄芪300克,红参200克,熟地黄、枸杞子、鹿角胶、龟甲胶、太子参、紫河车各160克,白芍、白术各120克,茯苓、女贞子、墨旱莲、山药、威灵仙、金钱草各100克,山茱萸、当归、补骨脂、菟丝子、肉苁蓉、锁阳、麦冬、丹参、酸枣仁、五味子、防风、白鲜皮、秦艽、大枣各80克,鹿茸、砂仁、茵陈各60克,川芎40克,陈皮30克,蛤蚧4对。

服法:同前方,连续服4剂。

2010年2月4日诊:至此已治疗1年左右,临床症状好转,面色已不苍黄,体重也增加,自我感觉良好。

血常规复查:白细胞(WBC)$3.6×10^9$/L,红细胞(RBC)$2.95×10^{12}$/L,血红蛋白(HGB)104.3g/L,血小板(PLT)$82×10^9$/L。

至此,患者要求减轻药量一半,服1剂后,病情反弹,仍用回原药量至7月1日复诊:血常规复查又已回升。几进几退,患者听人介绍一游医,以解毒祛瘀治之,几乎死亡,后经几次输血救治,才勉强活下来。

2015年4月16日诊:患者各种情况太差,开一方试一试,以救万一。

处方:黄芪500克,人参、党参、熟地黄各200克,白术、鹿角胶、龟甲胶、鹿茸、枸杞子、鸡血藤、鸡内金、墨旱莲、白芍各100克,山药、山茱萸、茯苓、茵陈、大枣各80克,当归、桃仁、丹参、酸枣仁、砂仁、建曲、三七、莪术、女贞子、夜交藤、阿胶各60克,红花、柏子仁、泽泻、牡丹皮、防风、陈皮、麦冬、五味子、补骨脂、菟丝子、肉苁蓉、锁阳、沙苑子各50克,太子参300克,川芎、三棱、熟附片各40克,木香、肉桂、甘草各30克。

服法:同前方。

药方已开出,但心有余悸,如此之重症,患者不识好歹,几经折腾后,又回转来求我诊治,是否有效,便听以后回音。

病例二:脾气虚损 肾气不足

徐某,男,45岁,农民。2008年4月21日诊。

1. 主诉 头晕耳鸣、神疲乏力、上腹饱胀、食欲不佳半年多。

2. 主症 患者半年前出现头晕耳鸣,易疲倦乏力,纳差,身体日渐消瘦,开始当地医生认为是贫血,服过中西药物治疗,由于疗效不显,遂到某三甲医院门诊部检查,诊断为慢性粒-单核细胞白血病,劝其住院治疗,因患者有顾虑,不愿住院治疗,后经人介绍来我处求用中医治疗。

体形消瘦,面色苍白无华,精神疲倦,头晕眼花,耳如蝉鸣,周身软弱无力,体重减轻,上腹饱胀不适,食纳不佳,气短自汗,畏寒肢冷,极易感冒,大便不爽,小便色白,舌质淡,苔薄白,脉细弱。体重56千克。

3. 临床检查与诊断

(1)血常规检查:红细胞(RBC)3.25×10^{12}/L,血红蛋白(HGB)85g/L,血小板(PLT)128×10^9/L,白细胞(WBC)20.5×10^9/L,中性粒细胞(NEUT)17×10^9/L,单核细胞(MONO)1.8×10^9/L,淋巴细胞(LYM)7.4×10^9/L,幼稚细胞58%。

(2)CT检查:脾轻度大。

(3)全身淋巴结未见异常。

(4)诊断:慢性粒-单核细胞白血病。

4. 辨证施治 证属脾气虚损,肾气不足。脾为后天之本,气血生化之源,如化源不足,功能减弱,脾气不能充达于周身,故面色苍白无华,精神疲倦,食纳不佳,上腹饱胀;肾气不充,经脉、筋骨失于濡养,则头晕眼花,耳如蝉鸣。

5. 临床治疗 治宜益气补肾,化瘀散结。用益气补肾散结丸加减治之(经验方)。

处方:黄芪300克,人参、白术、白芍各100克,熟地黄150克,枸杞子120克,制何首乌、山药、广藿香、丹参、墨旱莲各80克,当归、山茱萸、补骨脂、菟丝子、薏苡仁、女贞子、莲米各60克,陈皮、砂仁、防风、大枣、牡丹皮各50克,白豆蔻、芡实、泽泻各40克,茯苓、龟甲胶、鹿角胶各90克,甘草20克。

服法:上药粉碎为粗末,每日用150克,装入棉布袋中,水煎2次后,混合后分3次服,连续服4剂。

7月5日诊:血常规复查,各项指标有好转,仍照前法加减治之。

处方:黄芪300克,人参、熟地黄各150克,白芍、白术、枸杞子、阿胶各100克,茯苓、制何首乌、山药、芡实、丹参、莲米、薏苡仁、女贞子、鹿茸、海龙、墨旱莲、大枣、三七、补骨脂、菟丝子、肉苁蓉、锁阳、紫河车、巴戟天、仙茅、沙苑子各 80 克,当归、山茱萸、砂仁、莪术、广藿香、建曲各 60 克,陈皮、白豆蔻、防风、珍珠粉各 50 克,木香、川芎各 40 克,沉香、三棱各 30 克,甘草 20 克,蛤蚧 4 对。

服法:上药制成水丸,每次 12 克,每日 3 次,饭后服,连续服 3 剂。

自此以后,患者跟随女儿外省居住,无随访信息,据其他人讲,患者现仍健生。

释义:白血病是一种造血系统的恶性肿瘤,它是造血系统血细胞(主要为白细胞)异常增生性疾病。病变主要累及骨髓、肝、脾及淋巴结,亦累及其他器官。增生的血细胞有数量及质量异常,具有恶性肿瘤特征,故亦称"血癌"。白血病占我国肿瘤发病死亡率的第八位,而在儿童和 35 岁以下人群所患的各种恶性肿瘤中急性白血病发病率和死亡率均占第一位。

人类白血病确切病因至今未明,许多因素被认为和白血病的发病有关。病毒可能是主要的因素,此外尚有遗传因素,放射、化学毒物或药物因素。

中医学属"虚损""血证""热劳""积聚"等范畴。

中医学治疗急性白血病,能够治愈者极为罕见,治疗慢性白血病,通过辨证治疗,对某些病例可以延长生存时间。

现代医学的放疗、化疗、造血干细胞移植确实能使部分患者得到治愈。

附 录

余道成老人医案十四则

一、太阳病（柔痉）

1952年3月2日诊。

4岁男小孩，突然手足战栗，强直、壮热、口噤、双目上视、手足抽掣，自汗出，面色青，舌苔白滑，指纹青紫。

此乃太阳伤寒成痉，有汗出者为柔痉，无汗出者为刚痉。

以桂枝葛根汤加防风、天花粉治之。

处方：桂枝一钱（3克），葛根二钱（6克），白芍三钱（9克），防风一钱（3克），天花粉二钱（6克），炙甘草一钱（3克），生姜二片、大枣二枚。水煎，一剂服完，诸症霍然而愈。

再复诊：言笑不止，再以前方去防风，加柴胡、当归、茯苓以养心祛风，药未服完，病已痊愈。

编按：此病例来势突然，症状严重，现代人看到，魂都吓坏了，可1952年时代，只有中医先生用中药调治，病虽来得快，好得也快，看了这则医案，掩卷沉思，这个病到底是现代医学的什么病，两剂简单的中药就治好了，简直不可思议。

考查《金匮要略·痉湿暍病脉证》篇，太阳病痉病曰："无汗为刚痉，有汗为柔痉。"泛指现代医学的多种脑神经疾病，此病例与感染性多发性肌痉挛、感染性脑膜刺激征、病毒性脑膜炎早期、急性散发性脑炎有相似之处，因时代关系，没有科学结论，只是猜想而已，病重而疗效好，这是事实。

二、麻疹后厥阴证

1951年3月26日诊。

6岁男孩,患麻疹后,出现痢疾,泻蛔虫数十条,狗食所泻之粪便后都中毒而死,面色白,唇红、舌黄、腹满、口渴、已断食半月之久,服滋阴润燥药,病越危,束手无策,查"麻科"书籍,少有此条。

现症:到4月14日,出现寒热往来,肌肉消瘦,一夜饮冷开水数十小碗,饮后一会便解尿,也数十小碗,如此反复,命悬一线。

予思考良久,脉现弦象,乃厥阴肝风动而生热,寒热错杂其间,故放胆使用乌梅丸治之,一剂而愈,后健脾益气调理而安。

处方:乌梅三钱(9克),北细辛八分(2.5克),干姜一钱(3克),黄连一钱半(4.5克),当归一钱半(4.5克),川花椒五分(1.5克),附子一钱(3克),桂枝一钱(3克),党参一钱半(4.5克),黄柏一钱半(4.5克),水煎服。

编按:如此重笃之证,由于当时条件有限,不可能做出现代医学的病名结论,我反复猜想,是糖尿病,不靠谱;是尿崩症,也不像;一直到现在,仍是一个未解之谜。先父崇拜经典中医方,生前经常与我讲起这则医案,赞不绝口称谓:"中医学真神奇。"

我对此证考查《伤寒论》原文,其中"厥阴篇"提纲说:"厥阴之为病,消渴,气上冲心,心中疼热,饥而不欲食,食则吐蚘(即蛔虫),下之利不止。"此病例正好与《伤寒论·厥阴篇》中之"消渴"相符合,故疗效如桴鼓,此病人现在还健在,录此供同道参考。

三、厥阴证

1952年8月24日诊。

小女孩,戴某,年8岁,面色淡白,唇红,身热,腹痛泻蛔虫,左半边手足抽搐不遂,已经多医治疗,诸如桂枝加葛根汤、桂枝附子汤加乌梅等无效,予反复推敲,此乃肝风内动,土湿木郁水寒,以"伤寒论"中之乌梅丸全方加钩藤、葛根、木瓜治之。

二次来诊:病情已减轻,仍以原方去钩藤,加重乌梅、姜、附、柏、连、椒、辛各加五分(1.5克),服两剂。

三诊:腹不痛,手足已遂,能屈促握物,用理中汤加减服之,服2剂。

四诊:手足更灵活,只有下肢稍痿而无力,乃血虚也,以黄芪五物汤服之而愈。

(1)乌梅丸方加味:乌梅七枚(醋浸、饭上蒸、去核),桂枝二钱(6克),党参二钱(6克),干姜一钱(3克),生附子洗一钱(3克),黄连(姜炒)一钱(3

克),当归三钱(9克),黄柏一钱(3克),川花椒一钱(3克),北细辛五分(1.5克),钩藤二钱(6克),葛根四钱(12克),木瓜三钱(9克),服2剂,水煎服。

(2)理中汤加味方:贡术六钱(18克),党参四钱(12克),炙甘草三钱(9克),干姜三钱(9克),生附子洗、先煎三钱(9克),当归四钱(12克),桂枝三钱(9克),乌梅制法如前四钱(12克),川花椒一钱半(4.5克),服2剂。

(3)加味黄芪五物汤:黄芪一两(31克),贡术一两(31克),桂枝四钱(12克),白芍酒炒四钱(12克),生姜三钱(9克),大枣四枚,服3剂。

编按:此病例与《伤寒论》中之厥阴证很相似,根据厥阴病的经旨,主要为"消渴、蚘(蛔虫)厥,寒热胜复,下利"。

除厥阴病症状外,有"左半边手足抽掣不遂""身热、腹痛、泻虫",很不好理解,到底是现代医学的什么病?很可惜,没有现代医学的检查诊断结论,反复思考,还是不得其解,寄生虫病、脑寄生虫病、感染性脑神经病等这些不解之谜,只好让大家去猜想了。

四、历节风

1951年8月8日诊。

男子,吴某,38岁,左膝、踝关节疼痛,红肿、发烫,舌淡苔白腻,脉沉迟,此乃土湿木郁水寒为患,仿《金匮要略》法,以桂枝芍药知母汤加味治之,汗出即愈。

处方:桂枝三钱(9克),麻黄三钱(9克),白芍三钱(9克),知母三钱(9克),防风三钱(9克),白术五钱(15克),生附子洗、先煎三钱(9克),薏苡仁四钱(12克),川牛膝三钱(9克),生姜三钱(9克),甘草二钱(6克)。

此病《金匮要略》称为白虎历节风,好比老虎咬之疼痛。

编按:左膝、踝关节具有红、肿、热、痛,很可能是类风湿关节炎或风湿热或风湿性关节炎,中医学认为,"关节红肿痛不已,内舍于心",其后果不佳,很可能是指的风湿热引起的心脏瓣膜损害。

这种病临床比较常见,特别是青壮年时期更容易患此病,运用《金匮要略》篇中之"白虎历节风"方治之,据临床疗法观察,远比西药疗效快且好,如果中西结合用药,则疗效更佳。

五、少阳阳明头痛

1951年5月15日诊。

31岁女子,4月27日,得感太阳伤寒病,予用桂枝汤,葛根汤服后寒热退,唯独头额疼痛不止,经多医治疗,有以温病治者,有以肝气郁结治者,有以外邪治者,有以肾虚治者,终不见效,延至10余天,头痛不愈,呻吟不止,身体日渐消瘦,根据脉象半沉而弦,头痛时口渴舌燥,舌苔少而边略白,猛悟!此乃少阳阳明表里证,用大柴胡汤加减治之,药后汗出而病愈。继以清补之法治之,而巩固疗效。

处方:大柴胡汤加减方。柴胡三钱(9克),葛根四钱(12克),黄芩三钱(9克),天花粉四钱(12克),枳实四钱(12克),大黄酒制三钱(9克),玄明粉二钱兑服(6克),白芍四钱(12克),生石膏三钱(9克),浮小麦四钱(12克),水煎服。

编按:此病例头痛,长达20余天,到底是现代医学的什么病症,由于时代条件的原因,没有做科学的检查诊断结果,暂时失明20余天,最后按《伤寒论》中之少阳阳明头痛治愈。根据处方用药的思路,很可能是血管神经性头痛,因为大黄、玄明粉有缓解脑血管痉挛之作用。笔者在临床工作中,遇到如此的病例,也用同样的处方治愈。

六、外感咳喘

1952年1月4日诊。

40岁妇女,咳嗽不已,喘息不得卧,张口抬肩,吐痰甚多,每夜咳吐五碗痰涎,舌花白苔,脉浮弦,经多医治疗无效,延于诊之,此乃肺家风热,未得宣散所致,以越婢汤加减治之。

越婢汤加减方:麻黄捣绒二钱(6克),生石膏五钱(15克),杏仁三钱(9克),法半夏二钱(6克),葶苈子三钱(9克),大枣五钱(15克),生姜五钱(15克),甘草一钱(3克),水煎服。

服1剂后,病已减轻,继以枳桔二陈汤治之。

处方:枳实三钱(9克),桔梗三钱(9克),茯苓五钱(15克),陈皮三钱(9克),法半夏三钱(9克),前胡三钱(9克),干姜三钱(9克),五味子三钱(9克),补骨脂三钱(9克),大枣三钱(9克),水煎服。

服1剂后,病情更减,再以六君子汤加减治之而愈。

党参五钱(15克),白术四钱(12克),陈皮三钱(9克),茯苓四钱(12克),法半夏三钱(9克),麦冬三钱(9克),水煎服。

编按:此病例为慢性支气管炎的急性发作,属于外有表邪而内有里热的

"客寒包火"之证,由于肺热较重,炎性分泌物过多,故此痰涎咳吐甚多,在当时没有输液的条件下,轻而易举治愈此病,可见经方之治病的特点及疗效之优势。

七、水肿

1953年3月15日诊。

36岁女子,咳、喘,双足水肿至脐下,舌淡苔白,脉沉细,此乃土湿、水寒、木郁、而肺气不调,以真武汤加减治之。

加减真武汤方:白术五钱(15克),白芍四钱(12克),茯苓四钱(12克),生附子开水洗四钱(12克),砂仁二钱(6克),干姜二钱(6克),五味子一钱(3克),桂枝一钱半(4.5克),泽泻三钱(9克),甘草三钱(9克),生姜煨三钱(9克),水煎服。

服1剂后,水肿即消大半,续服1剂后,水肿已全消,后以加味补中益气汤善理其后。

处方:黄芪四钱(12克),白术四钱(12克),当归三钱(9克),陈皮三钱(9克),柴胡一钱半(4.5克),升麻一钱半(4.5克),防己三钱(9克),党参四钱(12克),生附子开水洗三钱(9克),生姜二钱(6克),甘草二钱(6克),大枣四枚,水煎服,3剂。

编按:咳、喘、水肿,按中医学的辨证分类属"心肾阳虚"水肿,所以用温阳利水法有效。

根据此病例分析,很有可能是现代医学的肺源性心脏病,据临床资料观察,慢性肺源性心脏病无论用什么方法治疗,都是有一定难度的,往往是近期疗效可以,远期效果很差。不过,中医药的固本治疗是有很好疗效的,此病例运用此方治疗,也是有近期疗效的。

八、音哑

1952年9月10日诊。

12岁,因患感冒发热,服苦寒药1剂后,不能说话,像哑巴一样,家长着急,请予治之。

现症:身热如焚,不能言语,舌苔白黄而薄,脉象浮数,此乃手太阴经风热在卫分,被苦寒凉药阻滞,故声不能外出,而包络之络脉不灵动,故不能说话,欲称"闭窍",治以宣络通窍法治之,1剂后,身热退,能言语。

再诊:有耳鸣、脉象缓,乃浊阴阻塞清阳,又拟用加味二陈汤方,升降阴阳,继以加味六君子汤治之即愈。

(1)宣络通窍法方:牛蒡子六钱(18克),淡豆豉六钱(18克),木通三钱(9克),茯苓五钱(15克),陈皮三钱(9克),法半夏三钱(9克),瓜蒌壳四钱(12克),杏仁三钱(9克),桔梗三钱(9克),石菖蒲四钱(12克),薄荷三钱(9克),紫苏叶三钱(9克),皂荚三钱(9克),水煎服。

(2)加味二陈汤方:茯苓五钱(15克),陈皮四钱(12克),法半夏三钱(9克),杏仁四钱(12克),远志三钱(9克),瓜蒌壳四钱(12克),石菖蒲四钱(12克),皂荚三钱(9克),甘草一钱半(4.5克),水煎服。

(3)加味六君子汤:党参三钱(9克),白术五钱(15克),茯苓五钱(15克),京半夏三钱(9克),陈皮三钱(9克),柴胡、砂仁、升麻(炙)各一钱(3克),石菖蒲、浮小麦、桑叶各三钱(9克),甘草一钱半(4.5克),水煎服。

编按:此种病例发不出声音,因有风热误服苦寒药所致,所以通过治疗,终能治愈。这种情况,也有未服任何药物而出现者,俗称"暴喑",与上面情况差不多,乃是一种病理现象。

现代医学称为"声带发炎",声嘶力竭可能就是指的此种情况。

九、寒湿腰痛

1952年3月10日诊。

32岁女子,腰、膝、背膀痛,不能转侧屈伸,口不渴,舌淡苔白,脉沉迟,此乃土湿水寒木郁为患,以加味肾着汤治之而愈。

加味肾着汤方:白术五钱(15克),茯苓五钱(15克),威灵仙四钱(12克),干姜三钱(9克),生附子(开水洗)三钱(9克),甘草二钱(6克),水煎服,服2剂后病减轻。

复诊:前方加桂枝、阿胶、苏木各三钱(9克),2剂即愈。

后劳累复发:又以前方加川牛膝三钱(9克),白术加重为一两(30克),薏苡仁八钱(24克),服两剂后即愈,以后未再发。

编按:此病例可能是风湿性关节炎。那时候,西药的解热镇痛药及激素类药都较少,农村基本上是中医先生在治病,此病例经用祛湿利水,温经散寒之剂,很简单的几味中药就治愈了此病,所以农村的农民就喜欢用中医药治病。

十、血臌

1953 年 4 月 5 日诊。

42 岁女子,足肿,面浮,唇黑,心跳气粗,舌苔淡白,脉象沉涩,每次用健脾利水药后,足肿消退,腹部不消,旋好旋发,触摸腹部较硬,腹壁静脉怒张,此乃水湿不化,郁血性水肿,首以加味五苓散治之。

(1)加味五苓散方:白术五钱(15 克),茯苓五钱(15 克),猪苓三钱(9 克),泽泻四钱(12 克),白花商陆四钱(12 克),甘遂(醋炒)三钱(9 克),黑牵牛子三钱(9 克),桂枝三钱(9 克),红花三钱(9 克),水煎服。忌盐,服 2 剂后,病已减轻。

继以加减血府逐瘀汤方治之,服后腹肿尽消,心跳已止,能行路做轻活,饮食也正常,精神面貌好转。

(2)加减血府逐瘀汤方:川芎三钱(9 克),牡丹皮三钱(9 克),赤芍三钱(9 克),桂枝三钱(9 克),枳壳三钱(15 克),牛膝三钱(9 克),桔梗三钱(9 克),黑牵牛子三钱(9 克),桃仁三钱(9 克),大黄(酒制)三钱(9 克),红花三钱(9 克),香附子三钱(9 克),水煎服,2 剂。

编按:此病例由于时代的原因,未做过任何检查诊断,所以当时只能按中医学老方法诊断治疗,根据病情的推断,很可能是心脏病中的心源性肝大,肝硬化腹水,经简单的中药治疗后,病情已减轻,这也只是近期的暂时缓解,很可能会复发,其预后不甚理想。

十一、双手手指蠕动

1983 年 5 月 11 日诊。

一男子,63 岁,头晕眼花,双手手指蠕动,足踝水肿,饮食减少,舌尖红,苔淡白,脉象半沉弦。证属肝肾不足,虚风内动,以滋肾养肝,镇痉熄风法治之。

(1)归芍地黄汤加减方:当归 18 克,白芍 20 克,熟地黄 20 克,山药 20 克,山茱萸 15 克,茯苓 12 克,泽泻 12 克,牡丹皮 12 克,麦冬 18 克,枸杞子 20 克,钩藤 20 克,蜈蚣 3 条,水煎服。

服 10 剂后,手指蠕动已止,头晕眼花已好转,下肢仍水肿,此乃阴损及阳的"脾肾阳虚"之证,拟用真武汤加减方治之。

(2)真武汤加减方:白术18克、茯苓15克、山药30克、白芍18克、枸杞子20克、熟地黄20克、熟附片15克、泽泻15克、防己18克、陈皮12克,水煎服。

服5剂后,下肢水肿全消,诸证悉除,病已治愈。

编按:此为20世纪80年代的病案,这时正在中医提高班教学,剂量也已改变,比起20世纪50年代的病案要稍规范一点。

此病例可能是帕金森病的早期症状,先为肝肾阴虚,用滋肾养肝法,熄风镇痉后,手指蠕动已停止,由于阴损及阳,而成为脾肾阳虚,故下肢仍水肿,经温肾健脾后,诸症好转。

十二、噎膈

1952年7月22日诊。

36岁女子,浊气上逆,阻塞胸中清阳,饮食难下,食下即梗塞,舌淡苔薄白,脉沉细,此乃太阴寒湿症,以加味六君子汤,升降阴阳为法。

加味六君子汤方:党参四钱(12克)、茯苓四钱(12克)、陈皮三钱(9克)、厚朴三钱(9克)、法半夏三钱(9克)、紫苏梗三钱(9克)、白术四钱(12克)、砂仁二钱(6克)、干姜二钱(6克)、生姜三片、炙甘草一钱半(4.5克),水煎服,连服3剂即愈。

编按:此病例很可能是现代医学的食管炎症或食管狭窄的病变,或者贲门弛缓症,不可能是食管癌,如是,没有这么轻巧。此种情况临床比较常见,特别是女性患者,多因情志失和、饮食所伤,脏腑功能失调,以致津血枯槁,气血痰瘀互结填塞胸膈,阻于食管而成,对这种病的治疗,中医药有一定的优势。

十三、崩漏、腹痛

1952年4月5日诊。

女子,彭某,30岁,患崩漏,经多医治疗都以阿胶、四物汤柔润养肝不愈,请予诊之。

现症:小腹鸣痛,崩漏不止,时多时少,腰背胁痛,舌润苔白厚,脉弦细苊迟。此乃太阳之气化失调,土湿木郁肾寒为患,治以加味桂枝汤治之,诸证霍然而愈,继以加味黄芪建中汤巩固疗效。

(1)加味桂枝汤方:桂枝三钱(9克),白芍(酒炒)五钱(15克),白术六钱(18克),茯苓五钱(15克),泽泻四钱(12克),牡丹皮三钱(9克),制首乌三钱(9克),生附子(开水洗)二钱(6克),吴茱萸(开水泡洗)三钱(9克),甘草一钱半(4.5克),生姜(煨)五片,水煎服。

(2)加味黄芪建中汤方:嫩黄芪一两(31克),桂心三钱(9克),白术六钱(18克),当归三钱(9克),生牡蛎三钱(9克),白芍(酒炒)三钱(9克),炙甘草三钱(9克),党参三钱(9克),砂仁二钱(6克),吴茱萸(开水泡洗)二钱(6克),生姜一钱(3克),大枣五枚,饴糖(麦芽糖)四两(125克)兑中药汁分次服,水煎服,服两剂。

编按:崩漏一症,在妇科中泛指多种妇科疾病,此病例前医用阿胶、四物汤等不效,后改用加味桂枝汤方治愈,这说明辨证论治的重要性。此病例出血、腹痛,实际上是寒滞肝脉所致,用桂枝汤加用生附子、吴茱萸、生姜等温经止血,所以能治愈。

"崩为漏之甚,漏为崩之渐",是妇科病中的疑难重证,此病很显然属"经乱之甚者",应是月经紊乱失调的范围,治疗此证的关键要辨证用药才能有效。

十四、三焦湿热蕴结证

1983年6月5日诊。

72岁老妇,高热、头痛、昏睡,住院治疗10余天,病情加重。

现症:二便不通,腹胀如鼓,水饮难下,饮之即吐,烦躁不安,证属三焦热郁,腑气不行,治宜泻热开结,以四逆散合小承气汤加减治之。

处方:柴胡12克,白芍20克,大黄12克,枳实10克,厚朴10克,丑牛子12克,水煎服,服1剂。

6月6日诊:大小便已下少许,病情稍缓解,现神志昏沉,言语不利,张口困难,触按腹部,柔软动荡,有水,舌苔黄腻,脉弦数,此乃湿热蕴结,三焦不利,用栀豉杏仁滑石汤加减治之。

处方:栀子15克,香豉10克,杏仁5克,滑石18克,黄芩12克,厚朴12克,京半夏10克,木通10克,郁金10克,黄连10克,淡竹叶10克,陈皮12克,水煎服,服1剂。

6月7日诊:药后神志稍清,语言顺利,能食稀粥,大小便稍利,腹部动荡消失,舌苔黄腻稍退,脉弦,但精神萎靡不振,仍守前方加竹茹15克,水煎服,服1剂。

6月8日诊:神志更清,面色好转,二便畅利,能时饮食,现心烦发热,口干欲饮,舌苔淡黄,脉弦细,此乃三焦热蕴,胃肠未清,拟用栀豉四逆散合调胃承气汤加减治之。

处方:柴胡18克,黄芩12克,玄参18克,枳实12克,大黄8克,芒硝冲服6克,栀子15克,香豉10克,杏仁12克,滑石18克,甘草6克,水煎服,服1剂。

6月9日诊:头晕心烦好转,大小便通畅,下肢水肿,舌苔微黄燥,脉沉细数,此乃湿热伤胃阴,拟养阴生津,清热渗利,用竹叶石膏汤治之。

处方:淡竹叶12克,石膏30克,玄参20克,麦冬24克,天花粉15克,滑石18克,杏仁15克,木通10克,甘草5克,粳米20克,水煎服,服1剂。

6月10日诊:精神、面色正常,现头晕,心烦,失眠,下肢水肿渐消,食欲不佳,舌两边红,苔微黄,脉沉濡缓,此乃湿热郁遏三焦,拟清热渗湿,用连朴饮加减治之。

处方:黄连10克,厚朴10克,京半夏8克,栀子15克,香豉10克,黄芩12克,滑石18克,瓜蒌壳12克,枳实10克,芦根30克,水煎服,服2剂,此后,病已痊愈。

编按:此病例年龄大,实际上是一个重感冒症,属中医学"温病"的范畴,经10余天住院治疗,可能抗生素用的不少,但病情不减轻,可能与耐药性有关,因此只好求用中医药治疗,每日就这一剂中药,费用很低,但关键是病情逐渐好转,实有推广之价值,录此,供同道参考。